AF360850

MANUEL JURIDIQUE

DES

MALADIES CONTAGIEUSES

DES ANIMAUX DOMESTIQUES

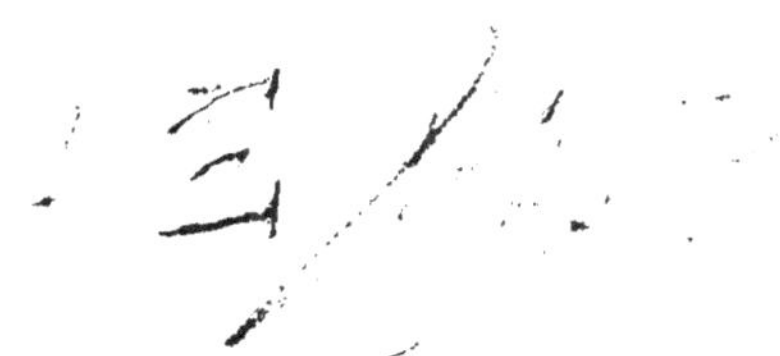

MANUEL JURIDIQUE

DES

MALADIES-CONTAGIEUSES

DES ANIMAUX DOMESTIQUES

Avec un Formulaire et un Commentaire de la législation sanitaire

Par Félix MERCIER

AVOUÉ HONORAIRE, PROFESSEUR DE LÉGISLATION RURALE
MEMBRE DE LA SOCIÉTÉ DES AGRICULTEURS DE FRANCE

AVEC LA COLLABORATION DE

M. Ernest DUBOS

OFFICIER DU MÉRITE AGRICOLE
VÉTÉRINAIRE DÉPARTEMENTAL HONORAIRE
VICE-PRÉSIDENT DE LA SOCIÉTÉ D'AGRICULTURE DE BEAUVAIS

PARIS

MARCHAL et BILLARD

IMPRIMEURS-ÉDITEURS, LIBRAIRES DE LA COUR DE CASSATION
Maison principale : Place Dauphine, 27
Succursale : Rue Soufflot, 7

1900

Tous droits réservés.

INTRODUCTION

Les maladies contagieuses des animaux, qui sont depuis longtemps l'objet de lois sanitaires successives, de procès nombreux et délicats, nous ont donné l'idée d'en faire une étude médico-légale et juridique, ayant pour titre : *Le Manuel juridique des maladies contagieuses* ; contenant la codification, par ordre chronologique, des lois, décrets, arrêtés, et circulaires publiés jusqu'à ce jour.

On se préoccupe beaucoup, et à juste titre, des maladies contagieuses du bétail, qui fournit une grande partie de l'alimentation de la France. On sait que quelques-unes d'entre elles sont transmissibles à l'homme ; notamment la tuberculose qui fait tant de victimes......

Il est donc urgent de rappeler : aux propriétaires d'animaux, les mesures d'hygiène et de police sanitaire qu'ils doivent exécuter, pour arrêter ces maladies et éviter la contagion : aux vétérinaires, aux maires, aux gardes champêtres les devoirs qui leur sont imposés, et les pénalités auxquelles ils sont tous exposés d'après la législation sanitaire.

De même, il importe que les autorités administratives et judiciaires, chargées d'interpréter et d'appliquer les lois, aient entre les mains un manuel pratique, facile à consulter, et contenant le résumé de la jurisprudence sur toutes les questions que soulèvent la police et la vente des animaux malades.

Tels sont les divers points de vue auxquels nous nous sommes placés pour faire cet ouvrage, nous avons voulu que chacun : propriétaires d'animaux, vétérinaires, maires, secrétaires de mairie, magistrats, avoués, etc..., puisse trouver rapidement les renseignements dont il peut avoir besoin.

Nous avons puisé nos documents aux sources les plus autorisées : et nous devons remercier, les autorités administratives, les maires et les vétérinaires qui nous ont aidés dans notre travail.

Nous nous estimerons heureux, si nous avons pu rendre service et faciliter l'étude de ces questions délicates. Notre désir est d'indiquer aux personnes intéressées la conduite qu'elles doivent tenir, lors de l'apparition d'une maladie contagieuse sur les animaux, pour exécuter les prescriptions de la loi...

GRAVURES EN COULEURS

Les lecteurs trouveront au chapitre VIII trois gravures en couleurs des lésions de la fièvre aphteuse.

La 1re présente la bouche des animaux malades de l'espèce bovine.

La 2e le pied malade.

La 3e le pis de la vache.

.·.

Nous devons ces gravures, ainsi que les arrêtés et les circulaires ministériels, à la bienveillance de Monsieur le Ministre de l'Agriculture.

LIVRE PREMIER

MALADIES CONTAGIEUSES DES ANIMAUX.

MESURES GÉNÉRALES QUI LEUR SONT APPLICABLES.

PREMIÈRE SECTION

DEVOIRS DES PROPRIÉTAIRES ET DÉTENTEURS D'ANIMAUX ATTEINTS DE MALADIES CONTAGIEUSES ; DEVOIRS DES MAIRES, DES VÉTÉRINAIRES, ETC., ET FORMALITÉS A REMPLIR.

SOMMAIRE

1° Quelles sont les personnes qui sont tenues de faire une déclaration au maire ?

2° Un propriétaire qui ne ferait une déclaration que 24 heures après avoir constaté qu'un animal est atteint de maladie contagieuse, serait-il répréhensible ?

3° Est-il tenu d'isoler et de séquestrer les animaux malades ?

4° S'il n'a pas de place suffisante ?

5° Interdiction de déplacer ou d'enfouir, etc.

6° Abatage des animaux.

7° Devoirs du maire comme agent de la loi.

8° Visite du maire.

9° Si le maire apprenait la maladie par la rumeur publique ?

10° Le maire doit-il intervenir dans les villes ?

11° Doit-il requérir le vétérinaire de la circonscription ?

12° Le maire peut-il être traduit devant les tribunaux correctionnels ?

13° Devoirs et obligations du vétérinaire.

14° Le vétérinaire d'un département voisin peut-il être vétérinaire sanitaire dans celui à côté ?

15° Qui doit faire exécuter les mesures de police sanitaire ?

16° Arrêté du préfet portant déclaration d'infection.

17° Arrêté du ministre de l'agriculture.

18° Le sous-préfet peut-il prendre un arrêté ?

19° Devoirs du maire comme agent administratif.

20° Comment se fait la séquestration ?

21° Le maire peut-il prendre un arrêté de séquestration ?

22° Comment s'effectue l'abatage ?

23° Le propriétaire peut-il s'opposer à l'abatage ?

24° Doit-on transcrire sur un registre l'arrêté d'abatage ?

25° Que doit faire un propriétaire qui vient d'acheter des animaux ?

26° Que faut-il entendre par ces mots : *soupçonnés d'être atteints* ?

Déclaration au maire.

1° *Quelles sont les obligations qui sont imposées par la loi, aux propriétaires, ou possesseurs d'animaux atteints de maladies contagieuses ?*

Toute personne ayant, à quelque titre que ce soit, la charge des soins, ou la garde d'un animal atteint, ou soupçonné d'être atteint d'une maladie contagieuse, est tenue d'en faire sur le champ la déclaration au maire de la commune, qui devra en délivrer un récépissé. Le propriétaire devra faire connaître en même temps le nom de son vétérinaire (*art. 3 de la loi du 21 juillet 1881, qui se trouve au titre des annexes*).

La loi a employé intentionnellement les termes les plus généraux. Elle oblige donc à la fois le propriétaire, le fermier, le gérant, le détenteur et même le domestique, qui a la garde des animaux ; la loi a spécialement visé le vétérinaire appelé par le propriétaire à donner des soins aux animaux.

Celui-ci est tenu, lorsque le récépissé ne lui est pas représenté, de s'assurer à la mairie si la déclaration a été faite.

2° Un propriétaire qui ne ferait la déclaration à la mairie, que 24 heures après avoir constaté qu'un animal est atteint d'une maladie contagieuse, serait-il répréhensible ?

Certainement ; c'est ainsi que l'a jugé la Cour de cassation le 9 juillet 1898, en décidant : « que le simple soupçon de l'existence de la maladie, rend la déclaration obligatoire ; et le propriétaire ne peut s'en dispenser sous prétexte que le vétérinaire appelé par lui, a déclaré que l'animal ne présentait point de symptômes de la maladie. En effet, c'est le vétérinaire chargé dans la commune du service de la police sanitaire et averti par le maire, qui doit procéder à la visite de l'animal et veiller à l'exécution des mesures prescrites par la loi, pour prévenir tout danger de contagion ».

Cette jurisprudence est bien sévère pour le propriétaire d'animaux.

Aussi plusieurs sociétés agricoles ont-elles protesté et demandé la révision de la loi sanitaire.

Sur cette délicate question la Cour de Bourges s'inspirant davantage selon nous de l'esprit de la loi, a jugé le contraire par un arrêt du 4 novembre 1897.

Devoirs du propriétaire.

3° Est-il tenu d'isoler, de séquestrer les animaux atteints de maladies contagieuses ?

Le propriétaire, fermier ou détenteur d'animaux atteints ou soupçonnés d'être atteints de maladie contagieuse est tenu, aussitôt qu'il a un soupçon, de séparer l'animal malade des autres de même espèce, qui pourraient contracter la maladie, et de le maintenir isolé en attendant l'arrivée du vétérinaire.

L'agriculteur ne doit pas vendre ni sacrifier ses animaux avant les instructions de ce dernier, il doit seulement désinfecter l'étable ; et si les vaches ont des veaux il doit les séparer le plus tôt possible des mères...

4° *Mais si un propriétaire n'a pas la possibilité de faire enfermer ses animaux contaminés, comment faudra-t-il procéder ?*

Le vétérinaire sanitaire pourrait les faire mettre dans un herbage, et pour qu'ils soient bien isolés des animaux se trouvant dans la propriété voisine, il peut prescrire la mise au piquet des animaux malades ou contaminés.

5° *Interdiction de déplacer ou d'enfouir.*

La séquestration devra durer jusqu'à l'arrivée du vétérinaire, convoqué par le maire. Pendant ce temps il est interdit de transporter l'animal d'un lieu dans un autre ; si ce n'est pour être abattu (*art.* 10 *de l'arrêté ministériel du* 28 *juillet* 1888).

Si l'animal atteint d'une maladie contagieuse, ou soupçonné d'être atteint, vient à mourir avant l'arrivée du vétérinaire, il est interdit de procéder à l'enfouissement, jusqu'à la visite de ce dernier ; cependant, il peut être fait exception à cette règle par le maire qui, dans un cas urgent, a le droit d'ordonner l'enfouissement.

6° *L'abatage des animaux.*

L'abatage doit avoir lieu, sous la surveillance du vétérinaire sanitaire, qui fait l'autopsie de l'animal et envoie au préfet le procès-verbal de cette opération, dans les cinq jours qui suivent.

7° *Devoirs du maire comme agent de la loi.*

Le maire qui aura reçu la déclaration, devra la transcrire sur un registre spécial et remettre immédiatement un récépissé au déclarant. Ce récépissé, qui sera daté et signé, indiquera les nom, prénoms et domicile de la personne qui a fait la déclaration, le titre auquel elle agit, le nombre et l'espèce des animaux, le nom de la maladie, le nom du propriétaire (*si la déclaration n'est pas faite par lui*). Aussitôt le maire doit faire venir le vétérinaire sanitaire de la circonscription, si le propriétaire n'a pas fait connaître le sien (*circulaire ministérielle du* **20** *août* **1882**).

8° *Visite du maire.*

Le maire est obligé de s'assurer, soit par lui-même, soit par le commissaire de police, ou le garde champêtre, que l'isolement et la séquestration ont été effectués. Si le propriétaire, fermier ou détenteur n'avait pas isolé ou séquestré l'animal, le maire doit y pourvoir d'office (*article* **4** *de la loi du* **21** *juillet* **1881**).

Le maire doit en outre adresser au préfet un double de la déclaration, avec le nom du vétérinaire du propriétaire s'il est connu.

9° *Si le maire n'avait pas reçu de déclaration, mais s'il avait appris par la rumeur publique, qu'un cas de maladie contagieuse existait dans la commune, est-il tenu de prévenir le vétérinaire sanitaire et l'administration ?*

... Nous n'hésitons pas à répondre : que le maire doit toujours faire son devoir, quel que soit le canal par lequel le fait est arrivé à sa connaissance (*Voir article 4, § 2, de la loi du 21 juillet 1881*).

10° *L'intervention du maire est-elle nécessaire dans les villes où il y a un abattoir ?*

Non ! l'intervention du maire n'est pas nécessaire dans les villes où il y a des abattoirs, avec un service d'inspection des animaux et des viandes. Dans ce cas, ce sont les délégués de l'administration municipale qui doivent assurer l'exécution de la loi.

11° *Réquisition du vétérinaire sanitaire de la circonscription.*

Le vétérinaire sanitaire de la circonscription est requis par le maire, il doit se rendre à l'appel de ce dernier dans le plus bref délai possible. La réquisition est faite par écrit.

12° *Si un maire n'exécutait pas les devoirs et obligations qui lui sont imposés par la loi, pourrait-il être traduit devant les tribunaux ?*

Voir pour l'examen de cette délicate question au mot : *Pénalités contre les propriétaires et autres.*

13° *Devoirs et obligations du vétérinaire sanitaire.*

La loi lui confère le pouvoir d'assurer la complète exécution de l'isolement et de la séquestration, et de prescrire immédiatement les mesures de désinfection.

Les prescriptions du vétérinaire s'exécutent sous la surveillance de l'administration municipale.

14° *Un propriétaire habitant une commune voisine d'un autre département, a pour soigner ses animaux un vétérinaire domicilié dans ce département, celui-ci peut-il être vétérinaire sanitaire ?*

Lorsque le propriétaire et le vétérinaire habitent le même département, pas de difficultés, le vétérinaire sanitaire peut être celui du propriétaire, si les animaux sont dans sa circonscription.

Mais si le vétérinaire du propriétaire habite un département voisin, il ne peut être vétérinaire sanitaire ; dans ce cas le préfet ou le sous-préfet désigne par un arrêté le vétérinaire sanitaire qui est généralement celui de la circonscription où sont les animaux.

15° *Quelle est la personne chargée du soin de la police sanitaire et de surveiller les mesures prescrites ?*

Dans les campagnes ce devoir incombe au garde champêtre, sous les ordres du maire ; et dans les villes il appartient à la police municipale.

Le vétérinaire doit rédiger immédiatement un rapport pour rendre compte des constatations qu'il a faites. La loi dit : « que ce rapport sera adressé au préfet, qui est le re-« présentant direct du pouvoir central dans le départe-« ment. »

16° Arrêté du préfet portant déclaration d'infection.

Si le rapport conclut à l'existence d'une maladie contagieuse, l'action sanitaire sera exercée. Sa première manifestation sera un arrêté préfectoral portant déclaration d'infection, et plaçant les animaux sous la surveillance du vétérinaire sanitaire pour toutes les maladies, sauf la péripneumonie contagieuse dans l'espèce bovine, et le typhus, qui sont placés d'une façon spéciale sous la surveillance du vétérinaire départemental délégué chef du service sanitaire.

17° Arrêté du ministre de l'agriculture.

S'il résulte du rapport du vétérinaire et de l'avis du maire, que la maladie contagieuse constatée peut avoir un caractère envahissant, le préfet peut prendre un arrêté intéressant plusieurs communes.

Cet arrêté doit être adressé au ministre de l'agriculture qui prend s'il y a lieu un arrêté applicable à plusieurs départements.

18° *Si les animaux malades n'habitent pas le chef-lieu du département, mais un arrondissement où il n'y a pas de préfet, à qui devra être adressé le rapport du maire et du vétérinaire ?*

C'est naturellement au sous-préfet que toutes les pièces doivent être adressées et c'est lui aussi qui devra prendre l'arrêté d'infection, et tous les arrêtés utiles et nécessaires relatifs aux animaux qui se trouvent dans son arrondissement.

19° *Devoirs du maire comme agent administratif.*

L'arrêté du préfet est adressé au maire, qui doit le faire publier et afficher ; puis il doit le faire notifier par le garde champêtre, au propriétaire intéressé : à partir de ce moment, toutes les mesures provisoires qui avaient été prises deviennent définitives, et les prescriptions spéciales à chaque maladie doivent recevoir leur exécution, *ipso facto*.

Le vétérinaire qui a reçu aussi copie de l'arrêté du préfet doit surveiller l'exécution de ces mesures.

Si le maire a le droit de prescrire l'abatage, il prend un arrêté l'ordonnant. L'abatage doit être fait par le propriétaire, à ses frais, en présence du garde champêtre, et sous la surveillance du vétérinaire sanitaire qui doit faire l'autopsie et en rendre compte.

20° *Comment fait-on la séquestration ?*

La loi ne détermine ni la forme, ni les conditions dans lesquelles doit avoir lieu l'isolement et la séquestration. Les propriétaires devront donc s'en rapporter aux prescriptions du vétérinaire qui agira toujours avec sagesse, en s'inspirant de l'état des lieux et de l'intérêt du propriétaire.

21° *Le maire peut-il prendre un arrêté de séquestration ?*

Le maire de la commune peut prendre d'office un arrêté de séquestration, pour isoler l'animal malade, conformément aux articles 1er et 2 du décret du 22 juin 1882 ;

L'arrêté du maire est exécutoire avant même d'avoir reçu l'approbation du préfet ;

Le maire peut aussi ordonner l'abatage conformément aux

1.

articles 34 et 35 de la loi du **22** juin **1898** dans le cas : de peste bovine ; de morve et de farcin ; et de tuberculose.

22° *Dans quelles conditions doit être effectué l'abatage ?*

La loi ne l'indique pas, on devra donc se conformer aux prescriptions du vétérinaire sanitaire (*article **32** de la loi du **22** juin* 1898).

23° *Le propriétaire peut-il s'opposer à l'abatage ordonné par le maire ?*

Pour la peste bovine, rien ne peut arrêter l'ordre du maire *article* **34** *de la même loi* : pour la morve, le farcin et la tuberculose : s'il y a contestation sur la nature de la maladie entre le vétérinaire du propriétaire et le vétérinaire sanitaire, il appartient au préfet d'en nommer un 3e : et il est statué conformément au rapport de ce dernier.

Dans le cas d'abatage, si l'autopsie démontre qu'il y a eu erreur, le propriétaire a droit à une indemnité ainsi que nous l'expliquerons plus loin *au titre des indemnités à la suite de peste bovine.*

Si un bovidé avait réagi à la tuberculine, sans pour cela présenter des *signes cliniques* de la tuberculose, le maire ne pourrait ordonner l'abatage ; s'il le faisait, il engagerait sa responsabilité.

24° *L'arrêté pris par le maire pour ordonner une séquestration, ou un abatage doit-il être transcrit sur un registre à la mairie ?*

Le tribunal de Gray, par un jugement du **2** avril **1897**, a décidé, que cette formalité n'était pas obligatoire.

Une fois la déclaration faite à la mairie, la constatation opérée par le vétérinaire sanitaire, l'arrêté d'abatage doit être pris immédiatement dans l'intérêt général ; il doit en être de même de l'arrêté de séquestration, mais pour ce dernier cas, il peut être retardé de quelques jours, pourvu cependant qu'il soit pris dans le délai de 15 jours dans les rapports particuliers de vendeurs à acheteurs.

25° Un propriétaire qui vient d'acheter une ou deux bêtes, doit-il les mettre de suite avec ses autres animaux?

Non ! il ne doit pas les placer dans la même étable ; ni les mettre en contact avec les autres ; ni les laisser boire au même abreuvoir ;

Un propriétaire sage et soucieux de ses intérêts, doit placer dans une étable ou dans un herbage isolé, les animaux qu'il vient d'acheter ; il doit les isoler des autres et les mettre en observation, pendant 30 jours au moins, de façon à voir et à constater s'il ne se déclare pas une maladie contagieuse.

C'est un conseil que nous donnons aux propriétaires d'animaux, qui leur sera très utile, même dans le cas d'un procès.

26° Que faut-il entendre par l'expression de la loi : « soupçonnés d'être atteints. »

Pour bien interpréter ces expressions, il faut consulter le règlement sanitaire du 22 juin 1882, qui contient la réponse applicable à chaque maladie ; en règle générale, on peut considérer comme suspects, bien qu'ils ne présentent aucun signe apparent, les animaux qui ont eu des contacts ou des rapports directs avec des malades, c'est-à-dire les animaux qui ont été exposés d'une façon quelconque à la contagion. On peut donc considérer comme suspects, les animaux qui ont cohabité avec des congénères atteints, de peste bovine, de péripneumonie contagieuse, de fièvre aphteuse, et de clavelée. Nous pensons que le propriétaire qui veut soumettre des animaux à l'épreuve de la tuberculine, avant de les mettre dans son troupeau, ou de les vendre, n'est pas tenu de faire une déclaration préalable. s'il n'a pas constaté *de symptômes cliniques* ;

Et que la déclaration n'est pas davantage exigée, si les animaux ont des antécédents suspects. toujours, à la condition qu'ils ne présenteront pas de signes apparents.

DEUXIÈME SECTION

DIFFÉRENCE EXISTANTE, ET DISTINCTION A FAIRE,
ENTRE LES MALADIES CONTAGIEUSES, ET LES VICES RÉDHIBITOIRES.
CLASSEMENT DES MALADIES CONTAGIEUSES,
ET DES VICES RÉDHIBITOIRES.

SOMMAIRE

27° Quelle est la différence entre l'action rédhibitoire et l'action en nullité à raison des maladies contagieuses ?
28° Suppression de la confusion qui existait entre ces maladies.
29° Classement des vices rédhibitoires.
30° Classement des maladies contagieuses.

27° *Quelle est la différence entre l'action rédhibitoire et l'action en nullité à raison des maladies contagieuses?*

La loi du 20 août 1884 a supprimé l'action rédhibitoire

pour l'espèce bovine, sans classer la tuberculose qu'on appelait anciennement *Pommelière*, parmi les maladies contagieuses.

Sous l'empire de cette loi, trois maladies : *la morve, le farcin* et *la claveléc* étaient réputées, tout à la fois vices rédhibitoires, et maladies contagieuses.

L'acheteur avait donc le choix entre les deux actions qui avaient leurs avantages et leurs inconvénients.

L'action rédhibitoire de la loi de 1884 n'oblige pas l'acheteur à prouver, que l'affection qui devait amener la résolution de la vente, était antérieure à cette vente. Il lui suffit d'intenter son action dans les délais fixés par la loi.

Au contraire, pour l'action basée sur les maladies contagieuses, l'acheteur est tenu de prouver que le marché, ou la livraison, a eu lieu à une période suspecte, ou enfin que la maladie est antérieure au contrat.

28° *Suppression de la confusion qui existait entre les vices rédhibitoires et certaines maladies contagieuses.*

Lorsque l'acheteur avait laissé écouler les délais fixés par la loi sur les vices rédhibitoires, il pouvait pour l'introduction de son action, invoquer la loi sanitaire qui ne fixait aucun délai.

Le vendeur se trouvait à la merci de son acheteur.

Le décret du 28 juillet 1888 a complété la loi sanitaire du 21 juillet 1881, en déclarant que la tuberculose, le charbon symptomatique ou emphysémateux dans l'espèce bovine, et le rouget ainsi que la pneumo-entérite infectieuse, dans l'espèce porcine, étaient ajoutés aux maladies contagieuses. Mais aucun délai pour intenter l'action n'ayant été fixé, acheteurs et vendeurs sont restés dans l'incertitude et exposés à de nombreux procès sans parler des différends qui se terminaient à l'amiable : soit par la reprise de l'animal par le vendeur ; soit par la livraison de l'animal suspect à la boucherie ; soit enfin par une diminution du prix de vente.

C'est pour mettre fin à cet état de choses, que le législateur du 31 juillet 1895, après avoir fixé le délai de 45 jours pour intenter les actions en nullité de vente pour causes de maladies contagieuses, a fait disparaître la confusion, qui existait, entre les vices rédhibitoires et les maladies contagieuses, en faisant un nouveau classement de ces dernières, et des vices rédhibitoires.

29ᵉ Classement des vices rédhibitoires.

Aujourd'hui les vices rédhibitoires forment une classe complétement séparée des maladies contagieuses, ils sont ainsi groupés depuis la loi du 31 juillet 1895 :

Pour le cheval, l'âne et le mulet.

L'immobilité ;
L'emphysème pulmonaire ;
Le cornage chronique ;
Le tic proprement dit avec ou sans usure de dents ;
Les boiteries intermittentes ;
La fluxion périodique des yeux.

Pour l'espèce porcine : la ladrerie.

Nous ne nous occuperons pas des vices rédhibitoires, puisque nous voulons borner notre travail à l'étude des maladies contagieuses.

30° *Classement des maladies contagieuses.*

Les maladies reconnues contagieuses par la loi du **21** juillet **1881**, le décret du **28** juillet **1888**, et enfin la loi du **22** juin **1898**, sur le Code rural, sont les suivantes :

1° La peste bovine dans toutes les espèces de ruminants ;

2° La péripneumonie contagieuse dans l'espèce bovine ;

3° La clavelée et la gale dans les espèces ovine et caprine ;

4° La fièvre aphteuse, dans les espèces bovine, ovine, caprine et porcine ;

5° La morve, le farcin, la dourine dans les espèces chevaline, asine et leurs croisements ;

6° La rage dans toutes les espèces.

7° La fièvre charbonneuse ou sang de rate dans les espèces chevaline, bovine, ovine et caprine ;

8° Le charbon symptomatique ou emphysémateux, et la tuberculose dans l'espèce bovine ;

9° Le rouget et la pneumo-entérite infectieuse dans l'espèce porcine.

Notre travail ne comporte pas l'étude des maladies contagieuses au point de vue vétérinaire, ce qui n'est pas de notre compétence ; nous voulons seulement mettre l'agriculteur à même, de se rendre compte et de surveiller lui-même, tout ce qu'il faut faire pour arrêter la contagion dans ses étables, et défendre ses droits contre des vendeurs, ou acheteurs peu scrupuleux qui spéculent trop souvent sur l'honnêteté et la bonne foi des fermiers et cultivateurs.

TROISIÈME SECTION

VENTE ET ÉCHANGE DES ANIMAUX ATTEINTS DE MALADIES CONTAGIEUSES.

ACTIONS EN DOMMAGES ET INTÉRÊTS PAR SUITE DE VENTE, CONTAMINATION, OU AUTREMENT ; NOURRITURE DES ANIMAUX.

*Vente amiable d'animaux atteints de ces maladies ;
Observations générales. — Législation.*

SOMMAIRE

51° Doit-on faire une déclaration au maire ?
52° Si une bête était reconnue malade ?

Responsabilité civile.

53° Contamination des animaux par voisinage des herbages.
54° Si le propriétaire ignorait la maladie ?
55° Animaux malades conduits à un abreuvoir public.
56° A la charge de qui est la nourriture de l'animal ?

31° *La vente est-elle permise ?*

L'article 13 de la loi du 21 juillet 1881 est ainsi conçu :
« La vente ou la mise en vente des animaux atteints ou soupçonnés d'être atteints de maladies contagieuses, est interdite. »

***

La vente est interdite, et l'interdiction a pour but de prévenir la propagation des maladies contagieuses, par la vente ou la mise en vente des animaux qui en sont atteints.

Nous pouvons donc poser en principe, que le propriétaire d'un animal, atteint d'une maladie contagieuse, ne peut le vendre. La vente est défendue et si le propriétaire ignorant l'existence de la maladie l'a vendu, elle est nulle de droit. C'est-à-dire qu'elle est considérée comme n'ayant jamais existé dès que la maladie a été constatée, et que la séquestration a eu lieu.

32° *Quels sont les droits du vendeur si le prix de l'animal n'a pas été payé ?*

Le vendeur n'a aucun droit lorsque le prix de l'animal ne lui a pas été payé. En effet aux termes des articles 1128 et 1598 du Code civil, « Les choses qui sont dans le commerce peuvent être l'objet de convention et vendues ; mais seulement lorsque les lois particulières n'en ont pas prohibé l'aliénation. »

Or la loi du 21 juillet 1881, article 13, et l'article 41 de la loi du 21 juin 1898, interdisent la vente des animaux atteints ou soupçonnés d'être atteints de maladies contagieuses. Ces animaux sont hors du commerce ; et le vendeur n'a aucune action contre l'acheteur : il est même exposé à une demande en dommages et intérêts.

33° Quel est le délai de garantie fixé par la loi ?

La loi du 31 juillet 1895 a fixé à 45 jours le délai de garantie pour toutes les maladies contagieuses. C'est dans ce délai que l'acquéreur doit intenter son action en nullité.

34° Quels sont les droits du vendeur s'il a reçu le prix ?

Si le vendeur a reçu le prix, il doit le restituer afin d'éviter un procès, et rembourser à l'acheteur les frais et déboursés qu'il a pu faire. Si l'animal a été saisi et envoyé à l'équarrissage, il est d'usage que le produit de la vente et la peau servent à payer les hommes qui ont procédé à l'abatage et à indemniser le boucher des frais de transport et autres qu'il a été obligé de faire.

35° Vente d'animaux pour le pâturage ?

Lorsqu'un propriétaire achète des animaux pour le pâturage, nous lui conseillons de stipuler que le prix ne sera payable que six semaines après la livraison, c'est-à-dire après l'expiration du délai de garantie qui est de 45 jours. De cette façon si l'un des animaux était reconnu atteint d'une maladie contagieuse, dans les 45 jours, il n'y aurait pas de procès à faire pour obtenir la restitution du prix.

Si l'achat a été fait en foire ou sur un marché public, où le paiement se fait comptant, nous conseillons aux cultivateurs de ne traiter qu'avec un vendeur sérieux et solvable, et en ayant soin de prendre exactement son nom et son adresse pour pouvoir exercer un recours en garantie s'il y a lieu.

Si dans les 45 jours le propriétaire remarque quelques-uns des symptômes qui sont spéciaux à chacune des maladies contagieuses, il doit appeler un vétérinaire. Et si ses soupçons sont confirmés il doit isoler immédiatement l'animal. Puis il introduit sa demande en nullité de vente dans les 45 jours de la livraison pour faire décider que le marché est nul, obtenir la restitution du prix s'il s'est libéré, et des dommages et intérêts s'il a éprouvé un préjudice.

36° *Vente d'animaux pour la boucherie.*

Lorsqu'un propriétaire a vendu un bovidé pour la boucherie et que cet animal, qui était en bon état, a été saisi à l'abattoir, deux cas peuvent se présenter, *s'il s'agit de tuberculose.*

37° — 1er *Cas, maladie à la première période.*

Si la maladie est à la première période, le vétérinaire sanitaire décidera quelle est la partie de la viande qui pourra être livrée à la consommation, parce que la tuberculose n'est pas généralisée ; dans ce cas, l'acheteur devra payer le prix d'achat, sauf une différence qui sera fixée à l'amiable avec le concours toujours dévoué du vétérinaire-inspecteur de l'abattoir, et déduction faite de l'indemnité qui sera payée par l'État pour la partie saisie.

38° — 2° *Cas, maladie arrivée à la dernière période.*

Si la maladie a atteint la dernière période, si, en un mot, elle est généralisée, le vétérinaire-inspecteur en ordonnera la saisie et l'enfouissement ; dans ce cas, le vendeur n'aura aucune action contre le marchand boucher ; et s'il n'a pas rempli les formalités nécessaires pour obtenir une indemnité de l'Etat, il perdra le prix de sa marchandise.

39° *Que doit faire l'acquéreur s'il a payé comptant ?*

Si au contraire ce dernier a payé comptant, aussitôt la saisie il devra s'arranger à l'amiable avec le vendeur et à défaut d'entente, il devra former sa demande en nullité de vente et en restitution du prix dans les 10 jours de l'abatage.

40° *S'il n'a pas payé son prix.*

Lorsqu'il n'a pas payé son prix et qu'il veut se faire rembourser les frais de transport et autres, il doit former sa demande dans le même délai pour faire décider que la vente est sans valeur et que le vendeur doit lui restituer les frais qu'il a déboursés.

41° *Comment doit-on faire si la vente a été faite à un boucher de campagne ?*

Si la vente a été faite à un boucher habitant une campagne, où il n'y a pas d'abattoir, les choses doivent se passer de la manière que nous venons d'indiquer ; mais comme il n'y a pas d'inspecteur d'abattoir, le boucher qui constatera que l'animal est atteint d'une maladie contagieuse, devra faire appeler le vétérinaire sanitaire de la circonscription, et faire procéder à l'examen en présence du vendeur qui devra être appelé soit par lettre recommandée, soit par sommation pour reconnaître l'animal et faire ses observations.

42º Les animaux atteints ou soupçonnés d'être atteints de maladies contagieuses, doivent être séquestrés et isolés.

Le préfet doit prendre sur l'avis du vétérinaire un arrêté de séquestration ; c'est entendu :

Mais une demande en nullité de vente d'animaux atteints de maladies contagieuses, serait-elle recevable, si les autorités compétentes avaient oublié de rédiger l'arrêté de séquestration ?

Nous pensons que la demande serait recevable ; la séquestration peut avoir lieu sans arrêté : l'arrêté écrit n'est qu'une preuve que la chose a bien été ordonnée. Le tribunal civil de Dax, dans un jugement longuement motivé du 19 mai 1897, a décidé : « que la rédaction d'un arrêté municipal ou préfectoral n'est pas indispensable pour l'isolement et la séquestration d'un bovidé, que le vœu du législateur est rempli lorsque la séquestration, en fait, a eu lieu en conformité de la loi. »

La loi du 31 juillet 1895 ne subordonne la nullité de la vente, à la séquestration, que pour la tuberculose ; il n'en est pas question pour les autres maladies.

L'isolement et la séquestration ne sont prescrits par la même loi, qu'au point de vue administratif, et pour éviter la contagion, et non pour les rapports et les ventes entre particuliers.

43º Dans quels cas des dommages et intérêts sont-ils dus ?

Lorsqu'il s'agit de la vente d'un animal atteint d'un vice

rédhibitoire conformément à la loi du 20 août 1884, le vendeur n'est tenu à des dommages et intérêts envers l'acheteur, qu'autant qu'il a connu l'existence du vice incriminé, c'est-à-dire lorsqu'il y a dol ou fraude ou mauvaise foi.

44° *Mais en est-il de même lorsqu'il s'agit d'un animal atteint ou soupçonné d'être atteint d'une maladie contagieuse ?*

Il n'en est pas de même ; et de plus il faut distinguer : si l'acquéreur peut prouver que le vendeur avait des soupçons ; qu'il connaissait l'existence de la maladie, oh alors ! le vendeur peut être condamné à des dommages et intérêts, à raison du préjudice qu'il a causé sciemment à l'acquéreur (article 1383 du Code civil) ; il peut même être poursuivi en police correctionnelle (*Arrêt de la Cour de Paris du 4 avril 1894, 6e ch. et un autre du 22 mai 1895 de la même Cour et de la même chambre*).

Mais si l'acquéreur ne peut pas établir, que le vendeur avait connaissance de la maladie contagieuse, qu'il était de mauvaise foi ; il ne pourra obtenir aucuns dommages et intérêts. En effet l'action en dommages et intérêts prend sa source dans une intention délictueuse remontant au jour de la vente.

(*Voyez dans ce sens un arrêt de la Cour de Nîmes du 4 février 1898.*)

45° *Mais qu'arrivera-t-il s'il est constant que le vendeur savait que la bête était atteinte d'une maladie contagieuse ?*

La situation est extrêmement grave ; le vendeur a commis

un délit en consentant la vente, et il est punissable des peines correctionnelles, ainsi qu'on le verra, *au titre des pénalités*.

Dans ce dernier cas, les dommages et intérêts peuvent être plus élevés. Mais il y aura toujours, dans ces différentes ventes, une question d'intention résultant des circonstances, qui est laissée à l'appréciation des magistrats qui sauront reconnaître l'honnête homme.

46° *Si au lieu d'une vente, les animaux avaient été échangés, pourrait-on faire annuler l'échange au cas où l'un des animaux serait reconnu atteint d'une maladie contagieuse ?*

Les principes de la vente que nous venons d'exposer sont applicables à l'échange. L'effet général du contrat d'échange est d'engendrer, contre chacun des échangistes, les deux obligations dont le vendeur est tenu, la délivrance, et la garantie ; chacun d'eux, en effet, doit livrer à l'autre l'objet qu'il donne en échange, et lui en garantir la possession paisible ; or l'un des animaux ne pouvait faire l'objet d'un échange, puisqu'il n'était pas dans le commerce ; donc l'échange doit être annulé comme le serait une vente.

(*Voyez Guillouard, Vente et échange, t. 2, n° 926 ; et les articles 1703 et 1707 du Code civil.*)

47° *Vente ou échange d'un bovidé pour un prix inférieur à 100 francs.*

La loi du 2 août 1884 décide que l'acquéreur d'un animal ne peut introduire une demande en nullité de vente ou échange pour cause de vices rédhibitoires, qu'autant que le prix d'achat est supérieur à 100 francs.

Mais il n'en est pas de même pour les maladies contagieuses. La loi du 31 juillet 1895 a frappé de nullité la vente des animaux atteints de maladies contagieuses, sans faire aucune exception ; c'est une loi de salubrité publique. La nullité doit être prononcée même lorsque le prix d'achat serait inférieur à 100 francs.

(Jugement du tribunal de commerce d'Amiens du 16 mars 1897. Jugement du tribunal de commerce de St-Etienne du 26 mai 1898.)

48° *Un propriétaire qui achète un animal dans une foire ou un marché peut-il faire annuler la vente si la bête est atteinte d'une maladie contagieuse ?*

Certainement ! comme s'il avait acheté dans une étable. Il peut, après avoir rempli les formalités prescrites par la loi, intenter une demande en nullité de vente dans le délai de 45 jours contre le vendeur. C'est pour cela que nous avons déjà recommandé de ne traiter, soit pour acheter, soit pour vendre, qu'avec des gens sérieux, tout le monde sait que les marchés sont fréquentés par un monde mélangé et dans lequel il est difficile de distinguer l'honnête homme, du filou.

Vente publique d'animaux.

49° *Lorsque des animaux sont mis en vente par suite de saisie, ou du décès du propriétaire, l'officier ministériel qui doit procéder à cette vente, est-il obligé de faire visiter les animaux avant la mise en vente ?*

Certainement ; aucune vente publique d'animaux susceptibles de contracter les affections mentionnées dans la loi ne peut être faite, sans que les animaux n'aient été préalablement visités par un vétérinaire désigné par le vendeur ou l'officier ministériel chargé de la vente. Le vétérinaire doit délivrer un certificat constatant le résultat de sa visite qui ne peut remonter à plus de 4 jours avant la vente.

50° *Par qui doit être payé le vétérinaire ?*

Par le vendeur, et à son défaut par l'officier ministériel.

51° *Doit-on aussi faire une déclaration au maire de la commune ?*

L'officier ministériel chargé de la vente doit faire, en temps utile, la déclaration au maire de la commune dans laquelle la vente doit avoir lieu. Dans cette déclaration il devra indiquer l'espèce et le nombre des animaux à vendre, le lieu et le jour de la vente, le nom du vétérinaire et la date du certificat.

52° *Si dans la visite du vétérinaire, ou dans les 2 ou 3 jours qui précèdent la vente, un animal était reconnu atteint d'une maladie contagieuse ou seulement suspect, que faudrait-il faire ?*

Dans ce cas, on doit procéder conformément aux dispositions de la loi sanitaire et avertir le maire et l'autorité préfectorale.

La loi sanitaire est muette sur toutes ces questions : mais les solutions que nous venons de donner résultent d'instructions ministérielles du 16 février 1898, qui ont été transmises aux maires.

Responsabilité civile résultant d'infractions à la loi du 21 juillet 1881, ou de quasi-délits.

53° *Un propriétaire ayant dans un herbage des animaux atteints de maladies contagieuses, qu'il laisse communiquer ou en contact avec des congénères se trouvant dans un herbage voisin, peut-il être actionné en dommages et intérêts par le propriétaire voisin qui par ce fait a eu des animaux malades ?*

Certainement ! le propriétaire des animaux atteints de maladies contagieuses, a commis un délit en les laissant libres ; son devoir était de les isoler, ou de les séquestrer. En ne faisant pas ce que la loi lui imposait, il a causé un dommage à autrui, et il est tenu de le réparer.

54° *Mais si le propriétaire ignorait que ses animaux fussent atteints d'une maladie contagieuse, pourrait-on encore lui réclamer des dommages et intérêts ?*

Dans ce cas il n'y a pas de délit, mais une faute, une négligence, ou une imprudence, comme cela est prévu par les articles 1382, 1383 et même 1385 du Code civil. En effet un propriétaire doit veiller sur ses animaux tous les jours, et aussitôt qu'il s'aperçoit que l'un d'eux paraît souffrant, il doit l'isoler, le séquestrer et mettre les autres en observation, pour qu'ils ne puissent communiquer avec d'autres de même espèce.

55° *Un propriétaire qui conduirait à un abreuvoir public des animaux atteints de maladies contagieuses, ou qui les ferait traverser un chemin public pour aller d'un herbage à un autre, peut-il être exposé à une action en dommages et intérêts ?*

Oui, ce propriétaire s'exposerait à un procès en dommages et intérêts, s'il est prouvé qu'il a propagé la maladie dont ses animaux étaient atteints ; alors même qu'il soutiendrait qu'il en ignorait l'existence : la loi exige des propriétaires une surveillance continue précisément pour éviter la contagion et la propagation de la maladie : tous ceux qui ne le font pas, commettent une faute et engagent leur responsabilité.

56° *A la charge de qui*, *est la nourriture de l'animal malade*?

Lorsque la maladie contagieuse est reconnue, la vente est censée n'avoir jamais existé ; d'où la conséquence que l'acquéreur paraît fondé à réclamer à son vendeur la dépense qu'il a faite pour la nourriture, l'entretien et les frais du vétérinaire de l'animal vendu ; mais sous la déduction bien entendu, des bénéfices qu'il aura réalisés avec la production du lait, etc... il y aura de ce chef un compte à faire qui sera établi à l'amiable entre vendeur et acquéreur et à défaut d'entente par un fermier de la commune ;

Cette action en remboursement repose sur l'article 1375 du Code civil. L'acquéreur a géré utilement la chose d'autrui ; il a donc le droit de rentrer dans les avances qu'il a faites; on ne peut pas lui dire qu'elles se compensent avec le profit qu'il en a tiré, parce qu'il peut arriver qu'il n'en ait tiré aucun ; donc il faut établir un compte.

(*Voir arrêt de Nîmes du 4 février 1898.*)

QUATRIÈME SECTION

LÉGISLATION ET JURISPRUDENCE APPLICABLES A TOUTES MALADIES CONTAGIEUSES.

SOMMAIRE.

Nous allons maintenant examiner la loi du 31 juillet 1895 qui complète l'article 13 de la loi du 21 juillet 1881, et la jurisprudence, en étudiant chaque paragraphe de ces lois ;

L'article 13 de la loi du 21 juillet 1881 est ainsi conçu :

« La vente ou mise en vente des animaux atteints ou soup-
« çonnés d'être atteints de maladies contagieuses est inter-
« dite. »

Le propriétaire ne peut s'en dessaisir que dans les conditions déterminées par l'article 5 du décret du **22 juin 1882** : ce décret fixera pour chaque espèce, d'animaux, et de maladie, le temps pendant lequel l'interdiction de vendre s'applique aux animaux qui ont été exposés à la contagion.

57° **Paragraphe premier.**

Le paragraphe 1er de la loi du 31 juillet 1895 est ainsi conçu :

« Si la vente a eu lieu, elle est nulle de droit, que le ven-
« deur ait connu ou ignoré l'existence de la maladie, dont
« l'animal était atteint ou suspect. »

La loi nouvelle confirme et explique l'article 13 de la loi de 1881. La vente est interdite, et si elle a eu lieu, elle est nulle de droit ; le contrat ne s'est pas formé. Les obligations de livrer, ou de prendre livraison, de payer le prix, n'ont pas pris naissance ; la propriété de l'objet vendu, malgré la livraison, n'est pas transférée.

C'est pourquoi et conformément aux articles 1133 et 1598 du Code civil, nous avons dit que le vendeur n'avait pas d'action pour réclamer le prix de la vente (*Arrêt de Cassation du* 20 *juillet* 1893, D. 93.1.20).

Guillouard (*Traité de la Vente*, t. 2, nᵒˢ 506 et 529) dit aussi que, « l'animal atteint d'une maladie contagieuse prévue par la loi sanitaire, est mis hors du commerce. »

Enfin le **23** janvier 1894, la Cour de cassation a décidé que la vente des animaux hors du commerce était radicalement nulle : D. 94.1.149 (*Conforme : Nancy*, 22 *mai* 1894, *D. 95.2.187. Jugement du Tribunal civil d'Amiens du* 16 *mars* 1897. *Arrêt de la Cour de Paris*, 6ᵉ *ch.*, *du* 29 *avril*

1898. *Jugement du Tribunal de commerce de St-Etienne du 26 mai 1898).*

Paragraphe 2°.

58° *Néanmoins aucune réclamation de la part de l'acheteur pour raison de la dite nullité ne sera recevable, lorsqu'il se sera écoulé plus de 45 jours, depuis le jour de la livraison, s'il n'y a poursuite du Ministère public.*

59° *Le délai de 45 jours de garantie est-il applicable à toutes les maladies contagieuses ?*

Oui ! le délai de 45 jours est applicable à toutes les maladies contagieuses, et à toutes les ventes d'animaux sauf en cas d'abatage.

Le 2° paragraphe s'applique spécialement aux ventes d'animaux pour l'élevage ou les besoins domestiques. Un agriculteur s'aperçoit au bout de 15 jours, 3 semaines, que l'animal est malade, il le fait visiter par un vétérinaire qui diagnostique une maladie contagieuse et un danger pour les autres animaux. Aussitôt le propriétaire et au besoin le vétérinaire doivent en faire la déclaration au maire ; ce n'est qu'après la maladie régulièrement constatée, et un arrêté administratif de séquestration, qui doit être pris par le préfet, que l'acheteur doit intenter son action et former sa demande en nullité de vente, et en restitution du prix (s'il l'a payé) dans les quarante-cinq jours de la livraison, lors même que le préfet n'aurait pas pris d'arrêté (*Tribunal de simple police de Patay-Loiret, 3 décembre 1895*).

Bien que la vente soit nulle de droit, l'acheteur est obligé de justifier du fait qu'il avance et ce n'est qu'après la constatation de l'existence de la maladie contagieuse (si le fait est méconnu par le vendeur) que la justice déclarera que la vente n'a jamais existé. L'acquéreur doit prouver l'existence de la maladie et son antériorité à la vente.

60° *Que signifient ces mots « s'il n'y a poursuite du Ministère public » ?*

Dans les ventes d'animaux atteints de maladies contagieuses il peut se présenter deux hypothèses :

Dans la première, le vendeur ignorant l'existence de la maladie contagieuse, ne peut être inquiété ni recherché au point de vue pénal. Il ne peut être condamné qu'à restituer le prix, et à payer des dommages et intérêts, s'il a commis une imprudence.

Dans la seconde, le vendeur connaissait la maladie ; il a vendu, sciemment et en connaissance de cause, un animal qu'il savait atteint d'une maladie contagieuse, introduisant ainsi dans un troupeau sain, un animal atteint d'une maladie grave et dangereuse qui pourra causer la ruine d'un agriculteur.

Alors le vendeur commet le délit réprimé par l'article 31 de la loi du 21 juillet 1881 et l'acheteur est fondé à porter plainte au Procureur de la République qui fera procéder à une enquête, et exercera ensuite s'il y a lieu des poursuites. D'où il suit, que s'il y a poursuite du Ministère public l'acquéreur peut faire déclarer la vente nulle, et obtenir la restitution du prix, même après l'expiration du délai de 45 jours, parce qu'il s'agit d'un délit.

61° *Lorsque les 45 jours sont expirés peut-on porter plainte contre le vendeur ?*

Certainement, si l'acheteur a découvert après le délai de

45 jours, que l'animal était atteint d'une maladie contagieuse, et que son vendeur le savait, qu'il a vendu en connaissance de cause ; l'acquéreur pourra porter plainte au Procureur de la République, il dénoncera le délit prévu et réprimé par l'article 31 (*on a 3 ans pour dénoncer un délit, article 638 du Code d'instruction criminelle*). Lorsque le délit aura été reconnu, l'acheteur pourra se porter partie civile dans le procès correctionnel. S'il est terminé, il pourra intenter une action en dommages et intérêts devant la juridiction civile pour rentrer dans le prix, qu'il a payé, et les frais qu'il a pu faire, en se basant sur les articles 1382 et 1383 du Code civil.

62° *Un acquéreur peu scrupuleux, recherchant les difficultés, ne peut-il pas soutenir, et dire, à un agriculteur qui a vendu une vache amouillante ou pour le pâturage :*

« *Vous êtes de mauvaise foi, vous saviez bien que votre troupeau était contaminé, puisqu'il y a 4 ou 5 mois, vous avez eu une vache saisie à l'abattoir ?* »

Certainement ce cas peut se présenter, mais le propriétaire pourra répondre : cela ne détruit pas ma bonne foi. En effet lorsqu'une vache est saisie, dans un abattoir, les inspecteurs rédigent un procès-verbal, qui est adressé au préfet du département d'origine. Sur le vu de ce procès-verbal le préfet fait visiter le troupeau d'où sort la vache par le vétérinaire sanitaire de la circonscription ; ce dernier constate que les animaux lui paraissent complètement sains ; il adresse son rapport au préfet qui prend un arrêté pour lever la séquestration, si elle avait eu lieu.

Aussitôt la séquestration levée, les vaches sont libres, et

peuvent être vendues sans aucune crainte. La science enseigne que certaines maladies contagieuses sont difficiles à reconnaître chez un animal vivant ; qu'elles peuvent exister, lors même que l'animal serait bien portant et que le séquestre aurait été levé depuis plusieurs mois.

Enfin le vendeur pourra encore soutenir, que si un animal a été atteint, ce n'est pas une raison pour dire que tout le troupeau fût malade ; qu'il était de bonne foi et qu'il ne peut être ni inquiété ni recherché, soit au point de vue correctionnel, soit au point de vue civil, si les 45 jours sont expirés.

63° *L'action civile basée sur des manœuvres frauduleuses, ou sur un délit, se prescrit-elle par 3 ans comme l'action publique ?*

Oui ! l'action civile s'éteint au bout de 3 ans. Ainsi prenons un exemple : Un éleveur vend à un cultivateur le 1er juin 1900 une vache pour le prix de 400 francs, payés comptant. L'acheteur, s'aperçoit au bout de 2 à 3 mois, que l'animal est atteint de tuberculose ; il ne peut pas établir que son vendeur connaissait la maladie, et était de mauvaise foi : le prix de la vache est perdu pour lui ; pas de doute possible.

Mais au bout d'un an l'acquéreur apprend que l'éleveur en question avait eu des difficultés, avec un autre propriétaire, qui venait d'établir en justice qu'à la même époque, il avait lui-même acheté une vache à cet éleveur, qui cherchait à se débarrasser clandestinement et rapidement de ses animaux, parce qu'il savait qu'ils étaient atteints d'une maladie contagieuse. La mauvaise foi étant certaine et les manœuvres frauduleuses étant établies, il sera fondé à dénoncer le fait au Ministère public, et à se porter partie civile pour obtenir la restitution des 400 francs qu'il a payés, des intérêts, et des dommages et intérêts qui lui sont dus pour réparation du préjudice causé. On peut consulter par analogie *un arrêt de la Cour de Bordeaux du 22 octobre 1896.*

64° *Mais si le Ministère public ne voulait pas poursuivre, pourrait-il saisir lui-même le tribunal correctionnel ?...*

Sans aucun doute ; tout citoyen victime d'un délit a le droit de saisir le tribunal correctionnel, à ses risques et périls et à la charge par lui de justifier du délit.

Si l'acquéreur ne découvre les manœuvres frauduleuses ou le délit, qu'après trois années écoulées du jour de la livraison, l'action civile et l'action publique sont éteintes.

Paragraphe 3°.

65° *Examen de la loi du 31 juillet 1895, paragraphe 3.*

« Si l'animal a été abattu, le délai est réduit à 10 jours à
« partir du jour de l'abatage ; sans que toutefois l'action
« puisse jamais être introduite, après l'expiration du délai de
« 45 jours. En cas de poursuite du Ministère public, la pres-
« cription ne sera opposable à l'action civile, comme au
« paragraphe précédent, que conformément aux règles de
« droit commun. »

Il s'agit ici d'un animal vendu pour la boucherie, ou d'un animal arrivé à la dernière période d'une maladie contagieuse et dont l'abatage a été ordonné par le service sanitaire.

Dans ce cas l'acheteur qui a payé son prix, ou qui veut réclamer des dommages-intérêts, doit intenter son action en restitution ou en dommages-intérêts, dans les dix jours de l'abatage ; sans toutefois qu'il puisse introduire son action plus de 45 jours après la livraison.

66° *Si le boucher n'a pas payé son prix et s'il ne veut pas réclamer de dommages-intérêts, que doit-il faire ?*

Il peut se dispenser d'intenter une action, mais à la condition que le cultivateur ou le commissionnaire sera venu procéder à la reconnaissance de la bête. Mais s'il n'y a pas eu de reconnaissance ou une renonciation du vendeur à réclamer le prix, le marchand boucher devra intenter son action en nullité de vente dans les 10 jours.

67° *Le délai de 10 jours est-il de rigueur ?*

Le délai de 10 jours est un délai de rigueur, passé lequel tout recours est interdit, sous quelque forme qu'il s'exerce, même sous forme d'exception de garantie (Voir : *Jugements du tribunal de Senlis du 9 novembre 1897, et du tribunal civil de Clermont-Ferrand du 7 décembre 1897*). Il est bien entendu que si la livraison remontait à 40 jours, au jour de l'abatage, le boucher n'aurait pas 10 jours pour former sa demande en nullité, mais 5 jours seulement. En effet la loi dit, qu'il a 10 jours, du jour de l'abatage, mais sans que ce délai puisse dépasser 45 jours du jour de la livraison.

68° *Quelles sont les obligations du marchand boucher en cas d'abatage ?*

Il est obligé aussitôt l'abatage d'inviter le vendeur soit par lettre recommandée, soit par une sommation, à venir reconnaître l'animal dans le plus bref délai ; si le propriétaire ou le courtier est éloigné, nous pensons qu'on pourrait lui impartir un délai de 48 heures, en le prévenant que faute de venir procéder à la reconnaissance, l'animal sera détruit, suivant les cas et les prescriptions des inspecteurs ?

69° *Si le vendeur ne se présente pas, qu'arrivera-t-il ?*

Il sera considéré comme ayant accepté la saisie ainsi que les constatations des agents de l'administration. Le délai de 48 heures passé, l'animal sera enfoui.

70° *Comment le vendeur pourra-t-il reconnaître l'animal par lui vendu ?*

Si l'animal est abattu dans un abattoir public, la peau reste adhérente à la tête. Après la constatation de la maladie, les inspecteurs qui ont prêté serment procèdent au plombage de la peau, et dressent un procès-verbal. Ce n'est qu'après le plombage que la peau est enlevée et placée dans un séchoir, en attendant l'arrivée du vendeur. Si l'animal est abattu en dehors de la ville de Paris, dans un abattoir de ville, ou chez un boucher de campagne, nous conseillons de laisser la peau adhérente à la tête, comme cela se fait à Paris. Il n'y a pas de loi sur ces questions, il est prudent de s'en rapporter à l'usage.

71° *Ne serait-il pas utile aussi de laisser le poumon adhérent au corps de l'animal ?*

Certainement, il est prudent de laisser les poumons adhérents au corps de l'animal, au moins pendant 48 heures après la sommation, pour éviter des contestations, semblables à celle qui a été soumise au tribunal civil de Beauvais.

En effet, le 19 mars 1896, le dit tribunal a rendu un jugement dans une affaire D....., où 3 vétérinaires étaient d'accord pour reconnaître que l'animal objet du litige était atteint de tuberculose. Mais le tribunal a ordonné une enquête parce que l'un des vétérinaires soutenait, que le poumon étant détaché du corps, rien ne prouvait que ce fût celui de la bête.

72° *En substituant un poumon sain à un poumon malade, commet-on un délit ?*

On commet d'abord une mauvaise action, et ensuite un délit.

En voici la preuve. Dans le courant de l'année 1898, l'inspecteur de l'abattoir d'Aix constata qu'une vache qui venait d'être abattue, et qui portait de nombreuses traces de tuberculose, paraissait avoir des poumons absolument sains. Après une rapide enquête, il acquit la preuve qu'aux poumons de cette vache on avait substitué les poumons d'un bœuf afin de tromper la surveillance de l'inspecteur et du lieutenant chargé de recevoir la fourniture de viande destinée au 53ᵉ régiment d'infanterie.

L'associé du fournisseur militaire, reconnu auteur de ce délit, traduit d'abord devant le tribunal d'Aix, puis devant la Cour, fut condamné à six mois de prison, 100 francs d'amende et à l'affichage de l'arrêt au marché et à l'abattoir de la ville.

Au milieu de ces incidents l'acheteur ne devra pas oublier que sa demande en nullité de vente, et en restitution du prix, ou enfin en dommages et intérêts, doit être formée dans les 10 jours de l'abatage, pourvu que ce délai ne dépasse pas 45 jours.

73° *Ne pourrait-on pas après avoir désinfecté la peau, conformément à l'article 44 de la loi du 21 juin 1898, la renvoyer au propriétaire ; cela éviterait un déplacement ?*

Cela nous paraît difficile ; la saisie officielle, la garantie résultant du plombage n'existerait plus ; si on procédait ainsi on arriverait à une nouvelle source de procès ; nous pensons que la peau doit rester à l'acheteur pour se couvrir de ses frais.

CINQUIÈME SECTION

VALEUR JURIDIQUE DES PROCÈS-VERBAUX.

SOMMAIRE

74° Que doit-on faire des procès-verbaux dressés après l'abatage ?
75° Quelle est la valeur de ces procès-verbaux ?

74° *Que doit-on faire des procès-verbaux dressés après l'abatage ?*

Le rapport dressé par l'agent sanitaire, ou les inspecteurs des abattoirs après l'abatage d'un animal, et constatant l'existence d'une maladie contagieuse, est adressé au préfet.

75° *Quelle est la valeur de ces procès-verbaux ?*

Ils peuvent constituer pour les tribunaux une preuve suffisante permettant d'annuler la vente et d'ordonner la restitution du prix. En effet, le procès-verbal n'est que la

constatation d'un fait, c'est l'autopsie de l'animal, la reconnaissance de l'existence de la maladie. La loi dit, article 5 :
« Après la constatation de la maladie, le préfet statue sur les
« mesures à mettre à exécution dans les cas particuliers. »

D'un autre côté le maire et le préfet peuvent ordonner l'abatage d'un animal atteint de maladie contagieuse, lorsque le vétérinaire délégué en a constaté l'existence. Donc le procès-verbal d'autopsie a une valeur probante, permettant aux tribunaux de statuer de suite et sans ordonner une enquête toujours longue et dispendieuse ; c'est pour cela que nous recommandons, tout spécialement aux agriculteurs et marchands de bestiaux, de se rendre au premier appel à l'abattoir avec leur vétérinaire pour reconnaître l'animal vendu et vérifier l'existence de la maladie.

Les tribunaux n'ont pas à déclarer la vente nulle, puisqu'il est défendu de vendre des animaux atteints de maladie contagieuse et que la loi dit : *La vente est nulle de droit.* Ils doivent se borner à dire que la vente n'a jamais existé, parce qu'il a été reconnu à l'autopsie, que l'animal était atteint d'une maladie contagieuse antérieure à la vente.

Mais lorsqu'il s'agira d'une vache laitière ou d'un bovidé vendu pour le pâturage, si le rapport de l'agent sanitaire, qui a déterminé l'arrêté de séquestration et d'isolement, est contesté, les tribunaux pourront toujours ordonner une nouvelle expertise, et au besoin une enquête.

C'est ce que le tribunal civil de Beauvais a décidé le 19 mars 1896 dans une affaire extrêmement curieuse : bien que les trois vétérinaires soient d'accord sur la maladie. Par son jugement il a ordonné une enquête, parce que l'un des vétérinaires soutenait : *que le poumon étant détaché du corps, rien ne prouvait que c'était bien le poumon de la bête vendue.*

Mais c'est là un cas particulier, qui ne peut servir de règle, ni porter atteinte à la valeur juridique des procès-verbaux dressés par les agents sanitaires assermentés.

SIXIÈME SECTION

DÉCHARGE DE GARANTIE.

SOMMAIRE

76° Lorsqu'un propriétaire a des soupçons peut-il faire signer une décharge ?

77° Pourrait-il vendre à moitié prix pour avoir une décharge ?

78° Si la vente a été faite pour l'élevage ?

79° Ordre public ; on ne peut faire aucune stipulation.

80° S'il ne peut avoir une décharge de garantie, peut-il reprendre l'animal vendu ?

81° Exposé des trois systèmes ; conclusions.

76° *Lorsqu'un propriétaire vend une bête sur laquelle il a de légers soupçons d'une maladie contagieuse, peut-il faire signer une décharge de garantie?*

Le vendeur doit toujours agir loyalement, en faisant connaître ses inquiétudes à son acheteur ; une décharge de garantie ne serait pas valable.

S'il a des soupçons sérieux, il ne peut pas vendre, il doit faire une déclaration à la mairie, puis séquestrer et isoler l'animal ; ou bien le faire conduire à l'abattoir, sur l'avis du vétérinaire, et alors, il sera indemnisé comme nous l'expliquerons *au titre indemnité*, si la maladie y donne lieu.

77° *Pourrait-il vendre à moitié prix pour avoir une décharge ?*

Nous pensons même qu'un propriétaire ne pourrait pas dire à un courtier, ou à un marchand boucher : voilà une vache qui est peut-être atteinte d'une maladie contagieuse, elle vaut 400 francs ; mais comme je ne veux avoir aucun ennui, ni faire de déclaration, ni réclamer une indemnité à l'Etat, je vous la vends pour 150 francs à la condition que vous la conduirez à l'abattoir et que vous vous chargerez de remplir toutes les formalités : signez-moi une décharge.

Une pareille convention serait sans valeur comme contraire à la loi, qui veut que le propriétaire, sachant que l'animal est atteint d'une maladie contagieuse, en fasse la déclaration à la mairie. Non seulement pour cette bête, mais pour qu'on puisse vérifier si tout le troupeau n'est pas contaminé.

78° *Si la vente a été faite pour l'élevage ?*

Si la vente a été faite pour l'élevage ou le pâturage, le vendeur est garant pendant 45 jours, et il ne peut se soustraire à cette garantie par aucune convention, parce que l'animal atteint ou soupçonné d'être atteint d'une maladie contagieuse, *est hors du commerce.*

Il n'y a donc pas de différence à faire entre la vente pour la boucherie et celle pour le pâturage ; l'animal est malade, il peut contaminer tout un troupeau sain ; c'est en présence de ce danger si préjudiciable, que la loi a interdit, non seulement la vente des animaux atteints, *mais encore de ceux qui sont soupçonnés d'être atteints* ; du moment où le vendeur a un soupçon, tout est fini ; il ne peut plus vendre, l'animal *est hors du commerce*.

79° *Ordre public ; on ne peut faire aucune stipulation.*

D'où il suit, qu'on ne peut faire aucun marché, ni stipuler, que cette vente recevra quand même son exécution. La loi déclare que le vendeur est garant pendant 10 jours, ou 45 jours selon les cas, on ne peut rien stipuler ni rien faire pour empêcher le recours en garantie. Ce serait contraire à la loi.

(*Voir un arrêt de la Cour de cassation du* 9 *novembre* 1898.

Mais on peut consulter en sens contraire : un *arrêt de la Cour d'Alger du* 8 *avril* 1897.)

80° *Si un agriculteur ne peut pas stipuler une décharge de garantie, ne peut-il pas tout au moins, pour éviter un procès, reprendre l'animal par lui vendu, lorsqu'il est reconnu atteint d'une maladie contagieuse ?*

Cette question présente un grand intérêt pour l'agriculteur qui, souvent, redoute les procès dont l'issue est quelquefois incertaine.

Des hommes dont la compétence est évidente, tels que M. Garnier, soutiennent : « qu'un bovidé reconnu tubercu« leux, par exemple, séquestré par arrêté du préfet, ne peut « être repris par le vendeur pour éviter les frais d'un pro« cès ; il doit être abattu. L'acheteur est tenu de faire pro« céder à l'abatage, puis il dresse la note des sommes dé« boursées et la présente au malheureux vendeur qui doit « la payer et restituer le prix s'il l'a reçu. »

D'autres, notamment M. Guittard, soutiennent au con-

traire : « que le vendeur peut, pour certaines maladies,
« s'arranger à l'amiable avec l'acquéreur ; lui rembourser
« les frais faits, le prix s'il l'a reçu et reprendre l'animal
« sans autres formalités. »

Ce système serait excellent pour le vendeur, s'il ne se trouvait pas en contradiction avec les principes qui disent que
« les animaux atteints de maladies contagieuses sont hors
« du commerce, et qu'ils ne peuvent être l'objet d'un con-
« trat ».

Un 3e système est soutenu par une célébrité de l'art vétérinaire, M. Gallier de Caen : « qui affirme qu'un vendeur
« peut reprendre l'animal par lui vendu, alors même qu'il
« aurait été reconnu atteint de maladie contagieuse et sé-
« questré administrativement ; mais à la condition qu'il aura
« obtenu, au préalable, l'avis du vétérinaire sanitaire et
« l'autorisation du préfet ; une fois l'animal rentré à son lieu
« d'origine, les effets de l'arrêté de séquestration continue-
« ront à recevoir leur exécution. »

M. Gallier se fonde sur les articles **22** et **23** combinés de
l'arrêté ministériel du **28** juillet **1888** qui décide, article **22** :
« que lorsqu'un animal est reconnu sur un champ de foire,
« ou un marché, atteint du charbon, du rouget, ou de la
« pneumo-entérite infectieuse, il sera mis en fourrière et
« séquestré. »

Tandis que lorsqu'il s'agit d'un animal atteint de tuberculose par exemple, l'article 23 du même arrêté, se borne à
dire : « que les animaux malades sont renvoyés à leur lieu
« d'origine, à moins que le propriétaire ne préfère les faire
« abattre ». En cas de retour la loi exige que le fait soit signalé au maire de la commune qui prendra les précautions

d'isolement et de séquestration exigées par les règlements. Comme on le voit le législateur ne prescrit pas la mise en fourrière, comme il l'a fait pour le charbon, le rouget, etc., il reconnaît au contraire que l'animal peut être déplacé.

81° *Exposé des trois systèmes ; conclusions.*

M. Gallier nous paraît être dans le vrai, son système est juste et équitable. En effet, pourquoi permettre à un vendeur sur un champ de foire de reprendre la bête, et ne pas lui accorder la même faveur lorsqu'il l'a vendue de bonne foi à un éleveur ou à un marchand. Le cas est le même ; la maladie ne peut se communiquer, comme la fièvre aphteuse, au moyen du passage sur la voie publique, on verra plus loin que la tuberculose se communique par un contact prolongé, une cohabitation continue.

Nous sommes donc d'avis, qu'un vendeur de bonne foi peut reprendre l'animal par lui vendu, s'il peut se mettre d'accord avec son acquéreur ; mais par mesure de prudence nous lui conseillons de prendre au préalable l'avis du vétérinaire sanitaire, et de demander au préfet de rapporter l'arrêté de séquestration s'appliquant à l'animal vendu, pour l'appliquer à la même bête, au domicile du vendeur.

SEPTIÈME SECTION

PRESCRIPTION. DÉCHÉANCE. DIMANCHE, JOUR FÉRIÉ, PROROGATION. DÉLAIS DE DISTANCE. LA LOI DU **22 JUIN 1898** A-T-ELLE MODIFIÉ LES LOIS PRÉCÉDENTES ?

SOMMAIRE

82° La citation devant un tribunal incompétent interrompt-elle la déchéance ?

83° A partir de quel jour le délai recommence-t-il à courir ?

84° Mais si l'assignation était nulle ?

85° Le délai de 45 jours ou de 10 jours expirant un dimanche, ou un jour férié.

86° Faut-il ajouter les délais de distance ?

87° La loi du 22 juin 1898 a-t-elle modifié ou abrogé les lois précédentes.

82° *La citation suivie d'une assignation régulière devant un tribunal incompétent interrompt-elle la prescription ou plutôt la déchéance du délai de 45 jours fixé par la loi ?*

Oui ! il y a interruption, la loi du 31 juillet 1895 étant muette sur ce point, il convient d'appliquer le droit commun, et l'article 2246 du Code civil.

83° *Mais à partir de quel moment le délai de 45 jours ou de 10 jours recommencera-t-il à courir ; est-ce du jour du jugement d'incompétence, ou bien du jour où il sera signifié, ou enfin du jour où il aura acquis l'autorité de la chose jugée ?*

Ces questions sont très délicates ; mais nous basant sur les principes du droit, nous pensons que le délai de 45 ou de 10 jours recommencera à courir, le jour du jugement d'incompétence. De sorte que si 40 jours étaient écoulés sur 45 au moment de l'introduction de la demande, sur laquelle un jugement d'incompétence est intervenu, il ne resterait plus que 5 jours pour former une nouvelle demande.

(*Voir dans ce sens : jugement du tribunal civil de Charolles du 27 juin 1896 ; jugement du tribunal de Caen du 5 janvier 1897 ; jugement du tribunal civil de Gray du 2 avril 1897.*)

84° *Mais si l'assignation était nulle ?*

Si l'assignation était déclarée nulle en la forme, la déchéance du délai de 45 ou de 10 jours serait encourue (*Jugement de Gray du 2 avril 1897*).

85° *Lorsque le vétérinaire ne reconnaît la maladie contagieuse que le 44ᵉ jour, et que le lendemain est un dimanche ou un jour férié comme le lundi de la Pentecôte, comment doit-on procéder ?*

Lorsque les 45 jours expirent un jour férié ou un dimanche, on peut introduire la demande le lendemain ; le délai est prorogé de 1 ou 2 jours s'il y a 2 jours de suite de fête légale (*Voir la loi du 16 avril 1895 modifiant la partie finale de l'article 1033 du Code de procédure civile*).

La loi du 16 avril 1895 s'applique aux instances civiles, qui sont introduites contre des cultivateurs ; comme aux affaires commerciales qui peuvent être introduites contre des commerçants, ou des marchands de bestiaux.

Mais elle ne s'applique pas aux affaires correctionnelles auxquelles la loi sanitaire pourrait donner lieu.

(*Voir dans ce sens un arrêt de Lyon du 3 juillet 1895, et un arrêt de Cassation du 25 juillet 1895.*)

86° *Les délais de distance peuvent-ils être ajoutés au délai de 45 jours ou de 10 jours ?*

La loi du 31 juillet 1895 est muette sur l'augmentation ou la non-augmentation des délais à raison des distances. Ce silence nous permet de supposer que le législateur a entendu rester dans le droit commun, et, par suite, il faut appliquer les prescriptions de l'article 1033 du Code de procédure civile, aux termes desquelles les délais sont susceptibles d'augmentation à raison des distances, et l'article 6 de la loi du 2 août 1884 sur les vices rédhibitoires que la loi de 1895 n'a fait que compléter.

(*Voir dans ce sens : jugement du tribunal civil de Castel-Sarrazin du 30 juillet 1897.*)

87° *La loi du 21 juillet 1881 a-t-elle été modifiée par les lois des 31 juillet 1895 et 22 juin 1898 ?*

La loi du 31 juillet 1895 a limité le délai, pendant lequel le vendeur d'un bovidé est responsable dans les cas de maladies contagieuses, ce que n'avaient pas fait les lois antérieures ; mais elle a laissé intacte la sanction pénale prononcée par l'article 31 de la loi du 21 juillet 1881 pour la répression des ventes faites de mauvaise foi, ou alors que les animaux sont atteints de maladies contagieuses.

(*Voir un arrêt de Cassation du 2 avril 1896.*)

La loi rurale du 22 juin 1898 n'a pas abrogé la loi sanitaire du 21 juillet 1881 ni celle du 31 juillet 1895 ; elle a seulement classé les maladies contagieuses, complété certaines mesures préventives, déterminé l'indemnité à payer en cas de vente ou d'abatage d'animaux tuberculeux (ce qui n'avait pas lieu jusqu'alors), et enfin indiqué les formalités à remplir pour obtenir l'indemnité fixée par la loi.

HUITIÈME SECTION

FRAIS D'ABATAGE ; DESTRUCTION DES CADAVRES.

SOMMAIRE

88° A la charge de qui sont les frais d'abatage, d'enfouissement, et autres ?

89° Si le propriétaire refuse de payer ?

90° Comment s'opère le recouvrement ?

91° Cette manière de procéder s'applique-t-elle à toutes les maladies ?

92° *Quid* lorsqu'un procès est engagé ?

93° Si la demande est rejetée ?

94° Le maire doit-il intervenir lorsqu'il y a procès ?

95° Destruction et enfouissement des cadavres.

96° Par qui doit-être choisi l'enclos ?

97° Peut-on jeter des cadavres à la voirie, dans les mares, bois, etc. ?

98° Peut-on faire pâturer le clos d'enfouissement ?

99° Le fermier sortant doit avertir qu'il a fait un enclos à tel endroit.

88° *A la charge de qui sont les frais d'abatage, d'enfouissement, etc. ?*

Les frais d'abatage, de transport, d'enfouissement, de quarantaine, de désinfection des locaux, et tous autres auxquels peut donner lieu l'exécution des mesures sanitaires prescrites par les autorités compétentes, sont à la charge du propriétaire ou possesseur des animaux (*article* 64 *de la loi du* 21 *juin* **1898**).

En cas de vente, ces frais sont à la charge du vendeur, et même des détenteurs des animaux, au cas où celui-ci serait inconnu ou insolvable.

89° *Si le propriétaire refusait de payer, que pourrait-on faire contre lui ?*

En cas de refus du propriétaire des animaux de se conformer aux injonctions de l'autorité, il y est pourvu d'office et à ses frais.

90° *Comment s'opère le recouvrement des frais ?*

Les frais de ces opérations se recouvrent au moyen d'un état dressé par le maire, et rendu exécutoire par le préfet. Si le propriétaire n'accepte pas les chiffres fixés, il peut former opposition à l'exécutoire, et l'incident est porté devant le juge de paix.

91° *Cette manière de procéder s'applique-t-elle à toutes les maladies contagieuses ?*

Oui ! L'article 61 susénoncé s'applique à toutes les maladies contagieuses. En effet, cet article n'est que la reproduction de l'article 37 de la loi du 21 juillet 1881 ayant pour titre : *Dispositions générales, chapitre cinquième.*

92° *Lorsqu'un procès est engagé, par qui doivent être payés les frais de vétérinaire, d'abatage, de transport, d'enfouissement et autres ?*

Si la demande en nullité est admise, c'est le vendeur qui doit tout payer puisque la vente est censée n'avoir jamais existé.

93° *Si la demande est rejetée ?*

C'est l'acquéreur qui perd son procès, qui doit payer tous les frais sans exception.

94° *Lorsqu'un procès existe, est-il encore nécessaire d'avoir recours au maire pour faire fixer l'état des dépens ?*

Non ! Dans ce cas, les parties étant en présence devant la justice : l'acquéreur, après avoir dressé l'état des débonrsés par lui faits, devra faire prendre par son avoué, devant le tribunal des conclusions pour obtenir une condamnation contre le vendeur.

95° *Destruction ou enfouissement des cadavres.*

La chair des animaux morts de maladies contagieuses quelles qu'elles soient, ou abattus comme atteints de peste bovine, de la morve, ou du farcin, des maladies charbonneuses, du rouget, et de la rage, peut-elle être livrée à la consommation ?

Non ! Les cadavres des animaux morts, ou abattus comme atteints de maladies contagieuses, doivent être détruits, dans les **24** heures, par un procédé chimique, ou par une combustion, ou enfin enfouis après avoir été recouverts de chaux vive, de telle sorte que la couche de terre au-dessus du cadavre ait au moins un mètre d'épaisseur (*article* **42** *de la loi du* **21** *juin* 1898) ; il doit en être de même pour tous les animaux morts de maladie quelle qu'elle soit (*article* **27** *de la même loi*).

Les cadavres des animaux morts de maladies charbonneuses, ceux des animaux morts ou abattus comme atteints de peste bovine, ne peuvent être enfouis qu'avec la peau tailladée.

Un règlement d'administration publique complétera les formalités à remplir pour le transport des animaux ; mais il n'a pas encore été promulgué.

96° *Par qui doit être choisi l'enclos ?*

Dans le cas d'épizooties, le propriétaire doit faire enfouir ses animaux dans un terrain par lui choisi, et qui devra être à 100 mètres au moins des habitations (*article* 27).

Et si le propriétaire ne le faisait pas, ou s'il y avait plusieurs cas, le maire devrait intervenir pour désigner un enclos public, dans lequel seraient portés et enfouis tous les cadavres des animaux, morts, abattus, ou contaminés de la commune (*article* 53 *de la loi du* 21 *juin* 1898).

Il est bien évident que s'il n'y avait qu'un cas isolé, le maire ne devrait pas intervenir, mais laisser le propriétaire libre de faire enfouir la bête, ou de la conduire à l'équarrissage.

97° *Ne pourrait-on pas jeter ces cadavres à la voirie, dans les mares, bois, etc. ?*

Non ! Il est défendu de jeter des bêtes mortes dans les bois, dans les rivières, dans les mares, ou à la voirie, et de les enterrer dans les étables, dans les cours, près des habitations, des puits, des fontaines, ou abreuvoirs publics (*article* 27 *de la même loi*).

98° *Peut-on faire pâturer l'enclos d'enfouissement ?*

L'article 54 de la loi du 21 juin 1898 nous dit : « qu'il « est défendu de faire paitre aucun animal sur le terrain « d'enfouissement affecté aux cadavres des animaux morts

« de maladies contagieuses, ou de livrer à la consommation
« les fourrages qui pourraient y être récoltés. »

Mais le législateur a oublié de dire si cette interdiction
était perpétuelle, ou temporaire ; et dans ce dernier cas,
pendant combien d'années.

Il semble que si on laissait écouler trois années à partir
du dernier enfouissement, il serait possible d'utiliser ensuite cet enclos.

99° *Si un propriétaire commettait une infraction à cet article ; ou si un fermier, ou un acquéreur de la propriété,
ignorant qu'il y a là un enclos dangereux, mettait ses
animaux au pâturage, ou faisait couper la récolte, pourrait-il encourir une responsabilité ?*

Au point de vue légal, la loi ne prescrit rien.

Mais au point de vue des dommages et intérêts, nous pensons que le vendeur, comme le fermier sortant, doit prévenir
l'acquéreur ou le fermier entrant, pour éviter une action en
dommages et intérêts qui serait basée sur l'article 1383 du
Code civil.

NEUVIÈME SECTION

VIANDES INSALUBRES POUR TOUTES LES MALADIES CONTAGIEUSES.

SOMMAIRE

100° Peut-on vendre la chair d'animaux morts de maladies contagieuses ?

101° Les viandes tuberculeuses, de pneumo-entérite et autres sont-
elles insalubres ?

102° Peut-on vendre dans les campagnes des viandes d'animaux
atteints de ces différentes maladies ?

103º A-t-on le droit d'acheter de mauvaises viandes sans s'exposer ?

104º Peut-on mettre en vente des viandes provenant d'animaux morts ?

Viandes saisies.

105º Peuvent-elles servir à l'alimentation ?

106º L'hygiène publique ; le commerce de mauvaises viandes.

107º Devoirs du vétérinaire délégué.

108º Viandes entrées en ville par morceaux.

100º *Est-il permis de vendre la chair provenant d'animaux morts de maladies contagieuses ?*

Non ! La vente de ces chairs est absolument interdite, par l'article 42 de la loi du 21 juin 1898 qui vient d'être rapporté ci-dessus, nº 95.

101º *Lorsque des animaux ont été abattus comme atteints de péripneumonie contagieuse, de tuberculose, ou de pneumo-entérite infectieuse, les viandes sont-elles insalubres ?*

Non ! Cependant la chair ne pourra être livrée à la consommation, qu'en vertu d'une autorisation spéciale du maire, sur l'avis conforme, écrit, et motivé, délivré par le vétérinaire sanitaire ; mais les poumons et autres viscères de ces animaux devront être détruits ou enfouis, en observant les précautions ci-dessus indiquées (*Article 43 de la même loi*).

102º *La vente, dans les campagnes, de viandes atteintes de tuberculose, de péripneumonie contagieuse, ou de pneumo-entérite infectieuse constitue-t-elle un délit ?*

Le fait par un boucher de livrer à la consommation la viande d'un animal atteint de ces maladies ou de toute autre, mais dont la maladie n'a été reconnue qu'au moment du dépeçage, ne constitue pas la contravention prévue par l'article 3 de la loi du **21** juillet **1881**, ni le délit prévu par l'article **31**. En effet cet article ne peut s'appliquer, qu'à un animal vivant, et l'article **32** ne s'applique qu'à une vente d'animaux, sachant qu'ils étaient morts de maladies contagieuses.

Mais il a été jugé le 30 novembre 1896 par la Cour de Paris : « que ce fait constituait un délit et tombait sous l'application de l'article 1er de la loi du **27** mars **1851** qui dit : « seront punis des peines portées par l'article **423** du Code « pénal : ceux qui vendront ou mettront en vente des substances ou denrées alimentaires qu'ils sauront être falsifiées « ou corrompues ».

Et de l'article **423** du Code pénal « qui punit le délinquant de **3** mois de prison à un an, pour avoir trompé « l'acheteur sur la nature de toutes marchandises » ; le tribunal peut même ordonner l'affichage du jugement dans les lieux qu'il désignera et l'insertion du jugement.

En conséquence, la Cour de Paris, en condamnant un boucher à 6 mois de prison et 50 francs d'amende, a décidé : « que la corruption de la chair des animaux, considérée « comme substance alimentaire, peut provenir non seulement « de la putréfaction, mais de toute autre transformation « spontanée, telle qu'une maladie qui altère ladite chair, et « la rend impropre à l'alimentation » (*Voir aussi Orléans, tribunal correctionnel, 31 décembre 1895*).

Le **2** mai **1897** le tribunal de Troyes condamnait un nommé D… boucher à 15 jours de prison, 50 francs d'amende pour vente de viande tuberculeuse.

103° *Un boucher qui achèterait au rabais des cadavres, ou débris d'animaux morts de maladies contagieuses, serait-il passible d'une peine correctionnelle ?*

L'individu qui, sans permission de l'autorité, aurait déterré ou sciemment acheté des cadavres, ou débris d'animaux morts de maladies contagieuses, quelles qu'elles soient, ou abattus, comme atteints de la peste bovine, ou du charbon, de la morve, du farcin et de la rage, serait puni des peines prévues par *l'article 32 de la loi du 21 juillet* 1881.

104° *Un propriétaire ou un boucher de campagne, qui mettrait en vente de la viande, provenant d'animaux qu'il savait morts de maladies contagieuses, peut-il être poursuivi devant le tribunal correctionnel ?*

Certainement ! Ceux qui auront vendu, ou mis en vente, de la viande provenant d'animaux qu'ils savaient morts de maladies contagieuses quelles qu'elles soient, ou abattus, comme atteints de la peste bovine, du charbon, de la morve, du farcin et de la rage, s'exposent à être condamnés à un emprisonnement qui varie de 6 mois à 3 ans, et d'une amende de 100 francs à 2000 francs (*article 32*).

Viandes saisies.

105° *Ces viandes peuvent-elles servir à l'alimentation ?*

Assurément non...

Disons tout de suite qu'aux termes de l'article 27 de la loi du 21 juin 1898, la chair des animaux morts d'une maladie quelle qu'elle soit, ne peut être vendue et livrée à la consommation.

A Paris et dans beaucoup de villes de France, le service de l'inspection des viandes est organisé d'une façon sérieuse. Aux abattoirs, les bêtes tuées n'échappent guère à l'examen des vétérinaires et sont éliminées de l'alimentation, sans qu'on puisse les conduire ailleurs, comme jadis, *pour devenir viande à soldat*.

Dans la grande ville Lumière, on opère environ 10,000 saisies de viandes insalubres en moyenne par an, représentant près de 250,000 kilogrammes de viandes d'animaux malades, ou reconnus atteints de maladies contagieuses après l'abatage.

Aux Halles comme aux abattoirs, les inspecteurs chargés de la visite des viandes, opèrent tous les matins la saisie des viandes suspectes, qui doivent être immédiatement arrosées avec de l'essence de térébenthine, puis vendues à des équarrisseurs pour faire des engrais.

Mais l'amour du lucre, aux dépens des consommateurs, vient de se révéler, dans la personne de 2 charretiers au service d'un marchand d'engrais, qui détournaient une partie des viandes saisies et les vendaient à des restaurateurs pour être servies à leur clientèle.

Ces faits d'une gravité exceptionnelle, à raison des conséquences désastreuses qu'ils pouvaient avoir pour la santé publique, ont été dénoncés à la justice. Et par un arrêt de la Cour de Paris du 11 janvier 1897, les charretiers ont été condamnés à 15 mois de prison ; les intermédiaires à 6 mois de prison ; les 6 restaurateurs à 4 mois de prison.

106° *L'hygiène publique : le commerce de mauvaises viandes.*

Autrefois les règlements de police des villes, des bourgs,

et même de bien des villages, assuraient le service de la salubrité des viandes, vendues par les bouchers et les charcutiers, beaucoup plus sérieusement qu'aujourd'hui.

Sous ce rapport, et en dépit des progrès de la science, notre belle France, au lieu de marcher en avant, comme cela existe en Angleterre, en Suisse, en Belgique et ailleurs, est restée stationnaire.

Et cependant, ce ne sont pas les lois qui manquent. En effet la loi du 21 juillet 1881 énumère les maladies qui entraînent l'interdiction de la vente des viandes d'animaux de boucherie ; l'arrêté ministériel du 28 juillet 1888 a complété les dispositions des lois existantes. Enfin la loi du 21 juin 1898 a résumé toutes ces interdictions.

La loi du 5 avril 1884, article 97 n° 5, confie à la police municipale « la surveillance et le contrôle de la salubrité des « comestibles exposés en vente ».

Cet article de loi qui permet au maire de prendre un arrêté pour empêcher la vente de viandes provenant d'animaux atteints, ou morts de maladie, de veaux tués trop jeunes, est il exécuté ? ?...

Presque jamais ! !...

Un maire peut certainement prendre un arrêté ; faire dresser un procès-verbal ; ce sera régulier (*Voir dans ce sens un arrêt de la Cour de cassation du 4 août* 1899).

Mais le fait-il, non !... parce qu'étant nommé par le suffrage universel, il ne veut pas mécontenter le boucher, le charcutier, et tous autres électeurs...

L'article 90 du décret du 22 juin 1882 décide, « que les « abattoirs publics et les tueries particulières sont placés

« d'une manière permanente sous la surveillance d'un vétéri-
« naire délégué à cet effet ».

Pour les communes où il existe des foires et marchés aux chevaux ou aux bestiaux, elles sont tenues de payer les frais du vétérinaire sanitaire.

Mais dans les communes où il n'existe ni foire ni marché, il n'y a ni inspection ni surveillance ; les marchands bouchers ou charcutiers n'ont d'autre contrôle que leur conscience, leur honnêteté et leur probité...

107° *Devoirs du vétérinaire délégué.*

Nous pouvons dire cependant que le vétérinaire départemental délégué chef du service sanitaire, doit se tenir au courant de l'état sanitaire du département, et se rendre un compte exact de la façon dont sont inspectés les abattoirs, les tueries particulières, les enclos d'équarrissage, les foires et les marchés. A cet effet il doit visiter fréquemment et à l'improviste ces établissements ainsi que les foires et marchés et en rendre compte au préfet.

Si le vétérinaire chef du service sanitaire accomplit la mission qui lui est confiée, il est certain qu'il y a là une garantie pour l'hygiène publique.

Mais ces visites sont-elles régulièrement faites !! et peuvent-elles être faites dans les petites communes ?

C'est ce doute qui nous permet de dire, que dans la plupart de nos communes rurales, et même dans maintes localités qui se parent du titre de ville, les prescriptions de la loi sont restées lettre morte ou à peu près.

C'est ce qui a été constaté après enquête dans un mémoire

publié il y a un an, par la société des vétérinaires de l'Aube,
qui conclut de la façon suivante :

« Les 4/5 des boucheries des petites localités n'ont ja-
« mais été inspectées, et le nombre des tueries particulières
« soumises à la surveillance d'un vétérinaire est infinitésimal.
« D'ailleurs cette surveillance manque dans beaucoup d'abat-
« toirs publics, même importants, et elle est insuffisante dans
« quantité de ces établissements. »

Ailleurs le concierge de la tuerie municipale se contente
de remettre la clef aux bouchers qui veulent bien la lui demander, et ne pas abattre chez eux.

108° *Viandes entrées en ville par morceaux.*

Le même mémoire insiste aussi sur le fait désastreusement
grave et fréquent d'animaux malades, abattus à l'étable du
fermier, pour être ensuite débités au bourg le plus proche
et souvent même, à la grande ville voisine, par des bouchers à l'affût de ces sortes d'aubaine. En effet rien n'em-
pêche un particulier d'abattre un animal dans sa ferme, et
de le faire entrer par morceaux de 20 à 25 kilogrammes dans
les villes, où les tarifs de l'octroi le permettent, comme cela
a lieu, par exemple, dans la ville de Beauvais (Oise).

Les fermiers arrivent ainsi à passer, sans le contrôle de
l'inspecteur des abattoirs, des animaux entiers, qui ont été
abattus pour cause de maladie ou d'accident.

*(On peut consulter sur les pouvoirs des maires à ce sujet
une décision du Conseil d'État du 24 mars 1899.)*

DIXIÈME SECTION

TRANSPORT DES ANIMAUX PAR CHEMIN DE FER ET PAR VOITURES, AVEC SES CONSÉQUENCES.

Désinfection des wagons ; véhicules, places, marchés et abattoirs.

SOMMAIRE

109° Plaintes des propriétaires.

Protection des animaux.

110° Le transporteur doit-il donner des soins aux animaux ?
111° S'ils sont accompagnés d'un gardien ?

Surveillance des vétérinaires.

112° Le vétérinaire a-t-il le droit de pénétrer dans les gares ?
113° Si le vétérinaire trouve les locaux insalubres ?
114° Marchés et champs de foire insalubres.
115° Désinfection par les Compagnies.
116° Dans quel délai ?
117° *Quid* s'il n'y a pas d'épizooties ?
118° Qui doit payer ?

Taxe de manutention.

119° Doit-on payer plusieurs taxes de chargement ou de déchargement ?
120° On ne doit qu'une taxe de désinfection.
121° Transports internationaux d'animaux vivants.

Désinfection des foires et marchés.

122° *Quid* si une maladie contagieuse est constatée ?
123° Que faut-il faire après chaque marché ?
124° Les abattoirs.

109° *Plaintes des propriétaires.*

Les marchands de bestiaux se plaignent beaucoup des délais qui sont accordés aux compagnies de chemins de fer, pour le transport des animaux à Paris. Ils soutiennent que 24 heures pour faire 125 kilomètres, c'est beaucoup trop ; avec ces délais les animaux restent quelquefois 50 et 60 heures en wagon sans boire ni manger. Il en résulte, qu'étant exténués par la fatigue et les privations, ils sont plus disposés que tous autres à contracter une maladie contagieuse et particulièrement *la fièvre aphteuse.*

En 1896 le syndicat général de la boucherie française s'était ému de cette situation, et avait appelé l'attention de M. le ministre des travaux publics, sur le préjudice qu'un pareil état de choses causait aux intérêts généraux de l'agriculture, du commerce de la boucherie et du consommateur.

Si l'on veut réellement combattre les maladies contagieuses et arrêter la propagation de la fièvre aphteuse, il faut prendre des mesures énergiques ; employer les remèdes qui en diminuent la durée ; réduire les délais de transport, et obliger les compagnies, à désinfecter soigneusement et rigoureusement les wagons ayant servi au transport des animaux.

Protection des animaux.

110° *L'entrepreneur de transport est-il tenu de donner des soins aux animaux sans gardien qui lui sont confiés ?*

Oui, l'entrepreneur de transport, soit par terre, soit par eau, doit pourvoir toutes les 12 heures *au moins* à l'abreuvement et à l'alimentation des animaux confiés à sa garde.

111° *Mais si les animaux sont accompagnés d'un gardien, comment les choses se passent-elles ?*

Dans ce cas, l'entrepreneur est tenu de fournir gratuitement les seaux, auges et autres ustensiles pour permettre l'alimentation et l'abreuvement. Il doit aussi fournir l'eau nécessaire (*Article 66 de la loi du 21 juin 1898*).

Surveillance des vétérinaires.

112° *Les vétérinaires sanitaires ont-ils le droit de pénétrer dans les gares, sur les quais d'embarquement, ou débarquement, et autres lieux pour vérifier si les prescriptions de la loi sanitaire sont régulièrement exécutées ?*

Oui ; ils ont pour devoirs de veiller les marchés, stations d'embarquement et de débarquement, les auberges, vacheries et autres lieux ouverts au public afin de se rendre compte de l'état sanitaire, et de voir s'il est procédé régulièrement à la désinfection (*Article 69 de la même loi*).

Si la visite du vétérinaire sanitaire a lieu après le coucher du soleil, il doit se faire accompagner du maire, ou du représentant de la police locale.

113° *Si le vétérinaire sanitaire trouve les wagons, les quais d'embarquement, les auberges et autres locaux insalubres pour les animaux domestiques, que doit-il faire ?*

Il doit dans ce cas, et dès le lendemain du séjour des animaux, visiter les étables, et indiquer les mesures à prendre pour qu'elles soient désinfectées ; et si les mesures prescrites ne sont pas exécutées, il adresse au maire et au préfet un rapport, dans lequel il fait connaître les mesures de désinfection et de nettoyage qu'il a recommandées et qu'il a jugé utiles pour y remédier.

Le préfet peut ordonner, aux frais de qui de droit, et dans un délai qu'il détermine, l'exécution de ces mesures.

En cas d'urgence, le maire peut prescrire des mesures provisoires (*article* **70** *de la même loi*).

114° *Que doit-on faire, lorsqu'un champ de foire, ou un marché est reconnu insalubre ?*

Dans ce cas, c'est le vétérinaire *délégué* qui doit adresser un rapport au maire et au préfet. Le maire doit prescrire l'exécution des mesures de nettoyage et de désinfection indiquées.

Le préfet ne peut les ordonner, qu'à défaut par le maire d'agir, et après mise en demeure au maire ; elles ont lieu aux frais de la commune. Le préfet invite le conseil municipal à voter la dépense nécessitée ; au besoin il peut l'inscrire d'office (*article* **71**).

Tant que les mesures de désinfection n'ont pas eu lieu, l'usage des locaux dont l'insalubrité est constatée est interdit (*article* **72**).

115° *Les Compagnies de chemins de fer doivent-elles désinfecter les wagons ?*

Aux termes de l'article **16** de la loi du **21** juillet **1881** les Compagnies de chemins de fer et tout entrepreneur de transports par terre ou par eau qui auront transporté des bestiaux, devront en tout temps désinfecter les wagons ou véhicules dans les conditions prescrites par le décret du **22** juin **1882**.

116° Dans quel délai doit se faire la désinfection ?

Les wagons qui ont servi au transport des animaux, doivent être nettoyés et désinfectés après chaque voyage, dans les 24 heures qui suivent le déchargement. Aussitôt la sortie des animaux, on doit placer sur le wagon un écriteau indiquant qu'il doit être désinfecté (*article 93 du décret du 22 juin 1882*).

117° Est-on obligé de désinfecter les wagons lors même qu'il n'y a pas d'épidémie ?

Certainement ! on doit désinfecter les wagons ou véhicules, en tout temps, et quelque soit l'état sanitaire.

118° A la charge de qui sont les frais de désinfection ?

Les frais de désinfection sont fixés par le ministre des travaux publics après avoir entendu les Compagnies de chemins de fer. Les Compagnies procèdent à la désinfection, mais les propriétaires sont obligés de les payer en même temps que les frais de transport (*article 37 de la loi du 21 juillet 1881*).

Il est dû 2 francs par wagon pour désinfection. Pour les peines qui sont encourues par le transporteur pour défaut de désinfection, *voir le titre des pénalités*, page 73.

Taxe de manutention.

119° Les Compagnies de chemins de feront-elles le droit de faire payer une taxe de manutention de un franc par tête de bétail pour les opérations de chargement et déchargement des animaux qu'elles doivent transporter ?

Les Compagnies soutiennent qu'elles en ont le droit, elles

se fondent sur l'article **17** de l'arrêté ministériel du **26** avril **1892**.

Plusieurs marchands de bestiaux ont contesté la prétention des Compagnies, et soutenu que jusqu'à la fin de 1891, ils n'avaient payé un franc de transbordement, que pour les gares frontières et les gares de jonction avec un chemin de fer d'intérêt local. Ils ajoutaient que l'article 18 de l'arrêté susénoncé ne prescrivait rien de plus.

Les Compagnies ont répondu : que l'article 18 ne s'appliquait pas aux transbordements des animaux, mais à la taxe de désinfection des wagons qui ne peut être réclamée qu'une fois.

Ces différentes questions ont été soumises au tribunal de commerce de la Seine, qui par un jugement du 9 novembre 1898 a décidé que : « La taxe de manutention d'un franc par tête de bétail, fixée en bloc pour les deux opérations du chargement et du déchargement, peut, à juste titre, être intégralement perçue par chacune des Compagnies qui ont concouru au transport, alors même qu'elles n'auraient effectué qu'une seule de ces opérations, ou même aucune, lorsqu'elles ont été des transporteurs intermédiaires.

Cette taxe indivisible d'un franc remplace, en effet, à due concurrence, la taxe spéciale de transmission destinée à indemniser les Compagnies des frais qu'elles ont à supporter, soit à raison de la manœuvre des wagons, dans les gares de jonction, soit à raison de la location des wagons qu'elles empruntent aux Compagnies qui les précèdent.

Et cette indivisibilité de la taxe de manutention, concernant les animaux, ne saurait être mise en échec par la disposition de l'article 18 de l'arrêté du 26 avril 1892 qui interdit aux Compagnies d'imposer aux expéditeurs le transbordement des animaux ; ces dispositions n'ayant été établies qu'exceptionnellement à propos de la taxe de désinfection et ne pouvant être étendues à d'autres cas. »

120° *On ne doit qu'une taxe de désinfection.*

Il résulte de cette décision qu'en principe, lorsque les tarifs prévoient une taxe unique, pour frais de chargement, de déchargement et de gare, la Compagnie y a droit en entier, alors même qu'elle n'aurait pas fait le chargement ou le déchargement (*C. de cassation, 20 mai* 1889).

Il ressort aussi de cette décision que les expéditeurs, les marchands de bestiaux, ne doivent qu'une seule taxe pour désinfection des wagons ; alors même que les animaux changeraient plusieurs fois de Compagnies de chemins de fer.

121° *Transports internationaux d'animaux vivants.*

Nous croyons devoir rappeler aux agriculteurs et marchands de bestiaux, qui achètent des animaux à l'étranger, qu'aux termes de l'article 31 de la Convention de Berne du 14 octobre 1890, qui régit les transports internationaux, le chemin de fer ou le transporteur n'est pas responsable de l'avarie survenue aux animaux vivants, lorsqu'elle résulte du danger particulier que le transport de ces animaux entraîne pour eux (*Voir dans ce sens : jugement du tribunal de commerce de Sarlat du 26 janvier* 1897).

Désinfection des foires et marchés.

122° *Que doit-on faire lorsqu'une maladie contagieuse est constatée sur un champ de foire ou un marché ?*

Dans ce cas, le vétérinaire sanitaire doit prévenir immédiatement l'autorité locale ; le maire de la commune d'où proviennent les animaux est aussitôt informé par un avis mentionnant le nom du propriétaire. Sur cet avis le maire prend les mesures prescrites par la loi.

123° *Que faut-il faire après chaque marché ?*

Le sol des halles, des étables, des parcs de comptage, et de tous autres emplacements où les animaux ont stationné, et les parties en élévation, qu'ils ont pu souiller, sont nettoyés et désinfectés, sous la surveillance du vétérinaire sanitaire (*article 88 du décret du 22 juin 1888*).

124° *Des abattoirs.*

Les locaux qui, dans les abattoirs et les tueries particulières, ont contenu des animaux atteints de maladies contagieuses, doivent être nettoyés et désinfectés, sous la surveillance du vétérinaire délégué à cet effet. Les hommes employés dans les abattoirs doivent se soumettre aux mesures de désinfection jugées nécessaires (*article 89 du décret susénoncé*).

MALADIES CONTAGIEUSES.

ONZIÈME SECTION

TRIBUNAUX COMPÉTENTS.

SOMMAIRE

Juge de paix.

125° Dans quels cas est-il compétent ?

126° Devant quel juge de paix doit-on porter la demande ?

Tribunal civil.

127° Tribunal compétent pour une vente dépassant 200 fr. ; Distinction.

Tribunal de commerce.

128° Quel est le tribunal compétent ?

129° Si les deux parties font le commerce ?

130° *Quid* des demandes en dommages et intérêts pour infraction aux lois sanitaires ?

131° Un propriétaire qui vend les produits de sa ferme fait-il acte de commerce ?

Des demandes en garantie.

132° Doit-elle être portée devant le tribunal saisi de la demande principale ?

133° Juridiction correctionnelle et de simple police.

134° Intervention devant le tribunal correctionnel ; renvoi.

Les tribunaux compétents sont, suivant les cas, soit le juge de paix, soit le tribunal civil, soit le tribunal de commerce, soit enfin le tribunal correctionnel s'il s'agit d'un délit.

Juge de paix.

125° Dans quels cas le juge de paix est-il compétent ?

Le juge de paix est compétent toutes les fois que la somme

réclamée n'est pas supérieure à 200 francs, et qu'il ne s'agit pas d'un acte de commerce.

Dans aucun cas et pour aucune somme le juge de paix ne connaît des affaires commerciales.

126° *Devant quel juge de paix faut-il porter la demande lorsqu'on réclame le paiement du prix d'une vente, ou des dommages et intérêts pour contamination d'animaux?*

L'action doit être portée devant le juge de paix du domicile du défendeur, et s'il n'a pas de domicile connu, devant celui de sa résidence.

Tribunal civil.

127° *Quel est le tribunal compétent si la demande en paiement d'une vente d'animaux dépasse 200 francs ?*

Ici il faut distinguer :

Si la demande en paiement est formée par un propriétaire ou cultivateur contre un autre propriétaire ou éleveur, elle doit être portée devant le tribunal civil du domicile du défendeur.

Si elle est formée par un propriétaire contre un marchand de bestiaux ou un boucher, elle doit être portée devant le tribunal de commerce.

Si elle est formée par un marchand contre un propriétaire ou cultivateur, elle doit être portée devant le tribunal civil du domicile du propriétaire (*article* 59 *du Code de procédure civile*).

S'il y a plusieurs défendeurs, la demande peut être portée devant le tribunal du domicile de l'un d'eux, aux choix du demandeur.

Tribunal de commerce.

128° *Pour le tribunal de commerce est-ce aussi le tribunal du domicile du défendeur qu'il faut prendre ?*

Non, la règle n'est plus la même ; le demandeur a le choix, et il peut, conformément à l'article 420 du Code de procédure civile, assigner : 1° devant le tribunal du domicile du défendeur ; 2° devant celui dans l'arrondissement duquel la promesse a été faite et la marchandise livrée ; 3° devant celui dans l'arrondissement duquel le paiement devait être effectué.

129° *Si le différend qui divise les parties repose sur un acte de commerce, ou si les deux plaideurs sont commerçants, quel est le tribunal compétent ?*

Pas de doute possible, c'est le tribunal de commerce, sauf à déterminer lequel, comme nous l'avons dit plus haut.

130° *Devant quelle juridiction doit être portée une demande en dommages et intérêts, basée sur les articles 1382 et 1383 du Code civil, et introduite par un bouvier, ou un marchand contre un autre marchand pour n'avoir pas séquestré des animaux atteints de maladies contagieuses, et avoir ainsi communiqué cette maladie à des animaux voisins ?*

Bien que l'action repose sur un quasi-délit ; nous pensons que les deux parties étant commerçantes, on doit porter le différend devant la juridiction consulaire.

Si le même différend se soulevait entre deux propriétaires, ou cultivateurs ; ou entre un cultivateur, et un bouvier, on devrait porter l'action en dommages et intérêts devant le tribunal civil.

131° *Un cultivateur qui vend les produits de sa ferme, ou les bestiaux élevés, ou achetés par lui et engraissés sur ses fonds, fait-il acte de commerce ?*

Non ! le propriétaire ou agriculteur qui vend ses produits, ou les animaux par lui élevés ou achetés pour engraisser sur ses terres, ne fait pas acte de commerce, et n'est pas commerçant. Par suite le tribunal de commerce valablement saisi d'une demande principale en nullité de vente dirigée contre un marchand de bestiaux, est incompétent pour connaître de la demande en garantie de celui-ci, contre le propriétaire qui les lui a vendus.

(*Jugements du tribunal de commerce de St-Etienne des* **19** *novembre* **1896** *et* **9** *février* **1899** ; *article* **638** *du Code de commerce.*)

Mais si le marchand avait formé une demande reconventionnelle basée sur la demande en résiliation, le tribunal de commerce serait compétent.

Des demandes en garantie.

132° *La demande en garantie doit-elle être portée devant le tribunal saisi de la demande principale ?*

En principe, on peut répondre affirmativement, avec les articles **175** et **176** du Code de procédure civile, quand même le garant serait obligé d'aller plaider dans un autre département ; à la condition cependant que l'appelé en garantie sera bien justiciable d'un tribunal semblable à celui devant lequel il est appelé ;

En effet, si un marchand de bestiaux était appelé en garantie dans un procès pendant devant le tribunal civil entre deux propriétaires, il aurait le droit de dire : je suis commerçant, je ne veux pas être jugé par des juges civils, et il pourrait avec raison demander son renvoi devant les juges consulaires.

Il en serait de même si un propriétaire était appelé à intervenir dans un procès pendant devant un tribunal de commerce ; il aurait le droit d'opposer l'incompétence et de demander son renvoi devant ses juges naturels qui sont les tribunaux civils.

(*Voir arrêt de la Cour de cassation du* **20** *avril* **1859,** *et arrêt de la Cour d'appel de Bordeaux du* **8** *mai* **1899** ; *jugement de commerce de St-Etienne du* **9** *février* **1899.**)

133° *Juridiction correctionnelle et de simple police.*

Tous les délits prévus par la loi sanitaire sont de la compétence des tribunaux correctionnels ainsi que cela sera expliqué *au titre des pénalités.*

Les contraventions au règlement du **22** juin **1882** sont de la compétence du tribunal de simple police qui tient ses audiences au chef-lieu de canton.

134° *La partie lésée peut-elle intervenir devant la juridiction correctionnelle ?*

Lorsque le tribunal correctionnel est saisi d'un délit, la partie lésée, soit un acheteur, soit un voisin qui éprouve un dommage, a le droit d'intervenir devant cette juridiction et de se porter partie civile par le ministère d'avoué, ainsi que nous l'avons déjà expliqué au titre : *Jurisprudence et législation applicables à toutes les maladies contagieuses*, page 28.

DOUZIÈME SECTION

PÉNALITÉS CONTRE LES PROPRIÉTAIRES, DÉTENTEURS D'ANIMAUX VIVANTS, VÉTÉRINAIRES ET AUTRES : MAIRES, ADJOINTS, GARDES CHAMPÊTRES ET FORESTIERS. RÉCIDIVE.

SOMMAIRE

135° Un propriétaire oublie de faire une déclaration.

136° Si le propriétaire et même le vétérinaire n'avaient qu'un soupçon ?

137° Jurisprudence bien rigoureuse.

138° Il est nécessaire qu'il soit prouvé que le propriétaire connaissait ou avait des soupçons sérieux.

139° Propriétaire qui n'exécute pas les prescriptions administratives.

140° Le vétérinaire peut-il encourir une peine ?

141° Animaux malades qui communiquent à travers des barrages.

142° Le propriétaire voisin peut-il réclamer des dommages-intérêts ?

143° Dans quel délai la demande doit-elle être introduite ?

144° Est-il nécessaire qu'un arrêté de séquestration ait été pris ?

145° Peut-on vendre sans danger des animaux malades ?

146° Si on les vendait pour la boucherie ?

147° Si le propriétaire le croyait sain, alors qu'il a été reconnu malade à l'abattoir ?

148° Peut-on faire entrer en France des animaux qui ont été exposés à la contagion ?

149° *Quid* d'un entrepreneur qui aurait oublié de faire désinfecter un matériel de transport ?

*Pénalités contre les maires et adjoints, gardes champêtres
et autres agents.*

150° Un maire qui commettrait une infraction à la loi, peut-il être
poursuivi et inquiété ?

151° *Quid* des gardes champêtres, gardes forestiers et autres agents ?

152° Comment peuvent-ils encourir une peine ?

153° Les articles 459, 460, 461 du Code pénal sont-ils abrogés ?

154° L'article 463 du Code pénal est-il applicable ?

155° Dispositions générales ; contraventions au règlement d'administration.

Récidive.

156° Dans quels cas y a-t-il récidive ?

157° Les vétérinaires, gardes champêtres et les officiers de police
y sont-ils exposés ?

135° *Un propriétaire, sachant qu'une bête de ses étables
est atteinte d'une maladie contagieuse, oublie ou néglige
de faire une déclaration à la mairie, peut-il encourir
une peine correctionnelle ?*

Oui ! le propriétaire, le détenteur et même toute personne ayant à un titre quelconque la garde des animaux, qui
ne ferait pas de déclaration à la mairie, peut être condamné
à une peine correctionnelle, variant de 6 jours à un mois de
prison et de 16 à 400 francs d'amende (*article* 30 *de la loi
du* 21 *juillet* 1881).

136° *Si la maladie n'était pas bien déclarée, si le propriétaire n'avait qu'un soupçon, si le vétérinaire lui-même
était indécis, le propriétaire qui ne ferait pas de déclaration pourrait-il être poursuivi en police correctionnelle ?*

Le tribunal de Cosne par jugement du 21 juillet 1897 a

décidé pour un cas de tuberculose, où les vétérinaires n'é-
taient pas d'accord, que le propriétaire avait commis un délit en ne faisant pas de déclaration à la mairie, pour faire
connaître ses soupçons.

Mais sur l'appel fait par le propriétaire, la Cour d'appel
de Bourges par un arrêt du 4 novembre 1897, a infirmé le
jugement de Cosne et décidé qu'il n'y avait pas de délit.

Le Procureur général s'étant pourvu en cassation pour vio-
lation de l'article 3 de la loi du 21 juillet 1881, l'arrêt de
la Cour de Bourges a été cassé, par un arrêt du 8 juillet 1898,
et l'affaire a été renvoyée devant la Cour d'Orléans pour être
jugée à nouveau.

La Cour d'Orléans s'est rangée à l'avis de la Cour de cassation, et a condamné le malheureux cultivateur à 16 francs
d'amende et à tous les frais du procès, lesquels ont dépassé
de beaucoup la valeur de l'animal.

137° *Jurisprudence bien rigoureuse.*

Voilà une jurisprudence bien rigoureuse, qui peut causer
un grand préjudice aux propriétaires : Comment, sur un simple soupçon, alors que les vétérinaires ne sont pas d'accord,
un propriétaire sera obligé d'aller faire une déclaration à la
mairie, laquelle entraînera la séquestration des animaux ;
on ne pourra plus vendre ni bête, ni lait.... mais c'est la
ruine de l'agriculture... voilà ce que nous disent tous les
propriétaires d'animaux.

138° *Il est nécessaire qu'il soit prouvé, que le propriétaire connaissait ou avait des soupçons sérieux.*

Mais la Cour de cassation a jugé, le 21 juillet 1899, qu'un

propriétaire ne pouvait être condamné, soit pour omission de déclaration au maire, soit pour défaut d'isolement, que s'il était prouvé qu'il avait su que l'animal était atteint, ou soupçonné d'être atteint d'une maladie contagieuse.

Il faut donc qu'il soit prouvé que le propriétaire connaissait ou soupçonnait la maladie, pour qu'il soit exposé à une condamnation correctionnelle.

139° *Si un propriétaire ne tenait pas compte, ou n'exécutait pas les mesures sanitaires prescrites par la loi, ou celles prescrites par l'arrêté préfectoral, serait-il exposé à être traduit devant les tribunaux?*

Certainement ! il s'exposerait à être puni de la même peine, que le propriétaire qui ne fait pas de déclaration.

140° *Un vétérinaire peut-il encourir une poursuite correctionnelle ?*

Oui ! il peut être poursuivi devant la justice répressive, et condamné au double de la peine fixée par la loi (Voir ce que nous avons dit au titre : *Responsabilité du vétérinaire,* n° 169).

141° *Un propriétaire ayant dans ses herbages des animaux qu'il sait être atteints de maladies contagieuses, les laisse communiquer à travers des barrages, avec ceux du propriétaire voisin, peut-il encourir une condamnation correctionnelle ?*

Certainement ! ce propriétaire tombe sous l'application de l'article 31 de la loi du 21 juillet 1881, qui punit d'emprisonnement de 2 à 6 mois, et d'une amende de 100 francs à 1000 francs, ceux qui, au mépris des défenses de l'administration, auront laissé leurs animaux infectés, communiquer avec d'autres.

142° *Le propriétaire voisin dont les bêtes auraient été contaminées, pourrait-il réclamer des dommages et intérêts au propriétaire négligent ou imprudent ?*

Oui ! ce propriétaire est fondé aux termes de l'article 1382 du Code civil à réclamer des dommages et intérêts au propriétaire voisin, qui a infecté ses animaux.

Il a même deux actions. Il peut intervenir et se porter partie civile devant le tribunal correctionnel.

Ou bien introduire une action principale devant la juridiction civile, pour obtenir la réparation du préjudice qui lui a été causé.

143° *L'action civile faisant suite à un procès correctionnel devra-t-elle être introduite dans le délai de 45 jours fixé par la loi ?*

Non, la loi ne fixe pas de délai pour cette action ; mais le plus tôt sera le mieux.

144° *Pour encourir une peine correctionnelle, et même des dommages et intérêts, ne faudrait-il pas tout au moins qu'un arrêté de séquestration ait été pris par le Préfet ?*

Nous ne le pensons pas ; en effet la loi condamne le propriétaire qui laisse ses animaux malades communiquer avec d'autres ; or après l'arrêté de séquestration ils ne peuvent plus communiquer puisqu'ils sont isolés et placés sous la surveillance du vétérinaire sanitaire ; donc l'arrêté ne nous paraît pas nécessaire.

Cependant la Cour de Pau a jugé le contraire, il y a quelques années. Elle a décidé que le propriétaire ou le détenteur ne pouvait être condamné pour avoir laissé ses animaux infectés, communiquer avec d'autres, qu'après qu'il avait été pris un arrêté de déclaration d'infection (*Voir circulaire ministérielle du* 27 *octobre* 1884).

145° *A quoi peut s'exposer un propriétaire d'animaux atteints ou seulement soupçonnés d'être atteints de maladies contagieuses, qui pour s'éviter des ennuis, de déclaration, de séquestration et autres, les vendrait à des marchands ou à des éleveurs ?*

Il s'exposerait, si le fait était connu, à une condamnation en police correctionnelle qui pourrait être de 2 à 6 mois de prison, et d'une amende de 100 francs à 1000 francs.

146° *Mais s'il les vendait pour la boucherie ?*

Alors il faut distinguer. Si l'animal est vendu à un boucher de ville, où il y a un abattoir, où il y a une inspection, un contrôle, il n'y a pas de délit puisqu'on a le droit de vendre pour la boucherie, et que d'un autre côté, si la viande est reconnue mauvaise, elle est envoyée à l'équarrissage ou enfouie.

Mais si la vente est faite à vil prix, à un boucher de campagne qui la débitera sans contrôle et sans scrupule, le vendeur commet un délit, et est passible de peine correctionnelle.

147° *Un propriétaire qui vendrait pour la boucherie un animal qu'il croyait sain, mais qui a été reconnu tuberculeux à l'abattoir, pourrait-il être traduit en police correctionnelle ?*

Non ! Il n'a pas commis de délit ; il ignorait que le bovidé fût malade. Pour qu'il y ait délit, il faut que le propriétaire ait agit sciemment et en connaissance de cause.

148° *Peut-on faire entrer en France des animaux atteints de maladies contagieuses ou qui ont été exposés à la contagion ?*

Non ! si on le faisait on commettrait un délit, et on serait exposé à être condamné à une peine correctionnelle comme il est dit ci-dessus (*article* 31 *de la loi du* 21 *juillet* 1881).

149° *Un entrepreneur de transports qui aurait oublié de faire désinfecter, une voiture, un wagon, ou le matériel habituel de ses transports, peut-il encourir une peine correctionnelle ?*

Oui ! il peut être condamné à une amende de 100 francs à 1000 francs.

Et si par le défaut de désinfection, il a communiqué une maladie contagieuse à des animaux, il peut être condamné à un emprisonnement de 6 jours à 2 mois (*article* 33 *de la loi du* 21 *juillet* 1881).

Pénalités contre les maires et adjoints, gardes champêtres, et autres agents.

150° Un maire et en son absence un adjoint qui oublierait d'exécuter les prescriptions de la loi, ou qui commettrait par négligence une infraction à la loi du 21 juillet 1881, pourrait-il être traduit devant les tribunaux de police correctionnelle ?

La question est bien délicate. On peut soutenir que le maire pourrait être inquiété, puisque l'article 35 de la loi du 21 juillet 1884 parle *des officiers de police à quelque titre que ce soit.* Or d'après le code d'instruction criminelle, un maire est un officier de police judiciaire ; d'un autre côté on peut appliquer au maire l'article 34 de la même loi qui dit : « *que toute infraction à la loi sanitaire non spéci-* « *fiée dans les articles précédents sera punie de* 16 *francs à* « 400 *francs d'amende* ».

C'est en vertu de ces principes, que le tribunal correctionnel de Pontarlier, par un jugement du 13 novembre 1885, a condamné le maire de la commune de Sarrageois à 5 francs d'amende pour infraction à la loi du 21 juillet 1884, en ne faisant pas connaître à l'administration, ni au vétérinaire, l'existence d'une maladie contagieuse, qui lui avait été signalée ; et en ne prenant pas les mesures nécessaires pour en arrêter les progrès (Plusieurs jugements ont été rendus dans le même sens par le tribunal de Pontarlier).

Mais la Cour d'appel de Besançon, par un arrêt en date du 17 mai 1899, a décidé que « l'inaccomplissement par le « maire, des obligations qui lui sont imposées par l'article 4 « de la loi est dénué de toute sanction pénale. En effet l'ar-

« ticle 30 ne mentionne pas l'infraction à l'article 4, parmi
« celles qu'il frappe d'une peine correctionnelle, et l'article
« 91 de la loi du 5 avril 1884 explique, que le maire agit en
« cette circonstance, sous la seule surveillance de l'autorité
« administrative.. En conséquence un maire ne peut être
« traduit devant les tribunaux correctionnels (*Voir l'arti-*
« *cle 18 de la loi du 21 juin 1898. Voir aussi un jugement*
« *du tribunal correctionnel de Baume-les-Dames du 7 mars*
« *1899 qui a acquité le maire de la commune d'Onans*).

**151° *Les gardes champêtres, les gardes forestiers et autres
peuvent-ils être poursuivis pour infraction à la loi sanitaire ?***

Cela ne fait pas de doute : les gardes champêtres, les gardes forestiers et autres agents préposés aux abattoirs, ou
tueries particulières qui ne feraient pas de déclaration, ou
de rapport, après avoir constaté une maladie contagieuse,
seraient passibles non seulement des mêmes peines que le
propriétaire, mais elles pourraient être portées jusqu'au double (*article 35 de la loi sanitaire*).

**152° *Comment un garde champêtre ou forestier peut-il en-
courir une peine correctionnelle?***

En n'exécutant pas les ordres du maire, qui est chargé par
la loi de faire exécuter les mesures prescrites par l'administration ou le vétérinaire sanitaire ; ou enfin en ne dressant
pas un procès-verbal, à un propriétaire ou marchand, qui
commettrait une infraction à l'arrêté de séquestration, d'isolement, ou d'abatage.

5.

153° *Les articles 459, 460 et 461 du Code pénal sont-ils toujours en vigueur ?*

Non ! ils ont été abrogés par l'article 44 de la loi du 21 juillet 1881.

154° *L'article 463 du Code pénal est-il applicable ?*

L'article 463 du Code pénal est applicable à toutes les infractions qui seraient commises à la loi sanitaire.

155° *Dispositions générales.*

Les infractions à la loi du 21 juillet 1881, et non spécifiées dans les dispositions qui précèdent, seront punies par le tribunal correctionnel d'une amende de 16 francs à 400 fr.

Les contraventions aux dispositions du décret ou règlement d'administration publique du 22 juin 1882 seront, suivant les cas, passibles d'une amende depuis 1 franc jusqu'à 200 francs, laquelle sera prononcée par le juge de paix du canton où l'infraction aura été commise *article 34 de la loi du 21 juillet 1881*.

Récidive.

156° *Si un propriétaire, un marchand quelconque, encourait deux condamnations dans la même année, la dernière pourrait-elle être augmentée ?*

Oui, si on encourt deux condamnations dans la même année pour infraction à la loi sur la police sanitaire, la deuxième peut être portée jusqu'au double parce qu'il y a récidive *article 35 de la loi du 21 juillet 1881*).

157° *Les vétérinaires, les gardes champêtres, les gardes forestiers, et les officiers de police qui auraient commis une infraction à la loi sanitaire, sont-ils exposés à être condamnés à une peine supérieure à celle fixée pour le propriétaire ?*

Certainement, les vétérinaires, les gardes, les officiers de police à quelque titre que ce soit, qui commettraient une infraction à la loi, sont exposés à être condamnés à des peines qui peuvent être portées au double du maximum fixé par la loi (*article 33 ci-dessus*).

TREIZIÈME SECTION

SERVICE ; RESPONSABILITÉ DES VÉTÉRINAIRES.
TARIF. EMPIRIQUES.

SOMMAIRE

Devoirs et obligations du vétérinaire.

168° Que doit-il faire ?

169° Peut-il encourir une peine correctionnelle ?

170° Devoirs, lorsqu'il constate une maladie sur un marché.

171° *Quid* lorsqu'il constate une maladie lors du recensement des chevaux ?

172° Les empiriques peuvent-ils soigner les maladies contagieuses ?

173° Jurisprudence.

Responsabilité civile des vétérinaires.

174° Quand et comment peuvent-ils être responsables ?

175° Diagnostic erroné.

176° L'autopsie ne révélant aucune maladie, le vétérinaire est-il responsable ?

177° Les empiriques peuvent-ils encourir une responsabilité civile ?

178° Infraction au règlement d'administration publique.

158° *Le service sanitaire.*

Le service sanitaire comprend : 1° un vétérinaire départemental délégué, chef du service sanitaire ; 2° des vétérinaires adjoints délégués ; 3° des vétérinaires diplômés, sanitaires.

159° *Devoirs du vétérinaire départemental délégué.*

Le vétérinaire départemental doit exprimer son avis, sur toutes les questions concernant le service qui pourront lui être soumises, se tenir à la disposition de l'administration pour se transporter, lorsqu'il y aura lieu, sur les points où les maladies contagieuses se seraient déclarées, et faire un rapport à la fin de chaque année.

Il doit vérifier sur place tous les cas de péripneumonie. Les ordres d'abatage ou d'inoculation ne seront donnés que sur son avis motivé (*article* 96 *du décret du* 22 *juin* 1882).

Nous pensons qu'il doit aussi vérifier et viser les mémoires présentés par les vétérinaires sanitaires, pour leurs frais de déplacement ; mais cela nous paraît une formalité souvent pénible pour les confrères ; et pour l'éviter *ils se font* payer par le propriétaire ;

Enfin il doit inspecter les abattoirs, les tueries particulières, les enclos d'équarrissage, les foires et marchés ; à cet effet, il doit visiter fréquemment et à l'improviste ces établissements, ainsi que les foires et marchés, et en rendre compte au préfet.

160° *Doit-il faire de la clientèle ?*

Il est vrai de dire, que pour être complétement indépendant, le vétérinaire départemental délégué ne doit pas faire de clientèle.

161° *Vétérinaire sanitaire.*

Tous les vétérinaires diplômés sont ou peuvent être vétérinaires sanitaires, chacun dans le ressort de sa clientèle, ou plutôt, de la circonscription géographique déterminée par le préfet.

Lorsque le propriétaire n'a pas fait connaître le nom de son vétérinaire, ou bien lorsqu'il a un vétérinaire étranger au département, on doit appeler le vétérinaire de la circonscription ;

Tous les vétérinaires sans distinction sont tenus d'informer l'administration, de toutes les infractions à la police sanitaire qu'ils ont constatées, en quelque circonstance que ce soit.

L'organisation sanitaire *est ainsi établie* pour le service des épizooties dans chaque département. Et les frais de ce service sont à la charge du département (*article* 62 *de la loi du 21 juin* 1898).

162° Qui doit payer le vétérinaire lorsqu'il y a un marché, ou un abattoir ?

Dans les communes, où il existe des marchés, des abattoirs, ou des enclos d'équarrissage, il doit y avoir un vétérinaire pour l'inspection des animaux qui y sont conduits, et des viandes qui y sont introduites par morceau ; ces vétérinaires sanitaires sont payés par la commune, pour l'inspection qu'ils doivent faire.

163° Distinction à faire dans les frais de visites.

Il ne faut pas confondre les visites du vétérinaire sanitaire, avec les frais d'abatage, d'enfouissement, de transport des animaux malades : la première et la dernière visite du vétérinaire et celles ordonnées par le préfet, sont à la charge du département ou de la commune, tandisque les frais d'abatage, de transport des animaux, les frais de désinfection des locaux sont à la charge du propriétaire (*article* 61 *de la loi du 21 juin* 1898).

Tarif des vétérinaires.

164° Vétérinaire délégué chef du service.

Il a droit à un traitement annuel qui est fixé par le conseil général ;

Plus à une indemnité de déplacement de 0 fr. 50 par kilomètre, soit 0 fr. 25 pour l'aller et 0 fr. 25 pour le retour.

165° *Vétérinaires départementaux adjoints délégués.*

Il est alloué à ces messieurs dans certains départements une indemnité de 10 francs, par vacation ou journée de déplacement ; et de plus 0 fr. 50 par kilomètre, soit 0 fr. 25 à l'aller et 0 fr. 25 au retour. L'indemnité kilométrique se calcule, d'après la distance qui sépare le lieu de leur résidence de celui où la maladie s'est déclarée.

166° *Vétérinaires sanitaires.*

Ils ont droit dans certains départements à une indemnité de 10 francs tout compris, par vacation ou journée de déplacement.

167° *Quelles sont les visites que le département doit supporter ?*

Les frais ci-dessus ne sont à la charge du département que dans les cas suivants :

1° Visite initiale : c'est-à-dire celle qui est faite sur l'ordre du maire et qui a pour but de reconnaître la nature de la maladie des animaux ;

2° Les visites prescrites par l'autorité préfectorale pour le dénombrement et la marque des animaux ; pour la constatation de l'abatage, pour l'autopsie des animaux abattus ; ainsi que pour l'inoculation, et la surveillance s'il y a lieu ;

3° La constatation de l'accomplissement des prescriptions sanitaires, qui doit précéder la levée de la déclaration d'infection.

Ainsi la première et la dernière visite du vétérinaire sanitaire de la circonscription prescrites par les autorités, ne doivent jamais être à la charge du propriétaire des animaux malades.

Les mémoires des vétérinaires doivent être dressés en double expédition, dont une sur timbre si la somme dépasse 10 francs.

Devoirs et obligations du vétérinaire.

168° *Que doit-il faire ?*

Le vétérinaire doit se rendre d'urgence à l'invitation qui lui est faite soit par le propriétaire, soit par le maire.

Et après avoir visité une bête malade ou morte, il est tenu conformément à l'article 34 de la loi du **21** juin 1898 d'en faire la déclaration au maire, si cela n'a pas déjà été fait.

169° *Un vétérinaire peut-il encourir une peine correctionnelle ?*

Certainement, un vétérinaire qui commettrait une infraction aux dispositions de la loi de police sanitaire, de même que tous autres agents, ou receveurs des abattoirs ou tueries, qui ne feraient pas de rapports, après avoir constaté une maladie contagieuse, seraient passibles d'une condamnation correctionnelle qui peut varier de 6 jours à un mois de prison et d'une amende de 16 francs à 400 francs (*article* 30 *de la loi du* **21** *juillet* 1881).

L'article 35 de la même loi décide même que les peines peuvent être portées jusqu'au double.

170° *Que doit faire le vétérinaire sanitaire lorsqu'il constate une maladie contagieuse sur un champ de foire ou marché ?*

Il doit porter le fait immédiatement à la connaissance de l'autorité locale, même au cas de suspicion seulement ; le maire fait aussitôt mettre en fourrière les animaux atteints ou suspects ; le vétérinaire préposé à la surveillance des marchés, doit faire son enquête sans délai et proposer l'adoption des mesures de précautions nécessaires (*article* 81 *du décret du* 22 *juin* 1882).

171° *Un vétérinaire faisant partie de la commission de recensement et de classement des chevaux et mulets, qui constaterait qu'un animal est atteint de morve ou de farcin, est-il obligé d'avertir le maire ou le préfet ?*

Le vétérinaire est obligé de faire connaître, soit au maire de la commune dans laquelle il opère, soit par un rapport au préfet, tous les cas de morve, qu'il a pu observer conformément à une circulaire ministérielle du 6 avril 1880.

172° *Les maladies contagieuses peuvent-elles être soignées par des empiriques ou des maréchaux ?*

Les maladies contagieuses ne peuvent être soignées, que par les vétérinaires sanitaires diplômés. En effet l'article 40 de la loi du 21 juin 1898 décide que l'exercice de la médecine vétérinaire dans les maladies contagieuses des animaux, est interdite à quiconque n'est pas pourvu du diplôme de vétérinaire ;

D'où il suit, que l'agriculteur peut faire soigner ses animaux par qui bon lui semble, toutes les fois qu'ils ne sont pas atteints de maladies contagieuses.

Les vétérinaires n'ont donc de puissance *légalement*, que pour les maladies contagieuses, pour les autres maladies, la loi les met sur le même pied que tout individu soignant les animaux, quel qu'il soit.

C'est regrettable pour la profession ; mais c'est ainsi.

173° *Jurisprudence.*

Il a même été jugé par la Cour de Caen le 31 mai 1893, que l'inoculation préventive du charbon peut être faite par un non vétérinaire, toutes les fois que l'existence du charbon n'a pas été constatée dans la contrée et que le préfet n'a pas pris une déclaration d'infection.

Cet arrêt a été déféré à la Cour de cassation ; mais un arrêt de rejet a été rendu le 10 novembre 1893.

Un jugement du tribunal de Montreuil du 10 août 1899 a condamné M. D... de Fruges à 25 francs d'amende par application de l'article 10 de la loi du 21 juin 1898, pour avoir fait l'application *de l'aphtosine* dans plusieurs exploitations agricoles, et arrêté les désastres causés par la fièvre aphteuse ;

En raison des services rendus, et de ses bons antécédents, le tribunal lui a accordé le bénéfice de la loi Bérenger.

Responsabilité civile des vétérinaires.

174° *Quand et comment peuvent-ils être responsables ?*

Disons de suite que les tribunaux doivent éviter de s'immiscer dans la discussion de théories et de méthodes purement scientifiques.

D'un autre côté, les hommes de l'art ne peuvent être recherchés à l'occasion d'un acte de leur profession, qu'autant que leur responsabilité n'est pas subordonnée à l'appréciation d'une controverse d'école.

Mais ils n'en restent pas moins soumis aux règles générales posées par les articles 1382 et 1383 du Code civil. Ainsi les vétérinaires répondent, de toutes les fautes lourdes qui n'exigent aucune incursion dans le domaine purement scientifique, et en outre des conséquences d'une erreur grossière de diagnostic, causée par l'omission de certaines précautions élémentaires, recommandées par des instructions spéciales et dont les effets ne sont plus discutés. Ils répondent aussi d'une négligence manifeste ; d'un diagnostic donné à la légère ou de mauvaise foi, dans le but de nuire (*jugement du tribunal civil de Bourgoin du 7 juillet 1897*).

175° *Diagnostic erroné.*

Il a été jugé enfin : que le diagnostic même erroné donné de bonne foi, par un vétérinaire, et dans les limites de son art, ne peut être une cause génératrice de dommages et intérêts (*Tribunal de Bourgoin du 29 janvier 1896 ; arrêt de la Cour de Rouen du 17 mars 1897*).

Si en principe le vétérinaire n'est pas plus exempt, que toute autre personne, de la responsabilité résultant de sa négligence, de son imprudence ; on ne peut cependant le rendre responsable de la mort d'un animal qu'il a soigné, qu'autant qu'on prouve contre lui une faute lourde (*jugement du tribunal civil de Caen du 10 août 1896*).

176° *Si un chien dont l'autopsie n'avait révélé aucun symptôme rabique, avait cependant antérieurement mordu une personne, qui, s'en rapportant à l'autopsie du vétérinaire sanitaire, n'a pris aucune précaution, et est décédée quelques mois plus tard des suites de la morsure rabique, les héritiers de la victime pourraient-ils faire condamner le vétérinaire à des dommages et intérêts ?*

La question a été soumise à la Cour de Rouen qui par un arrêt du 17 mars 1897 a décidé que le vétérinaire sanitaire qui avait procédé à l'autopsie ne pouvait être responsable, que s'il avait commis une faute lourde (Voir n° 217).

177° *Responsabilité civile des empiriques.*

Le tribunal civil de Mayenne a décidé le 22 juin 1899 que : « lorsqu'il s'agit d'empiriques habituellement consultés « à la campagne, en leur qualité de hongreurs ou d'affran- « chisseurs, aussi bien que de vétérinaires diplômés, il y « avait lieu pour les tribunaux d'apprécier avec prudence, « et sans sévérité, les erreurs de traitement qui, étant donné « les disputes d'Ecole et les controverses de doctrine, demeu- « rent inséparables de l'exercice d'une telle profession ;

« Que cependant ils doivent être déclarés responsables « lorsqu'ils ont commis une faute lourde, inexcusable, qui « a entrainé la mort de l'animal. »

La jurisprudence parait fixée en ce sens, que ceux qui exercent l'art de guérir les animaux, sans répondre de toute erreur de diagnostic ou même d'opération, répondent de leur faute lourde.

178° *Les infractions au règlement d'administration publique, constituent des contraventions.*

Les infractions au règlement d'administration publique du
22 juin 1882, commises, soit par des propriétaires, soit par
des gardes champêtres, forestiers ou des vétérinaires ou enfin par des officiers de police judiciaire, sont passibles d'un e
amende de 1 franc à 200 francs qui sera prononcée par le
juge de paix du canton (*article 34 de la loi du 21 juillet
1881*).

LIVRE DEUXIÈME

MESURES SPÉCIALES POUR CHACUNE DES MALADIES CONTAGIEUSES.

CLASSEMENT DES MALADIES.

Les maladies contagieuses des animaux domestiques, ont été classées par la loi du 21 juin 1898 dans l'ordre suivant.

La rage dans toutes les espèces.

La peste bovine dans toutes les espèces de ruminants.

La péripneumonie contagieuse, le charbon emphysémateux, ou symptomatique, la tuberculose, dans l'espèce bovine.

La clavelée et la gale dans les espèces ovine et caprine.

La fièvre aphteuse dans les espèces bovine, ovine, caprine et porcine.

La morve et le farcin, la dourine dans les espèces chevaline, asine et leurs croisements.

La fièvre charbonneuse, ou sang de rate dans les espèces chevaline, bovine, ovine et caprine.

Le rouget, la pneumo-entérite infectieuse dans l'espèce porcine.

*
* *

Pour éviter des erreurs, nous suivrons dans l'étude de ces maladies le classement fait par le législateur.

CHAPITRE PREMIER

La rage.

PREMIÈRE SECTION

LA RAGE DANS TOUTES LES ESPÈCES ANIMALES.

SOMMAIRE

179° La rage, les symptômes chez les divers animaux.
180° *Quid* du chat, du loup, du renard, de la vache, etc. ?
181° Comment peuvent-ils devenir enragés ?
182° Comment se fait la contagion ?
183° Quelle est la période d'incubation ?
184° Quelles précautions l'homme doit-il prendre ?
185° Constatation de la maladie.
186° Les propriétaires font-ils toujours des déclarations à la mairie ?
187° Le ministre prescrit l'application sévère de la législation.

Animaux atteints de rage.

188° Que doit faire le maire ?
189° Le préfet peut-il prendre un arrêté ?
190° Que doit-on faire des animaux atteints de rage ?
191° Par qui l'abatage doit-il être ordonné ?
192° Le maire peut-il ordonner l'abatage de tous les animaux sans
    distinction d'espèces ?
193° *Quid* si un doute s'élevait ?
194° Où doit se faire l'abatage ?
195° Que doit-on faire des cadavres ?
196° Peut-on livrer la chair à la consommation ?
197° Si on la livrait, quelle peine pourrait-on encourir ?
198° Peut-on vendre la peau ?

Animaux herbivores suspects.

199º Que faut-il faire, lorsque des animaux herbivores ont été mordus ?

200º En quoi consiste la surveillance ?

201º Pendant ce temps peut-on vendre pour l'élevage ou le pâturage ?

202º Si on ne peut vendre pour le commerce, peut-on vendre pour la boucherie ?

203º La vente du lait de vaches est-elle permise ?

204º *Quid* de l'espèce porcine ?

205º Pendant combien de temps doit durer la surveillance ?

206º Peut-on faire travailler les chevaux, les bœufs, etc. ?

207º Y a-t-il un établissement spécial pour les animaux ?

208º Pourquoi les animaux de l'espèce bovine ne peuvent-ils pas communiquer la rage ?

209º En est-il de même de l'espèce chevaline et asine ?

210º Désinfection ; levée de l'arrêté de mise en surveillance.

179º *La rage est une maladie virulente inoculable, due à un agent spécifique localisé presque exclusivement dans le système nerveux. Tous les mammifères peuvent contracter la rage. Mais le chien parmi les carnassiers est le plus fréquemment atteint.*

Symptômes.

Chez le chien. — Les premiers signes purement subjectifs consistent en des modifications graduellement plus accusées dans ses habitudes.

Le chien est triste, sombre, inquiet, taciturne, recherche la solitude, est affectueux ou grognon, l'appétit est conservé. Un signe de grande valeur c'est l'altération de la voix, le hurlement qu'il fait entendre est composé d'une plainte grave terminée par une note aiguë ; avec les progrès de la maladie surviennent les accès de fureur se terminant par la paralysie.

Rage mue. — Caractérisée par la paralysie de la mâchoire inférieure ; la langue sort de la gueule ; le chien ne peut pas et ne veut pas mordre.

Rage chez le cheval. — Les signes au début sont : tristesse, inquiétude, agitation, sensibilité exagérée ; les attouchements provoquent des défenses, le regard devient menaçant ; chez le mâle comme chez la femelle on observe une excitation génésique. Le goût est perverti, les malades déglutissent des corps étrangers, terre, fumier ; dans un accès de colère sa fureur se tourne contre lui-même, il s'arrache avec les dents des lambeaux de peau.

Rage chez les ruminants (Bœufs, moutons, chèvres). — Ensemble de signes analogues, excitation générale.

Le taureau mugit, se précipite en avant, frappe de la tête, beuglements fréquents, rauques et sonores.

Rage du porc. — Grognements fréquents et plaintifs, puis de la défense et des cris, déglutition difficile, voix voilée, paralysie et mort.

180° *N'y a-t-il pas d'autres animaux qui peuvent avoir la rage ?*

Oui ! le chat, le loup, le renard, la vache.

181° *Comment un chat peut-il devenir enragé ?*

Il ne peut le devenir qu'autant que le germe de la maladie lui a été transmis par un congénère, par un chien ou un animal quelconque lui-même enragé.

Contagion.

182° *Comment se fait la contagion ?*

Par inoculation, morsures, pénétration du virus par surfaces absorbantes et plaies ; l'homme comme les animaux peut être atteint.

183° *Quelle est la période d'incubation ?*

La durée de l'incubation est des plus variables ; M. Nocard nous dit que c'est en général du 15° au 60° jour que la rage accidentelle apparaît chez toutes les espèces domestiques. Mais elle peut être encore de plus longue durée.

184° *Quelles précautions l'homme doit-il prendre lorsqu'il a été mordu par un animal atteint ou soupçonné de rage ?*

Il doit immédiatement faire saigner la plaie, parce que le sang enlève le virus ; puis laver la plaie avec une solution de sublimé ou de l'eau phéniquée, se rendre ensuite chez un médecin pour se faire cautériser, si la morsure n'est que superficielle, et enfin se rendre à l'Institut Pasteur pour se faire soigner s'il y a lieu...

Constatation de la maladie.

185° *Dès que la rage est constatée ou soupçonnée chez un animal, la déclaration prescrite par l'article 3 de la loi du 21 juillet 1881 doit être faite au maire de la commune.*

Ce que nous allons dire sur la rage, s'appliquera à tous les animaux atteints de cette maladie, mais notamment aux chiens qui sont les plus souvent atteints.

186° Les propriétaires qui possèdent des chiens atteints de rage font-ils toujours des déclarations à la mairie ?

Malgré les pénalités édictées par l'article 30 de la loi sur la police sanitaire, les dispositions de la loi ne sont que très rarement appliquées ; bien des cas de rage restent ignorés. Il est démontré par des statistiques, que la maladie a diminué partout où la loi a été régulièrement appliquée.

187° Le Ministre n'a-t-il pas prescrit, il y a quelques années, l'application sévère de la législation sanitaire ?

C'est le 5 janvier 1888 que le Ministre de l'agriculture, sur la réclamation de l'Académie de Médecine, a fait remarquer aux préfets, que la recrudescence de la maladie était due au défaut de surveillance des maires, et à ce que la déclaration prescrite par la loi n'est pas faite, et l'autorité n'a connaissance, que des cas dans lesquels l'animal est abattu sur la voie publique après avoir causé des accidents. Il recommande d'appeler l'attention des maires, sur la nécessité de la déclaration, non seulement des cas de rage manifeste, mais même des cas de simple suspicion. car ce n'est que par cette déclaration que l'autorité peut être à même de prendre en temps utile les mesures de précautions nécessaires, et de faire dresser le procès-verbal contre ceux qui ne se soumettraient pas à cette obligation.

Animaux atteints de la rage.

188° Que doit faire le maire, aussitôt qu'il est informé de l'existence ou de la suspicion de la rage ?

Il doit avertir le vétérinaire sanitaire de la circonscription à l'effet de visiter les animaux malades. ou de procéder à l'autopsie de ceux qui ont été déjà abattus. Si après la visite le vétérinaire conclut à l'existence de la rage, le maire doit intervenir immédiatement pour empêcher la propagation de la maladie.

189° *Le préfet doit-il prendre un arrêté de déclaration d'infection ?*

Non, dans le cas de rage, la loi ne prescrit pas de déclaration d'infection, il n'y a qu'une mise en surveillance pour les animaux suspects ; et l'arrêté de mise en surveillance est pris par le maire.

190° *Que doit-on faire des animaux reconnus atteints de rage ?*

L'article 10 de la loi sanitaire et l'article 38 de la loi du 21 juin 1898 décident : « qu'ils doivent être abattus, et que l'abatage ne peut être différé sous aucun prétexte ».

191° *Par qui l'abatage doit-il être ordonné ?*

Les articles de lois susénoncés, ne disent pas par qui il sera ordonné. Mais comme il s'agit souvent de cas graves et urgents, on doit décider avec l'article 3 de la loi de police sanitaire, que l'abatage doit être ordonné, par le maire de la commune.

192° *Le maire peut-il ordonner l'abatage, de tous les animaux sans distinction d'espèces ?*

Oui ! le maire peut ordonner l'abatage de tous les animaux de quelque espèce qu'ils soient y compris les chats (*art. 10 de la loi sanitaire*) ; il doit prendre pour chaque cas un arrêté qui sera adressé au préfet dans les **24** heures, et exécutoire avant même l'approbation préfectorale.

193° *Si un doute existait sur la nature de la maladie, le maire pourrait-il encore ordonner l'abatage ?*

Non ! mais les animaux seraient rigoureusement séquestrés, jusqu'à ce que les symptômes observés soient assez nets pour permettre une affirmation absolue.

194° *Où doit se faire l'abatage ?*

Il doit se faire sur place, afin d'éviter les dangers qui pourraient résulter de la fuite ou du déplacement de l'animal atteint de la rage.

195° *Que doit-on faire des cadavres des animaux morts ou abattus pour cause de rage ?*

Ils doivent, dans les **24** heures au plus tard, être détruits par un procédé chimique, ou par combustion, ou enfouis préalablement recouverts de chaux vive, de telle sorte que la couche de terre au-dessus du cadavre ait au moins un mètre d'épaisseur (*art.* **42** *de la loi du* **21** *juin* 1898).

Mais s'il s'agit d'un chien, l'Institut Pasteur recommande de lui envoyer la tête (Voir n° **283**).

196° *Peut-on livrer à la consommation la chair des animaux morts ou abattus pour cause de rage ?*

Non ! L'article **42** de la loi du **21** juin 1898 le défend formellement : ainsi il y a quelques années, dans un certain département toutes les bêtes bovines d'une même ferme ont été mordues par un chien enragé ; toutes ou presque toutes ont succombé. Le fermier n'a pu en livrer aucune à la boucherie ; il a éprouvé une perte énorme. Nous trouvons cette perte inutile, c'est pourquoi nous protestons sous le n° 202.

197° *Que pourrait-on faire contre une personne qui aurait mis en vente ou vendu du bœuf, de la vache, du mouton, etc., atteints de cette maladie ?*

Ceux qui ont vendu, ceux qui ont acheté pour revendre des cadavres ou débris d'animaux morts de la rage, ou abattus comme affectés de cette maladie, peuvent être punis d'un emprisonnement de 2 mois à 6 mois et d'une amende de 100 francs à 1.000 francs (*art. 31 de la loi sanitaire*).

Du reste tout ce que nous avons dit au titre *des pénalités*, est applicable au cas de rage (Voir n° 135).

198° *La peau des animaux enragés peut-elle être vendue au commerce ?*

L'utilisation de la peau des animaux morts de la rage, ou abattus pour cause de cette maladie est permise, mais après désinfection régulière et constatée par le vétérinaire (*art. 56 du décret du 22 juin 1882*).

Animaux herbivores suspects.

199° *Lorsque des animaux herbivores ont été mordus ou sont soupçonnés d'avoir été mordus par un animal enragé, que faut-il faire ?*

Il faut de suite faire une déclaration au maire, qui doit prendre un arrêté pour mettre ces animaux sous la surveillance du vétérinaire sanitaire (*art. 55 du décret du 22 juin 1882*).

200° *En quoi consiste la surveillance ?*

La surveillance prescrite par l'article 55 déjà énoncé consiste dans la visite des animaux suspects à des intervalles plus ou moins rapprochés par le vétérinaire sanitaire de la circonscription. Les animaux mis en surveillance doivent être marqués.

201° *Pendant que les animaux sont en surveillance, peut-on les vendre pour l'élevage, le pâturage ?*

Non ! l'article 55 interdit au propriétaire de s'en dessaisir avant six semaines, si ce n'est pour être abattus et livrés à l'équarrissage. Donc la vente à des particuliers pour le commerce est interdite et si un propriétaire faisait une vente dans ces conditions, l'acquéreur pourra la faire annuler pendant 45 jours, et réclamer des dommages et intérêts, ainsi que tout cela a été expliqué au titre *des maladies contagieuses en général*, auquel les lecteurs voudront bien se reporter.

202° *Mais si on ne peut pas les vendre pour le commerce, peut-on les vendre pour la boucherie quelques jours après avoir été mordus ou soupçonnés d'avoir été mordus ?*

L'article 55 susénoncé nous parait bien formel ; la vente pour la boucherie ne parait pas permise ; nous trouvons avec M. Conte, *Traité de la police sanitaire des animaux*, que cette défense est excessive : comment, une vache est mordue aujourd'hui ; elle n'est pas malade, et demain le propriétaire ne pourrait pas la vendre pour la boucherie, il devra attendre que la rage se déclare, que la vache soit perdue ; mais c'est marcher contre l'esprit de la loi, et contre l'intérêt de l'agriculture ; le décret permet de vendre au bout de 6 semaines, mais si l'incubation de la maladie a duré 5 et 6 semaines, le propriétaire pourra la vendre lorsqu'elle sera enragée... cela n'est pas possible.

Qu'est-ce que veut la loi, supprimer la rage par le moyen radical qui est l'abatage ? Lorsqu'on vend pour la boucherie c'est vendre pour l'abatage, c'est faire disparaître de suite un animal, qui pourra peut-être devenir enragé et communiquer la rage à une autre bête.

Donc si la loi défend de vendre pour la boucherie avant les six semaines expirées, il faut en demander la révision.

203° *La vente du lait de ces vaches est-elle permise ?*

Le décret du 22 juin 1882 n'en parle pas. Donc elle n'est pas interdite.

204° *Que doit-on faire des animaux de l'espèce porcine qui ont été mordus ou qui sont soupçonnés d'avoir été mordus par un animal enragé ?*

Le décret susénoncé est muet à ce sujet, par conséquent ils tombent sous le coup de la loi.

205° *Pendant combien de temps doit durer la surveillance ?*

Elle doit durer six semaines au moins, nous dit l'article 55 du décret du 22 juin 1882. Et pendant ce délai il est interdit au propriétaire de s'en dessaisir, si ce n'est pour les faire abattre. Dans ce cas, il est délivré un laissez-passer qui est rapporté au maire dans les 5 jours ; mais ce délai est beaucoup trop court, il faudrait au moins trois mois.

206° *Pendant ces six semaines peut-on faire travailler les chevaux, les bœufs, etc. ?*

Oui, on peut les utiliser, à condition pour les chevaux d'être muselés (*article 55 du décret du* **22** *juin* **1882**).

207° *Y a-t-il un établissement spécial, ou une inoculation quelconque à faire pour essayer de préserver les animaux des espèces bovine, chevaline, ou ovine, atteints ou suspects de rage ?*

Pour les animaux, il n'y a aucun établissement pour essayer de préserver de la rage, ni aucune inoculation à faire, mais les propriétaires d'animaux de l'espèce chevaline, bovine, ovine, etc. devraient avoir le droit de les faire abattre de suite, afin d'essayer d'en tirer parti.

208° *Les animaux de l'espèce bovine peuvent-ils, en mordant un animal ou une personne, communiquer la rage ?*

Non, parce qu'ils n'ont pas de dents canines à la mâchoire supérieure, où elles sont remplacées par un bourrelet.

209° *Les animaux de l'espèce chevaline peuvent-ils la communiquer en mordant une personne ?*

Dans l'espèce chevaline, asine, nous pensons qu'ils peuvent communiquer cette maladie ; il faut même prendre beaucoup de précautions.

210° *Désinfection.*

Dès que les animaux enragés sont morts ou abattus, les locaux occupés ainsi que les objets qui ont été contaminés par les animaux atteints de cette maladie, doivent être désinfectés conformément aux prescriptions de l'article 17 de l'arrêté ministériel du 1er avril 1898.

Par qui la levée de l'arrêté de mise en surveillance doit-il être pris ?

Par le maire de la commune ; le préfet n'intervient pas dans cette maladie. La police appartient à l'autorité municipale.

DEUXIÈME SECTION

MESURES APPLICABLES AUX ANIMAUX SUSPECTS.

SOMMAIRE

211° Le chien et le chat.
212° A quel moment un chien peut-il donner de l'inquiétude ?
213° Comment peut-on reconnaître qu'un chien ou un chat est suspect ?
214° Que faut-il faire des chiens et des chats suspects ?
215° Par qui doit être fait l'abatage ?
216° *Quid* si l'autopsie n'a rien révélé ?
217° Le vétérinaire peut-il être responsable, si la personne mordue est décédée, bien que l'autopsie n'ait rien révélé ?
218° Que faut-il faire lorsque des chiens et des chats présentant des symptômes douteux, ont mordu des personnes ou des animaux ?
219° Devoir du maire lorsque les mesures prescrites par la loi ne sont pas exécutées.
220° Mais si le propriétaire du chien peut prouver qu'il n'a pas été mordu ?
221° Pour qu'un chien puisse être abattu, suffit-il qu'il soit suspect de rage ?
222° Le maire a-t-il le droit d'ordonner l'abatage de tous les chiens d'une commune ?

211° *Le chien et le chat.*

Une circulaire ministérielle du 20 août 1882 dit que les carnassiers suspects de rage sont les chiens et les chats qui ont été mordus, ou simplement roulés par des animaux enragés.

212° *A quel moment un chien peut-il donner de l'inquiétude ?*

Un chien peut avoir été mordu par un autre chien ou un animal enragé, sans que le maître l'ait vu ou su ; on doit donc le surveiller, lorsqu'il change de caractère, lorsqu'il devient sombre, inquiet, ou bien lorsqu'il lèche constamment son maître, lui témoigne de l'amitié alors qu'il ne l'avait jamais fait.

Il faut se défier et mettre le chien en surveillance, parce que la bave peut être dangereuse.

213° *Quand et comment peut-on reconnaître qu'un chien ou un chat est suspect?*

Le chien doit être considéré comme suspect :

1° Lorsque contrairement à son caractère et à ses habitudes, il est devenu agressif et mord, sans motif expliquant cette action, les personnes qu'il trouve à la portée de ses dents. Dans ce cas, le chien doit être considéré comme d'autant plus suspect que les personnes qu'il a mordues lui étaient plus familières ;

2° Dans l'intérieur des maisons, lorsqu'il s'attaque aux personnes étrangères sans y être excité soit par son rôle de gardien, soit par une agression volontaire ou involontaire ;

3° Lorsque divaguant, sans aucune excitation, il s'attaque

aux personnes qu'il rencontre sur son passage, dans les rues, sur les routes, dans les campagnes ;

4° Lorsqu'un chien inconnu, trouvé errant, devient tout à coup agressif pour les personnes qui l'ont accueilli dans leur demeure (*Instruction ministérielle du 6 mai 1878*).

214° *Que doit-on faire des chiens et des chats suspects de rage ?*

Ils doivent être immédiatement abattus (*art. 10 de la loi sanitaire, et 38 de la loi du 21 juin 1898*).

215° *Par qui doit être fait l'abatage ?*

Le propriétaire de l'animal suspect, est tenu de l'abattre ou de le faire abattre. Il est même tenu, en l'absence d'un ordre des agents de l'administration, de pourvoir à l'accomplissement de cette prescription.

216° *Si, à l'autopsie de l'animal abattu, la rage n'est pas constatée, la personne mordue par cet animal a-t-elle des mesures à prendre ?*

Le résultat négatif de l'autopsie d'un chien, n'est pas toujours suffisant pour affirmer qu'il n'était pas enragé.

Nous croyons devoir conseiller aux personnes mordues de se rendre à l'Institut Pasteur, pour se faire examiner, et de porter avec eux, la tête du chien (*Circulaire du 11 décembre 1899*).

217° *Si le chien, dont l'autopsie n'avait révélé aucun symptôme de rage, avait cependant mordu une personne, et que cette dernière fût décédée quelques mois après, à la suite de désordres rabiques, le vétérinaire pourrait-il être actionné en responsabilité ?*

La Cour d'appel de Rouen a décidé, le 17 mars 1897, que

le vétérinaire sanitaire qui avait procédé à l'autopsie ne pouvait être responsable, que s'il avait commis une faute lourde. Voir n° 176.

218° *Lorsque des chiens et des chats présentant des symptômes douteux de rage, ont mordu des personnes, ou des animaux, que faut-il faire ?*

Les chiens et les chats doivent être soumis à une séquestration rigoureuse pendant une huitaine de jours, jusqu'à ce que la nature de la maladie soit exactement déterminée. Si la maladie s'est révélée, il faut maintenir l'animal enfermé et attendre qu'il meure.

Si, huit jours après que les symptômes rabiques se sont manifestés, l'animal n'est pas mort, les personnes mordues n'ont rien à faire ; mais s'il est mort, les personnes devront aller se faire soigner à l'Institut Pasteur.

219° *Les mesures prescrites par l'article 10 de la loi de police sanitaire paraissent souvent bien excessives à des propriétaires ou détenteurs de chiens et de chats, mordus ou roulés par un animal enragé : que doit faire le maire en pareil cas ?*

Le maire doit faire exécuter les prescriptions de la loi, il ne saurait y mettre trop de rigueur ; l'abatage ne peut être retardé. Le maire fera comprendre au propriétaire, que la période d'incubation de la rage chez le chien peut varier depuis huit jours jusqu'à 6 mois, et qu'en présence de cette incertitude, la séquestration n'est pas suffisante ; que le seul parti à prendre dans l'intérêt de l'humanité est l'abatage.

Une circulaire ministérielle du 5 janvier 1886 prescrit au

maire de ne tenir compte d'aucune opposition ni d'aucune résistance.

Malgré ces prescriptions formelles, les récriminations ont été si vives, que la Cour de cassation a dû intervenir pour faire observer les mesures sanitaires concernant les carnassiers suspects de rage.

Sous l'empire de l'ancienne législation, la Cour de cassation a décidé le 20 août 1874 : « qu'un règlement de police « ordonnant l'abatage de certains animaux mordus ou sus- « pects d'hydrophobie est obligatoire, même pour le pro- « priétaire qui tient son chien, ainsi mordu, renfermé chez « lui ».

Depuis la loi du 21 juillet 1881, la Cour de cassation a encore décidé en 1883, en annulant un jugement de simple police de Prades : « que l'arrêté préfectoral, ou municipal « stipulant que : « seront abattus les chiens et les chats en- « ragés et les animaux de même espèce qui ont été mordus « par des animaux enragés, ou qui sont soupçonnés de l'a- « voir été », est légal et obligatoire : et qu'en outre ledit « arrêté s'applique aussi bien aux chiens ou chats conservés « dans la maison de leurs maîtres, et restés sous leur surveil- « lance, qu'aux chiens ou chats divaguant sur la voie pu- « blique. »

Par application de cette jurisprudence, un propriétaire qui avait refusé de faire abattre son chien mordu par un chien enragé, a été condamné à 50 francs d'amende par le tribunal correctionnel de Lyon en 1883 (Voir : *un jugement du tri- bunal correctionnel de Paris du 19 février 1894, qui a con- damné une dame M... à 100 francs d'amende ; — Cassation, 27 janvier 1900*).

220° Mais si le propriétaire de l'animal visé dans l'arrêté municipal, peut prouver par le vétérinaire qui a examiné le chien, et par des témoins qu'il n'a pas été mordu ni roulé par le chien enragé, peut-il encore être condamné ?

Non ! Dans ce cas l'arrêté du maire devient sans valeur ; c'est ce qui a été jugé par un arrêt de la Cour d'Angers du 7 janvier 1886, et un arrêt de la Cour de cassation du 4 décembre 1886.

221° Pour qu'un chien puisse être abattu, suffit-il qu'il soit suspect de rage ; ou bien est-il nécessaire qu'il y ait eu examen préalable par un vétérinaire ?

Pour que l'abatage des chiens et des chats puisse être ordonné, il suffit d'après l'article 10 de la loi du 21 juillet 1881, qu'ils soient suspects de rage, il n'est pas nécessaire qu'il y ait eu examen préalable de l'animal par un vétérinaire. En conséquence, enfreint la loi et se rend passible des peines qu'elle prononce, l'individu qui refuse de se conformer à l'injonction d'abatage qu'il a reçue sous prétexte qu'un tel examen n'a pas eu lieu *(arrêt de la Cour d'appel de Paris du 27 décembre 1898.*

222° Le maire a-t-il le droit d'ordonner l'abatage de tous les chiens d'une commune, sous prétexte qu'ils pourraient être soupçonnés de rage ?

Le maire excéderait ses pouvoirs s'il agissait ainsi, mais les propriétaires agiront sagement en renfermant leurs chiens chez eux, et en les tenant en observation, de façon à faire abattre l'animal au moindre symptôme et à faire une déclaration à la mairie.

TROISIÈME SECTION

MESURES SANITAIRES APPLICABLES AUX ANIMAUX SAINS.

SOMMAIRE

223° Mesures sanitaires.
224° Mesures temporaires lorsqu'un cas de rage a été constaté dans la commune.
225° Pendant combien de temps peut-on interdire la circulation des chiens ?
226° Que doit-on faire des chiens pendant les six semaines ?
227° Comment peut-on conduire les troupeaux sans chien ?
228° Pourquoi les mesures sont-elles si sévères pour des chiens qui ne sont pas malades ?
229° Si un nouveau cas de rage se déclare, que faut-il faire ?
230° Dans quel cas doit-on employer la muselière ?
231° De quelle loi résultent les droits du maire ?
232° Si un propriétaire refuse de museler son chien, que peut-on faire ?
233° Quelle est la forme de la muselière ?
234° La muselière a-t-elle rendu des services ?

223° *Mesures sanitaires.*

Les mesures sanitaires prescrites par la loi, sont de deux ordres. Les unes sont temporaires, et ne sont appliquées, que lorsqu'un cas de rage a été constaté dans une localité. Les autres permanentes, sont exécutoires en tout temps, quel que soit l'état sanitaire des animaux ; c'est surtout contre le chien que sont dirigées ces mesures sanitaires propres à prévenir la propagation de la rage.

Mesures temporaires lorsqu'un cas de rage a été constaté.

224° *Quelles sont les mesures temporaires prescrites par la loi, lorsqu'un cas de rage a été constaté dans une commune ?*

Lorsqu'un cas de rage est signalé dans une commune, le maire doit prendre un arrêté qui prohibe la circulation des chiens, à moins qu'ils ne soient tenus en laisse, et rend obligatoire le port de la muselière : cet arrêté emporte l'application des dispositions sanitaires prévues par les articles 53 et 54 du décret du 22 juin 1882 ; un arrêté semblable doit être pris dans les communes parcourues par un chien enragé.

225° *Pendant combien de temps, le maire peut-il interdire la circulation des chiens ?*

Pendant six semaines seulement, à moins que les chiens ne soient tenus en laisse.

226° *Que doit-on faire des chiens pendant ces six semaines ?*

Il est interdit aux propriétaires de s'en dessaisir, ou de les conduire en dehors de leur résidence, si ce n'est pour les faire abattre.

227° *Comment peut-on conduire les troupeaux et les vaches sans chien ?*

Les chiens de berger, de bouvier ainsi que les chiens de chasse, peuvent être admis à circuler librement, mais seulement pour l'usage auquel ils sont employés (*article 54 du décret susénoncé*).

228º *Pourquoi les mesures prescrites par la loi, sont-elles si sévères pour des chiens qui ne sont pas malades ?*

C'est parce que l'une des principales causes de la propagation de la rage, est la liberté de divagation laissée aux chiens, dans les communes où un cas de rage a été constaté.

Le législateur a supposé, que dans ces communes, un certain nombre de chiens avaient pu être mordus, et que devenant enragés à leur tour, ils en mordraient d'autres.

Voilà pourquoi le maire doit prendre des mesures énergiques (*Circulaires ministérielles des 20 août 1882, 5 janvier 1886 et 11 décembre 1899*).

229º *Si pendant les six semaines un nouveau cas de rage vient à se produire, que faut-il faire ?*

Si pendant ce délai, un nouveau cas de rage est constaté, le maire doit prendre un autre arrêté, qui augmente, de six semaines au moins, la durée de l'interdiction de la circulation des chiens, d'après les conditions ci-dessus indiquées.

230º *Dans quel cas doit-on employer la muselière ?*

Il faut distinguer : si les chiens sont tenus en laisse, la muselière n'est pas nécessaire ; s'ils sont libres, l'autorité administrative pourra, lorsqu'elle le jugera utile, ordonner que tous les chiens circulant sur la voie publique seront muselés (*article 53 du décret susdaté*).

231º *Les droits du maire de prendre des arrêtés dans l'intérêt de la sécurité publique ne résultent-ils, que de la loi sanitaire et du décret du 22 juin 1882 ?*

Non ! le maire puise encore dans l'article 97, numéros 6

et 8 de la loi du 5 avril 1884, le droit d'obvier et de remédier aux événements fâcheux qui pourraient être occasionnés par la divagation des animaux malfaisants et féroces, et aussi dans l'article 16 de la loi du 21 juin 1898. En vertu de cet article, le maire a le droit d'ordonner le musellement de tous les chiens circulant sur la voie publique, même en l'absence de tout cas de rage.

232° *Bien des propriétaires refusent de museler leurs chiens ; que peut-on faire contre eux ?*

Ils peuvent être traduits devant le tribunal de simple police, pour infraction aux arrêtés de l'autorité. Les propriétaires qui considèrent cette mesure comme vexatoire, gênante et nuisible, ont tort, car il est démontré par des statistiques que l'emploi de la muselière a pour résultat de faire disparaître presque tous les cas de rage, en les diminuant d'année en année.

233° *Quelle est la forme de la muselière ?*

Aujourd'hui, aucune forme n'est imposée ; l'ordonnance du préfet de police de Paris du 25 mai 1845 qui prescrivait l'emploi d'une muselière à panier est abrogée. On peut donc employer la forme que l'on veut.

234° *La muselière a-t-elle rendu des services ?*

Oui, la rage humaine a disparu en Hollande, à Vienne, à Berlin depuis l'emploi de la muselière.

QUATRIÈME SECTION

MESURES SANITAIRES APPLICABLES EN TOUT TEMPS, ET MÊME EN L'ABSENCE DE TOUT CAS DE RAGE.

SOMMAIRE

235° Que faut-il faire lorsqu'il n'y a aucun cas de rage dans la localité ?
236° Exception pour les chiens courants.
237° Utilité d'un collier et d'une plaque.

Chiens errants et sans collier.

238° L'article 52 du décret du 22 juin 1882 est-il abrogé ?
239° Que doit-on faire des chiens errants ?
240° Le maire doit-il prendre un arrêté ?
241° Si le chien porte un collier, peut-il être abattu ?
242° Le propriétaire doit-il la nourriture et les frais de fourrière ?
243° Chiens divaguant dans les bois et les récoltes.
244° Que doit-on faire des chiens saisis ?
245° *Quid* s'ils ont causé du dommage ?
246° Si le dommage et les frais de fourrière étaient exagérés ?
247° Chiens destinés à être abattus.
248° La taxe municipale a-t-elle diminué le nombre des chiens errants.

235° *Quelles sont les mesures qui sont applicables aux chiens, alors qu'il n'y a aucun cas de rage dans la localité ?*

L'article 51 du décret déjà énoncé décide « que tout chien « circulant sur la voie publique, en liberté ou même tenu en « laisse, doit être muni d'un collier portant, gravés sur une « plaque de métal, les noms et demeure de son proprié- « taire ».

236° *N'y-a-t-il pas une exemption pour les chiens courants ?*

Oui ! il y a une exception pour les chiens courants, mais à la condition qu'ils porteront la marque de leur maître. Cette marque a pour but de faciliter la destruction des chiens errants et de permettre l'application des dispositions des articles 1385 du Code civil, 319 du Code pénal et l'article 16 de la loi du 21 juin 1898 aux propriétaires dont les chiens ont causé des dommages ou des accidents.

237° *Quelle est l'utilité d'un collier avec une plaque indicative des noms et demeure du propriétaire ?*

C'est de permettre la recherche du propriétaire, et de mettre en mouvement les actions en responsabilité, lorsque des accidents viennent à se produire par le fait de ces animaux.

Chiens errants et sans collier.

238° *L'article 52 du décret du 22 juin 1882 qui traite la question des chiens errants et sans collier, est-il encore en vigueur ?*

Nous pensons qu'il a été abrogé implicitement par l'article 16 de la loi du 21 juin 1898. Par suite, nous n'étudierons que cette dernière loi.

239° *Que doit-on faire des chiens errants, trouvés sur la voie publique non munis d'un collier ?*

Les maires peuvent prescrire par un arrêté, que les chiens errants et tous ceux qui seraient trouvés sur la voie publique, ou dans les champs, non munis d'un collier, seront conduits à la fourrière et abattus, après un délai de 48 heures, s'ils n'ont pas été réclamés et si le propriétaire reste inconnu.

Par la circulaire du 5 janvier 1886 déjà énoncée, le Ministre de l'agriculture recommandait aux préfets d'inviter les maires à faire exercer une surveillance sérieuse, et à prendre les mesures nécessaires pour faire abattre tous chiens courants dans les délais fixés.

240° Est-il absolument nécessaire que le maire ait pris un arrêté?

C'est absolument nécessaire ; si le maire n'avait pas pris d'arrêté, on ne pourrait ni saisir, ni mettre en fourrière, ni abattre un chien (*sauf le cas de rage*).

241° Si le chien porte un collier ou la marque de son maître, peut-il encore être mis en fourrière et abattu?

Dans ce cas, le garde champêtre prévient le propriétaire s'il est connu, et ce dernier a un délai de huit jours pour réclamer.

Ce délai passé, le chien quel qu'il soit, peut être abattu.

242° Le propriétaire en réclamant son chien qui a été trouvé sur la voie publique est-il tenu de payer sa nourriture et les frais de fourrière?

Certainement, la loi protège le chien qui est égaré, ou perdu ; elle accorde un délai au propriétaire pour le rechercher et le réclamer ; mais il est indispensable que la commune rentre dans les frais de fourrière et de nourriture qu'elle a avancés dans l'intérêt du propriétaire. Cela résulte implicitement de la partie finale de l'article 16 de la loi du 21 juin 1898 : c'est l'autorité municipale qui fixe le tarif.

243° *Que doit-on faire des chiens trouvés divaguant dans les bois, les vignes, ou les récoltes ?*

Les propriétaires, fermiers ou métayers, ont le droit de les saisir ou de les faire saisir, par le garde champêtre, le garde particulier, ou tout autre agent de la force publique, et de les mettre en fourrière ; mais si un chien était trouvé chassant dans un bois accompagné de son maître, on ne pourrait pas le saisir ; dans ce cas, le garde devrait se borner à dresser un procès-verbal de chasse contre le propriétaire (*Jugement de Nogent-le-Rotrou, du 6 juillet 1894*).

244° *Que fait-on des chiens saisis ?*

Ils sont conduits au lieu du dépôt désigné par l'autorité communale, et si dans les délais ci-dessus fixés ils n'ont point été réclamés, ils peuvent être abattus sur l'ordre du maire.

245° *Mais si les chiens avaient causé du dommage, le propriétaire en les réclamant serait-il tenu de le payer ?*

Oui, le propriétaire est tenu de payer le dommage causé par son chien, ainsi que tous les autres frais ; et s'il refusait de payer, l'animal pourrait être abattu sur l'ordre du maire.

246° *Si le dommage et les frais de fourrière étaient par trop exagérés, le propriétaire est-il obligé de payer toutes les sommes réclamées ?*

Non ! dans ce cas l'incident est porté devant le juge de

paix du canton qui apprécie la réclamation et fixe la somme
à payer. La plupart du temps, il y a un tarif municipal dans
la commune.

247° *Que peut-on faire des chiens destinés à être abattus ?*

Ils peuvent être livrés à des établissements publics d'enseignement ou de recherches scientifiques.

248° *La taxe municipale qui a été imposée sur les chiens
en 1856 a-t-elle eu pour résultat de faire diminuer le
nombre des chiens errants ?*

Non ! Elle n'a fait diminuer ni le nombre des chiens, ni celui des cas de rage : cela tient peut-être à ce que les propriétaires oublient trop facilement, l'obligation de déclarer leurs
chiens à la mairie de leur commune ; il serait peut-être utile
d'augmenter les pénalités déjà existantes, ou de faire saisir
ou abattre tous les chiens dont la taxe n'est pas payée.

Afin de faciliter les recherches des agents de l'autorité,
chaque chien devrait être porteur d'une médaille variant de
forme chaque année qui constaterait le paiement de l'impôt,
en même temps qu'un numéro d'ordre permettrait de retrou-
ver son propriétaire. Cette mesure est déjà appliquée à la
Rochelle, au Havre, à Asnières, à Luxeuil, à Valence, à Lyon,
à Bougie, à Constantine, etc.

CINQUIÈME SECTION

PÉNALITÉS ENCOURUES PAR LES PROPRIÉTAIRES
DE CHIENS ENRAGÉS.

SOMMAIRE

249° Le propriétaire peut-il être traduit devant le tribunal correctionnel ?
250° Si le propriétaire refusait d'abattre son chien ?
251° Pénalités à raison des chiens non suspects.
252° *Quid*, si le chien cherche à mordre les passants ?
253° La victime peut-elle intervenir devant la simple police ?

249° *Le propriétaire d'un chien atteint, ou suspect de rage,
qui au lieu de le séquestrer ou de le faire abattre, le laisse
mordre des animaux ou des personnes, peut-il être traduit devant les tribunaux correctionnels ?*

Cela ne fait pas de doute ; le propriétaire tombe sous l'application des pénalités prononcées par l'article 30 de la loi
sanitaire, ainsi que nous l'avons expliqué d'une façon complète au titre *des Pénalités*, n° 135, auquel nous renvoyons ;
de plus il peut être condamné à des dommages et intérêts
importants.

Disons seulement : que la *Revue vétérinaire*, année 1893,
page 668, nous apprend, que dans une affaire du même genre
où la morsure du chien avait causé la mort de l'homme mordu,
le propriétaire fut condamné à 100 francs d'amende et à
1200 francs de dommages et intérêts. L'un des considérants
fait remarquer que le maître du chien avait commis une imprudence grave en négligeant d'attacher, d'enfermer, et

même de museler une bête suspecte de rage, ainsi qu'en la perdant au lieu de la faire examiner par un vétérinaire.

250° *Le propriétaire d'un chien reconnu suspect de rage par l'administration, qui refuserait de l'abattre, pourrait-il être traduit devant les tribunaux correctionnels?*

Certainement, la loi est formelle, les chiens suspects doivent être immédiatement abattus. L'ordre de l'administration ne comporte aucune discussion (*Voir : jugement du tribunal correctionnel de la Seine du 18 juillet 1898, qui a condamné W. . . à 100 francs d'amende pour refus d'abatage*).

Cependant un jugement du tribunal correctionnel de Beauvais du 4 novembre 1896, a acquitté un nommé D... qui avait refusé d'abattre son chien suspect de rage. Il s'est fondé sur ce fait, que le chien avait été tenu enfermé pendant 55 jours, et qu'aucun symptôme rabique ne s'était révélé.

251° *Pénalités à raison de la divagation des chiens, non suspects de rage.*

En dehors de la responsabilité civile, qui pèse contre le propriétaire d'un chien, circulant librement dans les rues ou divaguant dans les champs, le propriétaire peut être traduit devant le tribunal de simple police et condamné à une amende de 6 francs jusqu'à 10 francs pour contravention à l'article 475 n° 7 du Code pénal, ainsi conçu : « seront punis « ceux qui auront excité, ou n'auront pas retenu leurs « chiens lorsqu'ils attaquent, ou poursuivent les passants, « quand même il n'en serait résulté aucun mal ou dom- « mage. »

Il résulte donc bien de ce texte de loi, combiné avec le

décret du **22** juin **1882**, que le chien dans la rue, doit être tenu en laisse, si le propriétaire veut s'éviter des ennuis ; ou bien qu'il doit lui mettre un collier et une muselière.

252° *La loi punit-elle le fait de laisser un chien courir après les passants, aboyant, cherchant à mordre, soit les personnes, soit les animaux qui circulent ?*

La Cour de cassation a décidé, le 19 juillet 1895, que le fait seul, de la part du propriétaire d'un chien, de ne pas le retenir lorsqu'il attaque ou poursuit les passants et même les gendarmes en aboyant, en cherchant à mordre, constitue une contravention conformément à l'article 475 n° 7 du Code pénal.

253° *Si la victime voulait réclamer une indemnité, pourrait-elle intervenir et se porter partie civile devant le tribunal de simple police ?*

Certainement, elle pourrait le faire conformément à l'article 161 du Code d'instruction criminelle, quand même la demande en dommages-intérêts dépasserait 2000 francs (Voir n° 142).

SIXIÈME SECTION

RESPONSABILITÉ CIVILE DES PROPRIÉTAIRES DE CHIENS, ATTEINTS DE RAGE, BASÉE SUR UN DÉLIT (ARTICLE 10 DE LA LOI SANITAIRE).

SOMMAIRE

254° Quand un chien hydrophobe mord des animaux, le propriétaire est-il responsable ?

255° *Quid* s'il a mordu une personne, un enfant ?

256° La rage spontanée peut-elle constituer un cas fortuit ?

257° L'Institut Pasteur fait-il disparaître la responsabilité ?

Responsabilité civile résultant d'un quasi-délit
(articles 1382 et 1385 du Code civil).

258° Le chien est-il un animal malfaisant ?

259° Un chien mord une personne entrant dans une cour.

260° La responsabilité peut-elle fléchir devant la preuve contraire ?

261° *Quid* si la personne a taquiné ou provoqué le chien ?

262° Si le chien était attaché à une voiture ?

263° Si une personne entrait sans tirer la sonnette ?

264° Si le chien vient à rompre sa laisse, ou si elle est trop longue,
etc. ?

265° Que doit-il arriver si des troubles nerveux sont déterminés
chez une personne par la morsure d'un chien suspect ?

266° Si le chien fait tomber un bicycliste, et est lui-même blessé ?

267° Un chien renverse un enfant dans la rue.

268° Peut-on tuer un chien qui pénètre dans une propriété privée
non close ?

269° S'il mord des poules, ou des vaches ?

270° S'il a été trouvé chassant dans un bois ?

271° S'il était accompagné de son maître ?

272° Peut-on tuer un chien trouvé en état de divagation ?

273° Peut-on tendre des pièges pour tuer des chiens ?

274° A-t-on le droit de répandre des boulettes empoisonnées ?

275° Peut-on détruire des chats, non furieux, ni enragés ?

254° *Quand un chien hydrophobe a mordu des animaux,*
le propriétaire est-il responsable ?

Depuis la promulgation de la loi sanitaire de 1881, les
tribunaux ont toujours déclaré responsables les propriétaires
dont les chiens atteints de rage avaient mordu des personnes ou des animaux. En 1882, le tribunal de Clamecy a
condamné à 1000 francs de dommages et intérêts et aux frais

du procès, un propriétaire dont le chien hydrophobe avait mordu une vache et un bœuf qui devinrent plus tard enragés

Un fait assez grave pour qu'on nous permette de le signaler vient de se passer à Vervins.

Un chien qui avait été mordu, quitte subitement la maison de son maître. Quelques jours après, il se trouvait à 30 kilomètres, il entra dans la ferme de M. R... se jeta à la tête d'une jument attelée à une voiture et la mordit à la lèvre supérieure.

Le chien portait un collier. Il fut abattu et l'autopsie révéla qu'il était atteint de rage.

La jument mordue fut séquestrée, et mise en surveillance ; quelques jours après, elle présenta les symptômes de la terrible maladie et se tua dans une crise de rage.

De là, procès en responsabilité : le propriétaire du chien, M. G... fut condamné à 1.200 francs de dommages et intérêts, et aux frais du procès.

255° *Est-il responsable aussi, lorsque le chien enragé a mordu une personne ou un enfant qui aurait pu se garer du chien ?*

Le tribunal civil de Chambéry, par un jugement du 15 janvier 1886, a condamné à 6.000 francs de dommages et intérêts et à tous les frais, le propriétaire d'un chien enragé dont la morsure avait déterminé la mort d'un enfant de 12 ans. Le tribunal a admis la complète responsabilité du propriétaire, qui ayant remarqué un changement dans les habitudes de l'animal, a envoyé le chien à la promenade au lieu de le séquestrer.

La Cour d'appel de Nimes, par un arrêt en date du 30 octobre 1893, confirmant un jugement du tribunal civil de Nimes, a condamné à 11.000 francs de dommages et intérêts, le propriétaire d'un chien enragé dont la morsure avait provoqué chez un homme tous les symptômes de l'hystérie rabiforme.

256° *La rage spontanée peut-elle constituer un cas fortuit ?*

La rage ne constitue pas, en principe, un cas fortuit ou de force majeure, exonérant *de plano* le propriétaire du chien, parce qu'elle ne se déclare pas ordinairement, avec une spontanéité qui déjoue toutes les précautions, que peut commander la prudence : les accidents rabiques étant souvent précédés de phénomènes suspects qui doivent attirer l'attention du propriétaire (*Jugement du tribunal civil de Bourgoin, du 29 mai 1896*).

257° *Puisque l'Institut Pasteur préserve de la rage les personnes ayant été mordues par des chiens atteints de rage, peut-il encore exister des procès en responsabilité ?*

Nous ferons remarquer tout d'abord, que toutes les personnes ayant été mordues, qui sont traitées dans l'Institut Pasteur, ne guérissent pas ; chaque année, on constate des cas de décès. Ensuite la victime est obligée de faire le voyage de Paris ; de rester à l'hôtel pendant 20 à 25 jours de traitement ; tout cela occasionne des dépenses, des frais, et s'il s'agit d'un ouvrier il ne peut pas travailler pendant qu'il est en traitement.

Donc l'action en responsabilité reste entière ; elle sera

peut-être moins grave, puisqu'on pourra préserver de la rage, ou l'empêcher de se déclarer ; mais elle subsistera pour les frais de voyage, frais d'hôtel, perte de temps, préjudice matériel et moral ; voilà pourquoi nous recommandons aux propriétaires, aux amis de la race canine, d'exercer la plus grande surveillance sur leurs chiens ; ils s'éviteront ainsi bien des ennuis, bien des tracas.

Nous avons même vu en 1899, des personnes condamnées à la prison, parce que leur chien, qui était enragé, avait mordu plusieurs individus qui ont été soignés à l'Institut Pasteur.

Responsabilité civile du propriétaire d'un chien qui n'est pas hydrophobe, mais qui néanmoins cause du dommage à autrui : cette responsabilité repose sur un quasi-délit, articles 1382 et 1385 du Code civil.

258° *Le chien est-il un animal malfaisant ou féroce ?*

Le chien n'appartient pas, par sa nature, à la classe des animaux malfaisants ou féroces, au sens de l'article 479 n° 2 du Code pénal. A le considérer en particulier, un chien ne peut, par exception, être placé dans cette catégorie, que si, en l'absence d'un acte de provocation, ayant pu déterminer le fait incriminé, il est constaté que cette bête est affectée d'un vice de férocité (*Arrêt de la Cour de cassation du 4 novembre 1899*).

259° *Le propriétaire d'un chien qui a mordu un passant, ou une personne qui voulait entrer dans une cour, est-il responsable du dommage causé par le chien ?*

En principe, il est responsable, l'article 1385 du Code

civil fait peser sur lui une présomption de faute : si son chien a des vices, s'il est féroce, il appartient au propriétaire de l'attacher ou de prendre les mesures utiles pour éviter des accidents.

On peut consulter sur ce point : un arrêt de la Cour de cassation du 1er février 1892 ; un arrêt de la Cour d'appel de Paris du 13 avril 1892 ; un jugement du tribunal de Chartres du 1er mai 1896 ; un arrêt de la Cour d'appel de Nîmes du 30 octobre 1893 ; un arrêt de la Cour d'appel de Paris du 20 avril 1893.

260° *Le principe de responsabilité peut-il fléchir devant la preuve contraire ou bien devant un cas fortuit ?*

Certainement, cette responsabilité peut être combattue par une preuve contraire, mais il appartient au propriétaire du chien, de prouver qu'il n'a commis aucune faute, aucune négligence, aucune imprudence ; et s'il invoque un cas fortuit, il doit le prouver pour dégager sa responsabilité.

261° *Si la morsure du chien est le résultat d'une taquinerie, d'une provocation ou d'une imprudence de la victime, le propriétaire est-il encore responsable ?*

Dans ces divers cas, le propriétaire n'est plus responsable ; mais il est obligé de faire la preuve, de la provocation, ou de l'imprudence de la victime (*Jugement du juge de paix de Sceaux du 25 juin 1897*).

262° *Qu'arriverait-il, si un chien attaché à une petite voiture de marchand ambulant, ou monté sur une voiture pour garder la marchandise, mordait un passant s'approchant trop près de la voiture ?*

Le propriétaire de l'animal ne serait pas responsable de

l'accident résultant de la morsure ; le passant a commis une imprudence en s'approchant trop près de la voiture ; le chien a pu croire qu'il venait pour voler des marchandises qu'il était chargé de garder.

263° *Une personne qui entrerait dans la journée sans tirer la sonnette, dans une cour clôturée par une barrière volante ou une porte fermée au loquet seulement, et serait mordue par le chien de la maison, le propriétaire serait-il responsable du préjudice occasionné par la morsure ?*

Nous pensons que le propriétaire serait responsable ; mais sa responsabilité pourrait être atténuée, par le fait que la personne n'a pas tiré la sonnette pour avertir de son arrivée ; c'est ce que le tribunal civil de Beauvais a jugé le 30 avril 1897 en condamnant G... à payer à la demoiselle B... 200 francs de dommages et intérêts et les frais du procès.

264° *Si le chien vient à rompre sa laisse ; si elle est trop longue, ou s'il a enlevé sa muselière, ou enfin s'il s'échappe d'une cour pour mordre un passant ou se jeter sur un bicycliste, le propriétaire est-il encore responsable ?*

Cela ne fait pas de doute ; chacun pour soi, et chacun chez soi.

En dehors des chiens de chasse, de bouviers ou bergers, les chiens doivent rester au domicile du propriétaire ; s'ils se promènent dans les rues ou sur les places publiques, les propriétaires doivent les retenir pour les empêcher de poursuivre et d'attaquer les passants (*article 475 n° 7 du Code pénal.* Voir : *Cassation. 13 décembre 1893*).

265° *Un chien suspect de rage mord une personne qui prend peur, et est par suite atteinte de troubles nerveux. le propriétaire de l'animal est-il dans ce cas responsable de la maladie nerveuse, alors qu'il est reconnu que la morsure était légère et que la personne n'a pas été atteinte du mal rabique ?*

Il ne s'agit pas ici d'un dommage direct, mais d'un préjudice indirect ; malgré cela, nous pensons que le propriétaire du chien est responsable des conséquences de la maladie nerveuse qui a été déterminée par la morsure de l'animal (Voir : *un arrêt de la Cour d'appel de Nîmes, du 30 octobre* 1893).

266° *Lorsqu'un chien quitte le domicile de son maître pour courir après un bicycliste, et essayer de le mordre : que ce dernier après avoir blessé l'animal, est tombé, en se faisant des blessures, et en cassant son instrument ; est-ce le bicycliste qui doit payer une indemnité pour le chien blessé : ou bien, le propriétaire du chien qui est responsable des blessures du bicycliste et du dommage causé à l'instrument ?*

Nous pensons que le propriétaire du chien n'a aucune action ; au contraire, c'est lui qui est responsable de l'accident ; si son chien était resté dans la cour, ou s'il avait été attaché, l'accident ne serait pas arrivé ; il faut dans ce cas appliquer l'article 475 n° 7 du Code pénal qui décide que. le propriétaire est responsable de son chien lorsqu'il attaque ou poursuit les passants, quand même il n'en serait résulté aucun mal ou dommage.

267° *Si un chien se promenant dans la rue jetait un enfant par terre et le blessait, le propriétaire serait-il responsable ?*

Oui ! le propriétaire de l'animal serait responsable aux termes de l'article 1382 du Code civil.

Chiens trouvés dans un bois ou dans une propriété privée.

268° *A-t-on le droit de tuer un chien qui s'introduit pendant le jour dans une propriété non close, alors qu'il ne cause pas de dommage ?*

Du moment où le chien ne cause pas de dommage, s'il n'est ni furieux, ni enragé et s'il ne menace personne, on n'a pas le droit de le tuer (*Jugement du tribunal de paix d'Alger, du 30 mars 1897*).

269° *Mais si on le trouvait mordant des poules, des vaches, etc. ?*

Dans ce cas il cause un dommage, on a le devoir de défendre ses animaux, et par suite on a le droit de tuer le chien, parce qu'alors, il y a nécessité et légitime défense.

Aussitôt on fait une déclaration au garde champêtre qui avise le propriétaire, s'il est connu (*article 454 du Code pénal*).

270° *Si le chien a été trouvé chassant dans un bois, a-t-on le droit de le tuer ?*

Non ! dans ce cas, le garde doit dresser procès-verbal pour divagation du chien, contre le propriétaire s'il le connaît. Si le chien n'a pas de collier, ou si le propriétaire n'est pas connu, l'animal est saisi et mis en fourrière.

271° *Si le chien chassait dans le bois accompagné de son maître, pourrait-on encore le saisir et le mettre en fourrière ?*

Non ! dans ce cas, le garde doit se borner à dresser un procès-verbal de chasse au propriétaire *(Jugement du tribunal de Nogent-le-Rotrou du 6 juillet 1894).*

272° *Peut-on tuer un chien courant trouvé en état de divagation ?*

Le fait de laisser en état de divagation un chien courant, est de nature à atténuer la responsabilité de celui qui le tue *(Jugement du tribunal de paix d'Alger du 30 mars 1897).*

273° *A-t-on le droit de tendre des pièges dans une propriété non close pour détruire des chiens ?*

La Cour de cassation a jugé, le **29** février **1896**, que la destruction d'un chien, dans un piège, sans nécessité, était punissable aux termes de l'article **479** numéros 1 et 3 du Code pénal.

On ne pourrait donc tendre des pièges, qu'autant qu'il y aurait absolue nécessité, et que les tiers seraient avertis par un écriteau *(Tribunal de simple police de Dunkerque du* 1er *avril* **1894**).

274° *Aurait-on le droit de mettre des boulettes empoisonnées ?*

Pas davantage ! le tribunal de Compiègne a jugé, le 3 juin **1873**, que le fait de mettre des boulettes empoisonnées dans un bois non clos, dans le but d'atteindre les chiens des chasseurs, en même temps que les bêtes fauves, constituait une contravention à l'article 479 du Code pénal.

275° *Peut-on détruire un chat qui se promène, alors qu'il n'est ni furieux ni enragé?*

Non ! si on le tuait dans ces conditions, on tomberait sous l'application de l'article 479 (*Voir : arrêt de la Cour de cassation belge du 13 juin 1864 ; tribunal de justice de paix d'Oran du 23 mai 1894*).

SEPTIÈME SECTION

TRIBUNAUX COMPÉTENTS POUR LES ACTIONS CIVILES.

SOMMAIRE

276° Justice de paix.
277° Si la demande est fondée sur une contravention et si elle dépasse 200 francs.
278° Si elle est fondée sur un délit.
279° Si le chien est gardien de marchandises.

276° *Justice de paix.*

Si la demande en dommages et intérêts résultant d'une morsure, ou d'une blessure d'un animal, chien, taureau, vache, etc., n'est pas supérieure à 200 francs, elle doit être portée devant le juge de paix du domicile du propriétaire de l'animal.

277º *Si la demande en dommages et intérêts est fondée sur une contravention aux articles 475 et 479 du Code pénal, peut-on encore porter la demande devant le juge de paix si elle dépasse 200 francs ?*

Oui ! si la demande est portée devant le tribunal de simple police, qui statue sur la contravention en même temps que sur les dommages et intérêts, conformément à l'article 161 du Code d'instruction criminelle.

Mais si la victime laisse le tribunal de simple police statuer sur la contravention, sans intervenir, sans réclamer d'indemnité, ce tribunal est dessaisi, et alors la demande en dommages et intérêts supérieure à 200 francs, doit être portée devant le tribunal de première instance du domicile du propriétaire de l'animal.

(*Voir un jugement du tribunal de simple police de Paris du 13 décembre 1893, qui a condamné M. B... à payer à Mlle C... 1500 francs de dommages et intérêts, parce que son chien s'était précipité dans la rue et avait mordu Mlle C... à la figure ; jugement du tribunal correctionnel de Narbonne du 30 novembre 1894 ; Cassation, 27 juillet 1897*).

278º *Si la demande en dommages et intérêts est supérieure à 200 francs et repose sur un délit prévu par la loi de police sanitaire, ou sur les articles 1382 et 1385 du Code civil, devant quel tribunal doit-elle être portée ?*

Devant la juridiction ordinaire, c'est-à-dire devant le tribunal civil, s'il n'y a pas eu d'intervention et de partie civile devant le tribunal correctionnel.

279° Mais si la morsure ou les blessures avaient été faites par un chien affecté à la garde de marchandises à l'étalage ou monté sur une voiture, quel serait le tribunal compétent ?

Nous pensons que dans ce cas, l'action en dommages et intérêts peut être portée devant la juridiction commerciale, article 632 du Code de commerce (*Jugement du tribunal de commerce de la Seine du 18 juin 1897*).

HUITIÈME SECTION

L'Institut Pasteur.

SOMMAIRE

280° Traitement à l'Institut.
281° Que faut-il faire pour les indigents ?
282° Quelles sont les pièces à produire ?
283° Si le chien a été abattu par les habitants ?
284° Que faut-il faire si le chien n'a pas été retrouvé ?
285° Quelle est la durée du traitement ?
286° Est-il curatif ou préventif ?
287° Le froid est-il nuisible ?

280° *Traitement à l'Institut.*

Bien que l'Institut Pasteur ne concerne que le traitement de l'espèce humaine, nous avons pensé, à cause de la communication de la rage à l'homme, qu'il était utile de donner quelques renseignements aux personnes atteintes du mal rabique.

Lorsqu'une personne a été mordue par un chien enragé, ou suspect de rage, elle doit, après avoir pris les précautions que nous avons indiquées au n° 184, se rendre à l'Institut Pasteur pour faire étudier son cas.

Avant d'être examiné, on doit se faire inscrire à l'Institut. Cette inscription se fait tous les matins à 10 heures au plus tard.

Une fois inscrite, la personne est visitée par un médecin qui décide ce qu'il faut faire.

Si le médecin est d'avis qu'elle sera soumise au traitement anti-rabique, elle devra s'installer dans un hôtel à ses frais, et tous les matins, à 10 heures et demie, elle se présentera à l'Institut pour recevoir l'inoculation. Puis elle sera libre toute la journée.

Le traitement est gratuit ; on n'a rien à payer, en dehors des frais de séjour, d'hôtel et de voyage.

281° *Comment les choses se passent-elles pour les indigents?*

Pour les indigents, le maire de la commune délivre, ou demande d'urgence au préfet ou au sous-préfet une réquisition, pour que la Compagnie du chemin de fer délivre un billet à moitié prix (*Circulaire ministérielle du* 1er *décembre* 1892).

Et pour les frais d'hôtel, c'est la commune qui doit prendre les mesures nécessaires, pour les assurer pendant le séjour fixé par les médecins de l'Institut.

282° *Quelles sont les pièces que les malades doivent apporter à l'établissement ?*

Les directeurs de l'Institut Pasteur conseillent d'apporter la tête du chien, ou tout au moins, un certificat du vétérinaire qui en a fait l'autopsie.

De plus ils recommandent de ne pas tuer le chien qui, après avoir parcouru une localité, a mordu plusieurs personnes, il faut faire tous ses efforts pour l'enfermer et l'empêcher de mordre. S'il est enragé, au bout de 4 à 8 jours au maximum, il sera mort. S'il n'est pas mort, c'est qu'il n'est pas enragé, et alors toutes les personnes mordues n'ont aucune inquiétude à avoir, elles n'ont rien à faire. Si elles se rendaient à l'Institut Pasteur, elles seraient renvoyées sans traitement.

Si au contraire il est mort, il n'y a plus de doute, les personnes mordues doivent partir pour l'Institut Pasteur, avec un certificat du maire ou du vétérinaire constatant le fait, et alors elles sont soumises immédiatement au traitement anti-rabique.

283° *Que faut-il faire si le chien a été abattu par les habitants ?*

Il faut dans ce cas emporter la tête du chien à l'Institut ; et ces messieurs font des inoculations afin de s'assurer qu'il était bien atteint de rage.

284° *Si le chien n'a pu être abattu, ni retrouvé, que faut-il faire ?*

Dans ce cas, comme il est impossible de savoir d'une façon précise si les personnes mordues courent un danger, elles doivent se rendre d'urgence à l'établissement.

285° *Quelle est la durée du traitement ?*

Elle est variable, cela dépend des cas, elle est de 15, 18 ou 21 jours. Pendant le traitement, il faut éviter les fatigues et les refroidissements. Lorsqu'on est rentré à son domicile, il faut pendant quelque temps continuer les mêmes soins, et surtout éviter les refroidissements.

286° *Le traitement est-il curatif ou préventif ?*

Il est préventif. En effet, c'est pendant la période d'incubation que se fait l'inoculation anti-rabique ; si la rage était déclarée chez la personne, à l'Institut Pasteur, on ne lui ferait subir aucun traitement ; c'est pour cela que nous recommandons de prendre des précautions et de partir aussitôt pour l'Institut.

287° *Le froid est-il nuisible aux personnes mordues ?*

Certainement ; le froid peut déterminer d'une façon plus rapide l'éclosion de la rage ; il faut donc éviter des refroidissements aussitôt qu'on a été mordu, puis pendant le traitement et enfin pendant quelque temps encore après.

CHAPITRE II

Peste bovine ou typhus dans toutes les espèces de ruminants.

PREMIÈRE SECTION

CONSTATATION DE LA MALADIE.

SOMMAIRE

288° Les symptômes de la maladie.
289° Période d'incubation.
290° Comment se fait la contagion ?
291° Peut-elle atteindre l'espèce ovine et caprine ?
292° Devoirs du propriétaire et du maire.
293° Le vétérinaire délégué n'est plus appelé.
294° M. le Ministre de l'agriculture peut prendre des mesures.
295° Lorsque la peste bovine a été constatée, que faut-il faire ?
296° L'arrêté doit-il être publié et affiché ?
297° Conséquences de l'arrêté d'infection.
298° Abatage des animaux malades et contaminés.
299° Les animaux des espèces ovine et caprine qui se trouvent dans la même exploitation, doivent-ils aussi être abattus ?
300° *Quid* des animaux des espèces ovine et caprine qui sont atteints de peste bovine ?
301° Est-il permis de traiter les animaux malades ?
302° Dans quel endroit doit on faire l'abatage ?
303° Comment se fait le transport des cadavres ?
304° Les marchés et les foires sont-ils interdits ?

288° *Les symptômes de la maladie ?*

La peste bovine est pour le bétail une des plus meurtrières des épizooties. Elle imprime à la physionomie et aux allures des malades, un aspect particulier. Tout d'abord l'animal est pris de stupeur, il tient la tête baissée ; les oreilles basses, il bâille et grince des dents ; le poil est hérissé, la démarche est chancelante, et les jambes antérieures sont écartées. Le propriétaire pourra encore remarquer, que l'appétit diminue, le lait tarit, et les trayons sont froids. On observe encore des frissons ; l'animal a une soif intense, le pouls est dur.

289° *La période d'incubation.*

La période d'incubation est de 6 à 7 jours. Le quatrième ou le cinquième jour, les symptômes que nous venons de signaler s'accentuent, la fièvre augmente. L'amaigrissement va en croissant ; l'animal semble dormir, il ne peut plus se soutenir ; le plus souvent il s'affaisse sur le sol et la mort survient aussitôt.

En 1865, la peste bovine sévit avec violence en Hollande et en Angleterre. A cette époque, deux gazelles furent expédiées de Londres au jardin d'acclimatation de Paris, et furent mises en commun avec des cerfs, des zèbres, des vaches normandes, etc. Cinq jours après, une gazelle mourut de la peste bovine, puis l'autre, et enfin les 34 animaux qui avaient été en contact avec les gazelles.

En 1870, le typhus contagieux fut introduit en France par un troupeau de 193 bœufs qui venaient de Russie. Au siège de Paris, après la capitulation, il se déclara au marché de la Villette et causa de grands ravages.

290° *Comment se fait la contagion ?*

La peste bovine se propage par contagion avec une extrême facilité. Les habits des domestiques ou gardiens des animaux, les marchands de bestiaux, les harnais, les pailles, les fumiers, les chiens, les rats, les chats, les poules même, en sont les propagateurs ordinaires.

Les chiens doivent être tenus à l'attache ou en laisse. Les chats et les poules doivent rester enfermés (*article 11 du décret du 22 juin 1882*).

291° *La peste bovine peut-elle atteindre l'espèce ovine et caprine ?*

Certainement, et l'article 35 de la loi du 21 juin 1898 décide même, que les animaux des espèces ovine et caprine qui se trouvent dans la même exploitation, et qui ont été exposés à la contagion, doivent être isolés et soumis aux mesures sanitaires déterminées par le règlement d'administration.

292° *Devoirs du propriétaire et du maire.*

Le propriétaire doit faire une déclaration à la mairie ; le maire doit requérir le vétérinaire sanitaire par écrit, et informer le préfet comme pour toutes les maladies.

293° *Le vétérinaire délégué n'est plus appelé.*

Aux termes de l'article 34 de la loi du 21 juin 1898, le vétérinaire délégué n'est plus appelé, c'est le vétérinaire sanitaire de la circonscription qui doit faire des propositions. Il rédige un rapport contenant tous les renseignements utiles et l'adresse aussitôt au préfet.

294° Le ministre de l'agriculture prend des mesures.

Lorsque la peste bovine est introduite dans un département, le préfet en avertit par télégramme le ministre de l'agriculture, qui prend, avec le concours du comité consultatif des épizooties, la direction du service sanitaire (*Circulaire ministérielle du 20 août 1882*).

Arrêté portant déclaration d'infection.

295° Lorsque la peste bovine a été constatée, que faut-il faire ?

Le préfet doit prendre immédiatement un arrêté de déclaration d'infection, soit d'une partie de la commune seulement, soit de la commune tout entière, soit même, s'il y a lieu, des communes voisines (*article 8 du règlement du 22 juin 1882*).

C'est dans le rapport du vétérinaire, que le préfet trouve tous les renseignements qui lui sont nécessaires pour fixer les limites de la zone à déclarer infectée. Elle peut comprendre, même au début de l'invasion, toutes les exploitations rurales qui directement ou indirectement ont pu être contaminées.

296° L'arrêté doit-il être publié ou affiché ?

L'arrêté préfectoral est publié et affiché dans les communes comprises dans un rayon de 20 kilomètres. Des écriteaux sont placés comme pour toutes les maladies ; cet arrêté est envoyé dans les vingt-quatre heures aux préfets des départements limitrophes ; le ministre de l'agriculture est tenu au courant jour par jour ; des bulletins sont publiés tous les jours au *Journal officiel* (*articles 9 et 10 du règlement*).

297º *Conséquences de l'arrêté d'infection.*

L'arrêté portant déclaration d'infection est le signal de l'application de toutes les prescriptions de la loi, qui consistent dans l'isolement des bêtes non malades, désinfection de l'étable, qui avec l'abatage, ont pour but de prévenir l'extension de la peste bovine ; et toutes autres mesures sanitaires énoncées dans l'article 11 du décret du 22 juin 1882, que l'on trouvera au titre *des annexes.*

298º *Abatage des animaux malades et de ceux contaminés.*

Lorsqu'un arrêté préfectoral a constaté l'existence de la peste bovine dans une commune, les animaux malades, et ceux de l'espèce bovine qui ont été contaminés, alors même qu'ils ne présenteraient aucun signe apparent de maladie, sont abattus par ordre du maire, conformément à l'avis du vétérinaire sanitaire, et après évaluation (*article 34 de la loi du 21 juin* 1898).

Ainsi pour la peste bovine, l'ordre d'abatage est délivré par le maire, et non par le préfet comme cela est prescrit pour la péripneumonie.

299º *Les animaux des espèces ovine et caprine qui se trouvent dans la même exploitation, doivent-ils aussi être abattus ?*

Non ! il eût été excessif et très onéreux pour le Trésor public d'étendre cette mesure sanitaire à ces animaux, qui ont été exposés à la contagion, alors surtout que les dangers de la propagation de la maladie peuvent être prévenus, par une sévère surveillance et un isolement rigoureux.

Aux termes de l'article 14 du règlement du 22 juin 1882, ces animaux qui ont été contaminés, doivent être divisés par lots et isolés pendant 15 jours, dans des locaux, herbages éloignés de ceux qui sont habités par les bêtes bovines.

À l'expiration de ce délai, la mesure sera levée par le maire, sur l'avis du vétérinaire sanitaire, si aucun cas de peste ne s'est déclaré parmi eux.

300° *Que doit-on faire des animaux des espèces ovine et caprine qui sont atteints de peste bovine?*

Ils doivent être abattus, comme les animaux de l'espèce bovine; il n'y a de différence, que pour ceux qui ont été seulement exposés à la contagion, lesquels ne sont pas abattus, mais isolés comme nous le disons plus haut.

301° *Est-il permis de traiter les animaux malades?*

Il est interdit de suspendre l'exécution des mesures relatives à l'abatage, pour les traiter, sauf dans les cas, et sous les conditions qui seraient spécialement déterminés par le ministre de l'agriculture, sur l'avis du comité consultatif des épizooties; par conséquent on n'a pas le droit d'essayer de les guérir.

302° *Dans quel endroit doit-on faire l'abatage?*

Les animaux de l'espèce bovine atteints par contamination de la peste, doivent être abattus sur place; les cadavres sont ensuite transportés aux fosses d'enfouissement ou à l'atelier d'équarrissage; sauf le cas où le transport du cadavre au lieu de l'enfouissement serait considéré par le vétérinaire, comme plus dangereux que celui de l'animal vivant (*article 35 de la loi du 21 juin 1898*).

Dans ce dernier cas, les animaux sont menés à la corde à l'endroit où ils doivent être enfouis, avec la corde, sous la surveillance du garde champêtre (*article 16 du règlement du 22 juin 1882*).

Le transport des animaux vivants, qui ont été contaminés et qui s'effectue en vue de l'abatage, peut être autorisé par le maire, conformément à l'avis du vétérinaire sanitaire.

Que l'abatage des animaux malades ait lieu sur place, ou que les animaux vivants soient conduits au lieu d'abatage, en aucun cas, les cadavres ne doivent sortir du territoire infecté.

303° *Comment se fait le transport des cadavres ?*

Les conditions du transport des cadavres à l'abattoir, à l'atelier d'équarrissage, ou aux fosses d'enfouissement, sont déterminées par l'article 15 du règlement du 22 juin 1882 que l'on trouvera au titre des *annexes.*

304° *Les marchés et les foires sont-ils interdits ?*

Le préfet par l'arrêté d'infection, doit interdire les foires et marchés, les concours agricoles, dans le territoire où sévit la peste bovine, et autour dudit territoire dans un rayon par lui déterminé, pour la vente des animaux des espèces bovine, ovine et caprine (*article 19 du décret du 22 juin 1882*).

Toutefois les marchés intérieurs des villes, ayant des abattoirs, se tiennent comme à l'ordinaire. Mais les animaux

qui y sont conduits ne peuvent en sortir que pour être
abattus dans la ville même.

DEUXIÈME SECTION

EXPERTISE ET ESTIMATION DES ANIMAUX AVANT L'ABATAGE :
DESTRUCTION DES CADAVRES.

SOMMAIRE

305° Formalités nécessaires pour l'expertise.
306° L'avis du juge de paix est-il encore nécessaire ?
307° L'estimation doit-elle être faite par le vétérinaire délégué, ou
     seulement le vétérinaire sanitaire de la circonscription ?
308° Destruction des cadavres des animaux abattus comme atteints
     de peste bovine.
309° Détournement des cadavres.
310° La chair des animaux abattus comme ayant été en contact avec
     ceux atteints de peste bovine, peut-elle être livrée à la con-
     sommation ?
311° Peut-on vendre les peaux et abats de ces animaux ?
312° Le produit de la vente doit-il être déduit de l'indemnité ?

305° *Formalités nécessaires pour l'expertise.*

Avant l'exécution de l'ordre d'abatage, les animaux sont
estimés par le vétérinaire sanitaire, et un expert désigné par
le propriétaire. A défaut par ce dernier de désigner un expert, le vétérinaire sanitaire opère seul. Le procès-verbal
d'expertise sera dressé et signé par les experts ; le maire le
signe et donne son avis (*article 49 de la loi du* 21 *juin* 1898).

Le procès-verbal est déposé à la mairie dès qu'il est signé ;
puis il est transmis par le maire au préfet dans les 5 jours
de sa date (*article 65 du règlement du* 22 *juin* 1882).

306° *L'avis du juge de paix est-il encore nécessaire ?*

Aux termes de l'article 20 de la loi du 21 juillet 1881 le juge de paix devait contre-signer le procès-verbal et donner son avis sur l'estimation. La loi du 21 juin 1898, dans l'article 49, ne parle plus de la signature du juge de paix, ni de son avis ; d'où il suit qu'il n'est plus nécessaire.

307° *L'estimation doit-elle être faite par le vétérinaire délégué ou seulement le vétérinaire sanitaire de la circonscription ?*

L'article 49 dit : que l'estimation sera faite par le *vétérinaire délégué* : mais il s'agit dans cet article, de toutes les maladies à raison desquelles une indemnité est accordée ; or pour la peste bovine, le législateur a dit, dans l'article 34, que la proposition d'abatage serait faite par le *vétérinaire sanitaire* au lieu du *vétérinaire délégué,* qui en avait été chargé par la loi du 21 juillet 1881.

Dans l'article 35, le législateur a substitué aussi le vétérinaire sanitaire au *vétérinaire délégué* ; de sorte qu'il est difficile d'admettre, qu'il ait voulu faire faire l'estimation par le vétérinaire délégué, alors que le vétérinaire sanitaire doit assumer sur lui la responsabilité de l'abatage.

308° *Destruction des cadavres des animaux abattus comme atteints de peste bovine.*

L'article 42 de la loi du 21 juin 1898 décide, d'une façon formelle, que les animaux morts de maladies contagieuses, quelles qu'elles soient, ou abattus comme atteints de peste bovine, ne peuvent être livrés à la consommation.

Les cadavres ou débris d'animaux morts ou abattus

comme atteints de cette maladie, devront être enfouis avec la peau tailladée, à moins qu'ils ne soient envoyés à un atelier d'équarrissage régulièrement autorisé. Les conditions dans lesquelles devront être exécutés, le transport, la destruction ou l'enfouissement des cadavres, seront déterminées par le réglement d'administration qui n'a pas encore été rendu.

Cette interdiction a pour objet de prévenir l'extension de la peste bovine par l'intermédiaire des débris cadavériques.

309° *Détournement des cadavres.*

Afin d'éviter le détournement des cadavres des animaux morts ou abattus, de leur destination, la loi punit :

1° D'un emprisonnement de 2 mois à 6 mois et d'une amende de 100 francs à 1000 francs, ceux qui, sans permission de l'autorité, auront déterré des cadavres d'animaux atteints de peste bovine (*article* 31 *de la loi sanitaire*).

2° D'un emprisonnement de 6 mois à 3 ans et d'une amende de 100 francs à 2000 francs, ceux qui auront vendu, ou mis en vente de la viande provenant d'animaux morts de maladies contagieuses, ou abattus comme atteints de peste bovine (*article* 32 *de la même loi*).

310° *La chair des animaux abattus comme ayant été en contact avec d'autres atteints de peste bovine, peut-elle être livrée à la consommation?*

La destruction complète des cadavres des animaux affectés de peste bovine est formellement ordonnée. Mais il n'en est pas de même des viandes provenant d'animaux qu'on a dû abattre, non pas parce qu'ils sont malades, mais simplement parce qu'ils ont été exposés à la contagion. Aussi pour concilier l'intérêt de l'agriculture avec les exigences de la police sanitaire. L'article 44 de la loi du **21** juin **1898** décide-t-il : « que la chair des animaux abattus comme ayant été en con- « tact avec des animaux atteints de la peste bovine, peut être « livrée à la consommation, si le vétérinaire sanitaire l'au- « torise ». La consommation doit être faite sur place, à moins que le maire, après autorisation du ministre, permette le transport, hors de la commune déclarée infectée (*article* **12** *du règlement*).

L'article **15** de la loi de la police sanitaire de **1881**, posait en principe, que la viande de ces animaux pouvait être livrée à la consommation ; mais la loi du **21** juin **1898** y a ajouté une condition : *c'est l'avis conforme du vétérinaire sanitaire.*

311° *Peut-on vendre les peaux et abats de ces animaux?*

Oui ! on peut vendre les peaux, les laines, les cornes, les abats et issues de ces animaux qui ont été seulement expo- sés à la contagion ; mais on ne peut les enlever du lieu d'abatage, qu'après avoir été désinfectés dans les conditions prescrites par le règlement d'administration.

La sortie du territoire infecté doit être autorisée par le maire, après que le vétérinaire sanitaire a constaté la com- plète désinfection (*article* **12** *du règlement du* **22** *juin* **1882**).

312° *Le produit de la vente doit-il être déduit de l'indem- nité?*

Lorsque l'emploi des débris d'un animal abattu pour cause de peste bovine, a été autorisé pour la consommation, ou pour un usage industriel, le propriétaire est tenu de dé- clarer le produit de la vente de ces débris.

La loi en parlant de débris, entend parler aussi de la viande vendue à la consommation ; il ne faudrait pas restreindre cette expression aux peaux, cornes, laines, etc. Le propriétaire devra donc compte de tout ce qu'il aura vendu.

Le produit total de la vente appartient au propriétaire, mais s'il est supérieur à la portion de la valeur laissée à sa charge soit le quart de la valeur de l'animal, l'indemnité due par l'État est réduite de l'excédent (*article* 48 *de la loi du* 21 *juin* 1898).

TROISIÈME SECTION

INDEMNITÉS, DÉSINFECTION, ET LEVÉE DE LA DÉCLARATION D'INFECTION.

SOMMAIRE

313° *Fixation de l'indemnité.*

Aux termes de l'article 17 de la loi du 21 juillet 1881, confirmé par l'article 46 de la loi du 21 juin 1898, il est alloué aux propriétaires des animaux abattus, pour cause de peste bovine, une indemnité des trois quarts de la valeur avant la maladie.

L'indemnité ne peut dépasser la somme de 600 francs pour les trois quarts.

314° *Animaux contaminés.*

L'indemnité est allouée aussi pour les animaux qui on été abattus par ordre du maire, comme ayant été en contact avec des bêtes malades, et comme pouvant être contaminés, alors même qu'ils ne présenteraient aucun signe apparent de maladie.

315° *Animaux venant de l'étranger.*

L'article 47 de la loi du 21 juin 1898 n'est pas applicable à la peste bovine ; par suite, le propriétaire d'un animal introduit en France depuis quelques jours, et reconnu atteint de peste bovine, est en droit de réclamer une indemnité.

Pour avoir droit à cette indemnité, il est nécessaire que l'existence de la maladie soit constatée dans la commune par un arrêté du préfet.

Si l'animal est mort avant l'arrêté d'abatage ou d'infection, le propriétaire n'a droit à aucune indemnité.

Si le propriétaire n'avait pas exécuté toutes les prescriptions de la loi sanitaire et du règlement du 22 juin 1882, il pourrait perdre son droit à une indemnité (*article 51 de la loi du 21 juin 1898*).

316° *Pièces à fournir à l'appui de la demande d'indemnité.*

Le propriétaire doit faire sa demande sur papier timbré. Elle est adressée au ministre de l'agriculture, par l'intermédiaire du préfet, dans un délai de 3 mois au plus tard, à dater du jour de l'abatage, sous peine de déchéance (*article 50 de la loi du 21 juin 1898*).

Le ministre n'est pas obligé d'accepter les évaluations faites. Il peut en ordonner la révision par une commission dont il désigne les membres. Dans ce cas, le propriétaire est appelé à fournir ses observations à la commission.

L'indemnité est fixée par le ministre ; mais si le propriétaire n'est pas satisfait, il a le droit de former un recours devant le Conseil d'Etat.

A l'appui de cette demande, il faut joindre les pièces suivantes :

1° Le procès-verbal d'estimation ;

2° Une copie certifiée conforme par le maire de l'ordre d'abatage ;

3° Un certificat sur papier libre du maire attestant que l'ordre d'abatage a reçu son exécution ;

4° Une copie certifiée de la déclaration faite à la mairie par le propriétaire, de l'apparition de la peste bovine dans ses étables ;

5° Un certificat sur papier libre du maire, attestant que le propriétaire s'est conformé à toutes les prescriptions légales ;

6° Une déclaration sur papier libre du propriétaire faisant connaitre, lorsqu'il y aura lieu, pour chaque tête de bétail, les produits de la vente des animaux ou de la viande et des débris (*article 66 du règlement du 22 juin 1882*).

317° *La désinfection*.

Aux termes de l'article 17 du décret du 22 juin, le propriétaire, immédiatement après l'abatage des animaux atteints de peste bovine, ou ayant été exposés à la contagion, doit désinfecter d'une façon complète les locaux, cours, herbages où se trouvaient les animaux.

Les règles relatives à la désinfection étaient énumérées dans l'arrêté ministériel du 12 mai 1883 ; mais un nouvel arrêté ministériel du 1er avril 1898 a abrogé celui de 1883 pour prescrire les mesures spéciales de désinfection qui seront maintenant employées ;

Les propriétaires devront donc procéder à la désinfection sous la surveillance du vétérinaire sanitaire, conformément aux prescriptions de l'arrêté ministériel du 1er avril 1898 (article 4) que l'on trouvera plus loin au titre des *annexes*.

318e *A la charge de qui sont les frais de désinfection ?*

La loi n'en parle pas ; mais il résulte de l'ensemble des dispositions de la loi, que ces frais sont à la charge du propriétaire ; ces dépenses sont parfois considérables, surtout quand le vétérinaire prescrit la destruction de divers objets, ou le récrépissage, ou de nouveaux pavages ; le législateur aurait été bien inspiré s'il avait fait supporter une partie de la dépense par le Trésor public ; dans d'autres pays la totalité des frais n'est pas supportée par le propriétaire.

319o *Arrêté de levée de la déclaration d'infection.*

La déclaration d'infection ne peut être levée, par le préfet, que sur le vu du certificat du vétérinaire sanitaire, constatant qu'il s'est écoulé 30 jours au moins, sans qu'il se soit produit un nouveau cas de peste bovine, et après la constatation aussi par le vétérinaire de l'accomplissement de toutes les prescriptions relatives à la désinfection.

L'arrêté est envoyé d'urgence au maire qui le fait remettre au propriétaire comme pour toutes les maladies contagieuses (*article* 20 *du même décret*).

QUATRIÈME SECTION

VENTE D'ANIMAUX ATTEINTS DE PESTE BOVINE, OU TYPHUS ;
RESPONSABILITÉ CIVILE ; PÉNALITÉS.

SOMMAIRE

320° Les animaux atteints de ces maladies peuvent-ils être vendus ou mis en vente ?

321° Si, ignorant la maladie, on les mettait en vente ?

Responsabilité par suite de contamination.

322° Lorsque la peste bovine se déclare pour la première fois dans un département, le propriétaire peut-il être actionné en dommages et intérêts par un voisin ?

323° Mais de quoi le propriétaire peut-il être responsable, puisque l'Etat paie une indemnité ?

Pénalités.

324° Une personne ayant la peste bovine dans ses étables, et qui communiquerait cette maladie à des voisins, commettrait-elle un délit ?

325° L'Etat peut-il intervenir et se porter partie civile dans un procès correctionnel pour réclamer des dommages et intérêts ?

326° L'Etat peut-il intervenir dans les procès concernant toutes les maladies contagieuses ?

Vente d'animaux atteints de peste bovine ou typhus.

320° *Les animaux atteints de typhus peuvent-ils être vendus ou mis en vente ?*

Non ! la peste bovine est une maladie contagieuse ; or nous avons déjà dit que les animaux atteints de maladies contagieuses étaient hors du commerce.

321° *Si un propriétaire ou marchand, ignorant que ses animaux sont atteints de peste bovine, les vendait, la vente serait-elle valable ?*

La vente serait nulle, et l'acquéreur aurait le droit de faire annuler la vente, pendant 45 jours à partir de la livraison, et 10 jours en cas d'abatage, comme nous l'avons expliqué au titre général *de la vente*.

Voir dans ce sens, un jugement du tribunal de commerce de Beauvais du 8 octobre 1873 qui, à l'occasion du typhus importé en France par le troupeau de 200,000 bœufs environ qui suivait l'armée allemande, lors de l'invasion en 1870, a décidé que les ventes étaient nulles, et de plus, a condamné un nommé S... à payer à D... 1500 francs de dommages et intérêts pour avoir contaminé son troupeau.

Depuis l'invasion allemande de 1870-1871, le typhus ou peste bovine a heureusement disparu de la France.

Responsabilité civile par suite de contamination des animaux.

322° *Lorsque le typhus ou peste bovine se déclare pour la première fois dans un département, le propriétaire de l'exploitation dans laquelle le premier cas a été constaté peut-il être actionné en dommages et intérêts, par un cultivateur voisin dont le troupeau a été atteint par suite du contact des animaux ?*

Lorsqu'il est parfaitement établi que la peste bovine, inconnue dans un département, ou dans un canton, a éclaté dans une étable, et s'est répandue ensuite dans toute la commune, le propriétaire de l'animal premier atteint, peut être actionné en dommages et intérêts pour réparation du préjudice qu'il a causé. Le ministre, par une circulaire du 30 mars 1892, a prescrit des enquêtes pour trouver l'origine du premier cas de peste bovine, et déterminer la responsabilité de chacun.

La responsabilité a été consacrée par un arrêt de la Cour de Rouen du 28 mars 1872 et par un arrêt de Caen du 27 décembre 1871. Bien que ces arrêts soient antérieurs à la loi sur la police sanitaire, ils n'en sont pas moins applicables, parce que les principes sont restés les mêmes.

323° *Mais de quoi le propriétaire peut-il être responsable, puisque l'État paie une indemnité ?*

L'État ne paie que les 3/4 de la valeur ; de sorte que l'action en responsabilité est recevable pour un quart de la valeur de l'animal, sans compter, les animaux malades, les pertes de lait, les frais de vétérinaire ; les frais de désinfection et autres résultant des circonstances.

Les propriétaires d'animaux agiront donc sagement, en prenant des précautions sanitaires pour éviter tout contact de leurs animaux avec ceux des voisins.

Pénalités.

324° *Une personne ayant le typhus ou la peste bovine dans ses étables, qui répandrait cette maladie dans les communes voisines en vendant des animaux à des cultivateurs, commettrait-elle un délit?*

Évidemment, cette personne serait très coupable et commettrait un délit pour défaut de déclaration, et aussi pour propagation d'une maladie contagieuse ; lequel est puni et réprimé par l'article 30 de la loi du 21 juillet 1881.

Cette question a été soumise au tribunal correctionnel de Beauvais le 2 février 1872, et un M. J..., marchand de vaches des environs, a été condamné à deux mois de prison et 200 francs d'amende, pour avoir négligé de faire les déclarations, et séquestration prescrites par l'article 459 du Code pénal, pour des animaux atteints du typhus qu'il avait chez lui, et qu'il vendait.

325° *L'État peut-il intervenir et se porter partie civile dans un procès correctionnel, pour réclamer des dommages et intérêts à la personne qui ne s'est pas conformée aux prescriptions de la loi?*

Cette question a été tranchée par le jugement de Beauvais du 2 février 1872 qui a déclaré que l'État, obligé, aux termes de la loi du 3 juin 1866, de payer des indemnités aux propriétaires victimes de l'imprudence ou de la négligence du prévenu, avait le droit comme un simple citoyen d'intervenir et de réclamer des dommages et intérêts.

Le marchand de bestiaux a été condamné à payer à l'Etat, des dommages et intérêts à fixer par déclaration ; c'est-à-dire à rembourser les sommes que l'Etat avait payées aux différentes personnes, dont les animaux avaient été abattus, par ordre de l'administration, comme contaminés par les animaux du marchand.

L'inscription d'hypothèques du 14 février 1872 porte qu'il a été réclamé 85.000 francs.

Ce jugement a été déféré à la Cour d'appel d'Amiens, qui a rendu un arrêt confirmatif le 4 janvier 1873.

La jurisprudence que nous venons de rapporter, est spéciale à la maladie contagieuse qu'on appelait *typhus* il y a 30 ans, et qui a pour nom aujourd'hui : *peste bovine*.

Bien qu'elle soit antérieure à la loi sanitaire du **21** juillet **1881**, nous pensons qu'elle peut éclairer les propriétaires ou marchands d'animaux, p arce que les principes n'ont pas cha ngé.

326° *L'Etat représenté par le préfet du département. peut-il intervenir dans les procès correctionnels concernant toutes les maladies contagieuses ?*

Non ! l'Etat ne peut intervenir et se porter partie civile, que dans les trois maladies contagieuses pour lesquelles il est tenu de payer une indemnité : *la peste bovine, la péripneumonie, et la tuberculose.*

CHAPITRE III

La péripneumonie contagieuse dans l'espèce bovine.

PREMIÈRE SECTION

CONSTATATION DE LA MALADIE ; DÉCLARATION D'INFECTION ; CONTAGION.

SOMMAIRE

327° *Symptômes de la maladie.*

On peut reconnaitre la maladie aux signes suivants : tristesse, diminution de l'appétit, rumination irrégulière, respiration fréquente, diminution lactée, grande sensibilité de l'épine dorsale en arrière du garrot, plaintes, toux petite avortée, sensibilité à la percussion des parois de la poitrine.

La maladie est vulgairement appelée : *maladie des vaches*, ou *maladie de poitrine*.

328° *D'où peut provenir cette affection?*

Plusieurs vétérinaires soutiennent qu'elle peut provenir : 1° de la nourriture ; 2° du mode de gouverner les animaux ; 3° du changement brusque et fréquent de la température dans laquelle vivent les bêtes bovines ; 4° et de l'hérédité ou de la prédisposition héréditaire ; mais la cause principale est la contagion.

329° *Comment se propage-t-elle?*

La propagation s'opère : 1° par le contact immédiat des bêtes malades avec les animaux sains, soit à l'étable, soit à l'herbage, soit aux abreuvoirs par la salive, la bave et le mucus nasal ; 2° par l'introduction, dans des exploitations vierges, de vaches provenant d'étables infectées ; 3° par la présence sur les marchés de bêtes malades ; 4° par l'atmosphère contaminée qui entoure les animaux.

330° *Le mouton peut-il la prendre?*

M. Nocard soutient que le mouton ne prend pas la péripneumonie, et affirme qu'il n'a pas vu un fait, où la contagion aurait été transmise par l'intermédiaire du mouton.

331° *Peut-on prendre des mesures préventives pour essayer d'éviter la péripneumonie ?*

Certainement ! il faut commencer : 1° par prendre toutes les mesures sanitaires et hygiéniques qui peuvent empêcher l'éclosion de la maladie ; 2° et ensuite faire inoculer toutes les bêtes bovines de l'exploitation.

332° *Constatation de la maladie.*

La constatation de la péripneumonie contagieuse doit se faire, par le vétérinaire sanitaire de la circonscription lorsqu'elle lui est signalée, et ensuite par le vétérinaire départemental délégué chef du service.

Les choses doivent se passer de la façon suivante. Déclaration au maire, comme pour toutes les autres maladies ; le maire doit faire venir le vétérinaire de la circonscription, et avertir le préfet. Le vétérinaire doit se rendre sur les lieux sans délai, et s'il reconnaît les symptômes de la péripneumonie il rédige un rapport qu'il adresse pour éviter des retards au vétérinaire *délégué* (*Circulaire du* 18 *juin* 1883).

Au reçu de ce rapport, ce dernier se rendra immédiatement dans la commune indiquée, et si son diagnostic confirme celui du vétérinaire sanitaire, il en fera un rapport au préfet. Dans ce rapport, il devra énoncer qu'il a fait des recherches pour découvrir l'origine de la maladie, et savoir si le propriétaire a fait sa déclaration sans aucun retard (*Circulaire ministérielle du* 11 *mai* 1885).

Sur le vu de ce rapport, le préfet prendra un arrêté de déclaration d'infection et un autre arrêté pour ordonner l'abatage ; ce dernier sera adressé au maire, qui devra faire procéder à l'abatage.

333° Mais toutes ces formalités peuvent demander plus de 2 à 3 jours pour être accomplies, et pendant ce temps l'animal sera mort et le propriétaire ne pourra obtenir d'indemnité, parce qu'il n'y aura pas eu d'arrêté d'abatage.

Ce que nous venons de dire est l'exécution pure et simple de la loi. Le législateur veut que chacun apporte une grande diligence pour l'exécution des mesures prescrites ; mais dans les cas d'extrème urgence et pour les communes éloignées, on peut employer la voie télégraphique pour demander et obtenir du préfet l'ordre d'abatage ; la circulaire ministérielle du 18 juin 1883 permet d'user du télégraphe pour donner l'ordre d'abatage, pourvu que l'arrêté soit daté du même jour. Les raisons qui ont motivé cette circulaire, interprétative de la loi, viennent de ce que plusieurs demandes d'indemnités ont été rejetées par le ministre de l'agriculture, uniquement parce que l'arrêté d'abatage n'avait pas été rendu, ou n'avait pu recevoir son exécution avant la mort de la bête.

Plusieurs propriétaires victimes des lenteurs de l'administration, ayant formulé des réclamations avec le concours et l'appui de sociétés d'agriculture, M. le ministre de l'agriculture s'est préoccupé de cette situation, et a adressé cette circulaire qui rendra de grands services dans les cas d'urgence.

334° Déclaration d'infection.

L'arrêté de déclaration d'infection doit être pris par le préfet comme dans toutes les autres maladies, il est publié et affiché dans la commune envahie, et dans les communes voisines indiquées dans l'arrêté.

Des écriteaux portant ces mots : *Péripneumonie contagieuse*, sont apposés sur des poteaux plantés à l'entrée des chemins conduisant à l'exploitation infectée ; et cela aux frais des propriétaires.

Conséquences de l'arrêté d'infection.

335° *Par qui l'abatage doit-il être ordonné ?*

Lorsque le vétérinaire départemental délégué a constaté l'existence de la péripneumonie contagieuse, le préfet, sur le rapport qui lui est fait, doit ordonner : 1° l'abatage dans le délai de 2 jours des animaux atteints de cette maladie, c'est-à-dire dans les 2 jours du rapport du vétérinaire délégué ou par dépêche dans les cas d'urgence comme cela est énoncé plus haut ; 2° et l'inoculation des animaux de l'espèce bovine dans la *localité déclarée infectée (article 9 de la loi du 21 juillet 1881, complété par l'article 37 de la loi du 21 juin 1898)*.

Pour ordonner l'abatage on n'a pas égard, au plus ou moins de gravité de la maladie. Le but de la loi, est de faire disparaître les foyers d'infection, en raison de la marche insidieuse et lente de la maladie.

336° *A qui l'arrêté du préfet doit-il être adressé ?*

Il doit être adressé au maire de la commune qui doit faire faire l'abatage sous sa surveillance, puisqu'il est obligé de délivrer au propriétaire un certificat constatant que l'abatage a eu lieu. Cette pièce est nécessaire pour la demande en indemnité.

337° *Intervention du vétérinaire départemental.*

Le rapport du vétérinaire sanitaire de la circonscription est insuffisant, la loi exige la constatation et le rapport du vétérinaire départemental, parce que, ne faisant pas de clientèle, il est absolument indépendant. En cas de désaccord entre les deux vétérinaires, le préfet en est avisé, et aussitôt il en nomme un troisième, sauf à aviser le ministre de l'agriculture de cet incident (*article* 98 *du règlement du* 22 *juin* 1882).

338° *Intervention du ministre de l'agriculture pour les animaux qui ont été en contact.*

L'abatage ne peut pas avoir lieu sur l'ordre du maire, comme cela a lieu pour les autres maladies contagieuses. Le préfet seul, est compétent pour les animaux reconnus atteints; et pour ceux qui ont été en contact avec les malades, c'est le ministre seul qui a le droit d'ordonner l'abatage.

339° *Que faut-il entendre par le mot « localité » ?*

Nous pensons que le mot localité ne veut pas dire la *commune*, mais seulement la ferme, la maison dans laquelle se trouvent les animaux malades. Nous appuyons notre interprétation sur les articles 21 et 22 du décret du 22 juin 1882, qui déclarent infectées et soumises à la surveillance du vétérinaire, la ferme, et l'exploitation où la maladie a été constatée. Par conséquent, il n'y a que les animaux de cette exploitation qui seront soumis à l'inoculation et à la surveillance.

340° *Expertise et estimation des animaux.*

Avant l'exécution de l'ordre d'abatage ou d'inoculation, les animaux sont estimés par le vétérinaire délégué et un expert désigné par le propriétaire ; à défaut par ce dernier de nommer un expert, le vétérinaire délégué opère seul (*article 20 du décret du 22 juin 1882*).

En cas de désaccord entre les deux experts, le fait est porté à la connaissance du préfet qui en désigne un 3°. Les experts doivent dresser un procès-verbal de leur estimation, lequel est déposé à la mairie. Le maire après l'avoir contresigné et donné son avis, doit l'adresser au préfet dans les 5 jours (*article 49 de la loi du 21 juin 1898*).

La signature et l'avis du juge de paix ne sont plus exigés. Une circulaire ministérielle du 11 mai 1885, recommande aux préfets de surveiller les estimations, afin d'empêcher des exagérations, et d'éviter des pourvois.

341° *Doit-on faire un rapport pour chaque bête?*

L'estimation est calculée d'après la valeur réelle de chaque bête avant la maladie en se basant sur la race, son embonpoint, ses aptitudes. Lorsqu'on estime les animaux inoculés, il faut dresser un procès-verbal spécial pour chaque bête, en ayant soin de la désigner par la couleur de sa robe, avec fixation de sa valeur pour le cas où elle arriverait à mourir des suites de l'inoculation.

DEUXIÈME SECTION

ANIMAUX ABATTUS ; CONSÉQUENCES ; ANIMAUX SUSPECTS

SOMMAIRE

342° Que doit-on faire des animaux abattus ?
343° Devoirs du maire.
344° *Quid* des animaux qui étaient dans le même troupeau ?
345° Doit-on ordonner l'abatage des animaux suspects ?
346° *Quid* des étables déclarées infectées ?
347° Faut-il attendre que les symptômes soient bien caractérisés ?
348° *Quid* des cours communes à 2 étables ?
349° Que faut-il faire des veaux ?

**342° *Que doit-on faire des animaux abattus comme étant
atteints de péripneumonie ?***

Après l'abatage et lorsque la maladie est bien constatée,
la chair ne peut être livrée à la consommation, qu'en vertu
d'une autorisation spéciale du maire, et après l'avis conforme écrit et motivé du vétérinaire sanitaire (*article 43 de
la loi du* **21** *juin* **1898**).

L'avis du vétérinaire départemental n'est plus nécessaire,
comme le prescrivait le règlement du **22** juin **1882** (*article* **26**).

Les poumons et autres viscères de ces animaux, devront
être détruits ou enfouis en présence du maire, dans les
24 heures, comme cela est prescrit pour toutes les maladies
contagieuses : on peut utiliser la peau, mais après désinfection, ainsi qu'il est prescrit (*article* **6** *de l'arrêté ministériel du* **1er** *avril* **1898**).

Mais une circulaire ministérielle du **24** février **1896** prescrit d'envoyer à l'école vétérinaire la plus voisine, les poumons du premier animal dont l'abatage a été ordonné.

343° *Devoirs du maire.*

Le maire doit adresser immédiatement au préfet, copie de l'autorisation qu'il a accordée ; il doit y joindre un duplicata de l'avis formulé par le vétérinaire, et l'attestation que les poumons et autres viscères ont été détruits ou enfouis en sa présence ou en présence de son délégué.

Un règlement d'administration doit spécifier les différents cas qui peuvent se présenter ; mais il n'est pas encore fait.

344° *Que doit-on faire des animaux qui étaient dans le même troupeau, ou qui ont été en contact avec les animaux malades ?*

Ils doivent être inoculés sur l'ordre du préfet ; après cette inoculation, le préfet adresse un rapport au ministre de l'agriculture qui a le droit, conformément à l'article 37 de la loi du 21 juin 1898, d'ordonner s'il y a lieu, et malgré l'inoculation, l'abatage des animaux de l'espèce bovine, ayant été dans la même étable, ou dans le même troupeau, ou en contact avec des animaux atteints de péripneumonie contagieuse. Nous avons connu un cas, à Montataire (Oise), en octobre 1898, où le ministre a usé de son droit, en ordonnant l'abatage de douze vaches.

Mais dans tous les cas, ils ne peuvent être vendus pour le commerce, avant la levée de l'arrêté d'infection.

Aussitôt la constatation de la maladie, il faut séquestrer les animaux malades ; et si l'abatage des animaux contaminés n'est pas ordonné, par le ministre de l'agriculture ou le préfet, le propriétaire, après avoir fait tous les travaux de désinfection, s'occupe de reconstituer son troupeau. Le repeuplement des étables ne peut avoir lieu, qu'avec des animaux inoculés depuis 21 jours au moins.

345° *Doit-on ordonner l'abatage d'animaux seulement suspects ?*

La péripneumonie est une maladie dangereuse, et contre laquelle, tous les propriétaires de bêtes à cornes feront bien de prendre les précautions utiles pour éviter la contagion à leurs animaux, surtout quand les circonstances nécessitent de tolérer la circulation de bovidés, qui ont pu recevoir le germe de la maladie et qui peuvent le porter et le transmettre directement ou indirectement.

A la suite de ces recommandations une question se pose :

346° *Notre législation sanitaire qui prescrit l'abatage des animaux reconnus atteints de péripneumonie contagieuse, a-t-elle prévu cette mesure pour les sujets simplement suspects, dans une étable non encore déclarée infectée de cette maladie ?*

Non ! Il en résulte que certains vétérinaires sanitaires hésitent à demander l'abatage d'une bête malade, tant qu'ils n'ont pas la certitude absolue, qu'elle est bien péripneumonique. Ils reculent devant la crainte d'une erreur de diagnostic, au cas où l'autopsie démontrerait que l'animal n'était pas atteint de cette affection contagieuse.

347° *Faut-il attendre que les symptômes soient bien caractérisés ?*

En matière de péripneumonie, nous pensons qu'il ne faut
10

pas attendre, pour faire sacrifier l'animal suspect, que les symptômes se soient accusés au point de permettre un diagnostic certain, car on donne ainsi à la maladie le temps de se propager ; le propriétaire n'a pas intérêt à faire attendre puisqu'il sera indemnisé, même en cas d'erreur.

Tout symptôme pouvant se rattacher à la péripneumonie suffit à justifier l'abatage immédiat. En opérant ainsi, un certain nombre d'animaux, non atteints, pourront sans doute être sacrifiés ; mais l'infection et l'abatage ultérieur d'un grand nombre des compagnons d'étable, seront souvent évités ; et on sauvegardera ainsi les intérêts du Trésor et ceux de l'agriculture (*Décision ministérielle du 13 mars 1899*).

348° *Peut-on considérer comme contaminés ou suspects, des animaux circulant dans une cour commune à 2 étables, ou se trouvant dans une propriété contiguë à un herbage contenant des animaux atteints de péripneumonie contagieuse ?*

La circulaire ministérielle du 20 août 1882 (qui ne fait pas loi, c'est entendu, mais qui est d'une sage prévoyance), prescrit au préfet d'ordonner l'inoculation de tous ces animaux, afin d'arrêter la contagion.

349° *Que faut-il faire pour les veaux qui sont nés entre les 3 mois qui peuvent exister entre la déclaration d'infection et la levée ?*

Il faut faire une déclaration spéciale au maire, et le préfet pourra ordonner l'abatage s'il y a lieu. L'indemnité est des 3/4 de la valeur, comme pour les animaux suspects.

Toutefois le propriétaire pourra être autorisé à les con-

server, jusqu'à ce qu'il puisse les livrer à la boucherie. Dans
ce cas, il ne sera accordé aucune indemnité, et la déclaration
d'infection ne sera levée qu'après l'abatage de ces jeunes
animaux.

Ces règles résultent, non de la loi, ni du règlement du
22 juin 1882, mais d'instructions adressées aux préfets le
7 juin 1890.

S'il survient plusieurs naissances de bovins dans la même
étable, on procédera de la même façon.

TROISIÈME SECTION

INOCULATION DES ANIMAUX.

SOMMAIRE

350° L'inoculation est-elle obligatoire pour les animaux contaminés ?
351° Que faut-il faire pour conduire les animaux à l'abattoir ?
352° Par quel vétérinaire doit être faite l'inoculation ?
353° *Quid* si les animaux inoculés viennent à être malades ?
354° Si l'animal meurt, a-t-on droit à une indemnité ?
355° Peut-on faire inoculer ses animaux préventivement ?
356° S'il meurt des bêtes, a-t-on droit à une indemnité ?
357° Cette maladie peut-elle provoquer un avortement ?
358° Le lait des animaux malades est-il dangereux ?
359° Circulation des animaux dans l'intérêt de la culture ?

350° *L'inoculation est-elle obligatoire pour les animaux
contaminés ?*

Non ! L'inoculation n'est ni nécessaire ni obligatoire pour
les animaux qui ont été en contact avec ceux malades, puisqu'ils ne sont pas atteints ; mais à la condition que le pro-

priétaire prendra l'engagement de livrer ces animaux à la boucherie dans un délai maximum de **21** jours, à partir de la date de l'arrêté de déclaration d'infection (*article* 37 *de la loi du* **21** *juin* 1898).

351° *Quelles sont les formalités à remplir pour conduire les animaux à l'abattoir?*

Afin de transporter les animaux pour la boucherie, il est nécessaire qu'ils soient marqués sur la joue gauche des lettres S. P., de se munir d'un laissez-passer délivré par le maire qui doit lui être rapporté dans un délai de 5 jours, avec un certificat attestant que les animaux ont été abattus ; ce certificat est délivré par l'agent préposé à l'abattoir ou par le maire s'il n'y a pas d'abattoir (*article* **23** *du règlement du* **22** *juin* 1882).

Mais si le propriétaire veut conserver ses animaux, l'inoculation est indispensable et obligatoire.

352° *Par quel vétérinaire doit être faite l'inoculation ordonnée par le préfet?*

Nous pensons que cette opération doit être faite par le vétérinaire sanitaire, puisque des instructions ministérielles, il résulte, que les frais d'inoculation sont à la charge du département ; du reste, cela se comprend, il s'agit de l'exécution d'une prescription officielle, il est juste qu'elle soit faite par l'agent de l'administration, et aux frais de cette dernière.

Le propriétaire ne peut pas imposer son vétérinaire.

353° *Si les animaux inoculés viennent à présenter des symptômes de maladie, que faut-il faire?*

Il faut de suite en faire la déclaration au maire : et on procédera comme dans le premier cas.

354° *Si l'animal meurt après l'inoculation, a-t-on droit à une indemnité?*

Dans ce cas, le vétérinaire sanitaire procède à l'autopsie, il constate dans un procès-verbal, si la bête est morte des suites de l'inoculation, ou si elle a succombé à la péripneumonie. Après ces constatations, le propriétaire a droit à une indemnité comme dans le premier cas.

355° *Un fermier a-t-il le droit de faire inoculer spontanément et préventivement ses animaux lorsqu'il apprend que la péripneumonie existe dans une commune voisine?*

Certainement! Un propriétaire a le droit de les faire inoculer par son vétérinaire, à ses frais et sans autorisation du préfet.

356° *Et si, par suite de cette inoculation, il perd des bêtes, a-t-il le droit de réclamer une indemnité?*

Non! Il a fait faire l'inoculation à ses risques et périls. L'État ne lui a donné aucun ordre, par conséquent, le propriétaire des bovidés n'a droit à aucune indemnité.

357° *La péripneumonie peut-elle provoquer un avortement?*

La péripneumonie est une maladie aiguë qui peut souvent amener un avortement.

358° *Le lait des animaux malades est-il dangereux ?*

Non ! Le lait n'est pas dangereux pour l'homme, il peut être livré à la consommation, ainsi que les produits, beurre, fromage, etc., qu'il sert à préparer ; mais il est toujours prudent de le faire bouillir.

359° *Circulation des animaux dans l'intérêt de l'agriculture.*

Peut-on faire circuler des animaux qui ont été exposés à la contagion ?

En principe, les animaux atteints d'une maladie contagieuse ne peuvent être déplacés ; mais par exception, en faveur de la culture, l'article 23 du décret susénoncé permet au préfet, sur l'avis du vétérinaire délégué, qui indiquera les mesures à prendre :

1° D'autoriser la circulation des animaux de travail qui ont été exposés à la contagion, quand ils sont jugés indispensables à la culture du sol et aux transports. Mais seulement sur le territoire de la commune ;

2° D'autoriser la conduite dans un herbage désigné ; ou le changement d'un herbage dans un autre, des animaux qui ont été exposés à la contagion.

Lorsque la péripneumonie prend un caractère envahissant, le préfet peut prendre un arrêté pour enjoindre à tous les propriétaires, détenteurs d'animaux de l'espèce bovine, de déclarer à la mairie, tous cas de maladie quelconque qui viendrait à se manifester sur ses animaux (*article 25 du décret susénoncé*).

QUATRIÈME SECTION

LEVÉE DE L'ARRÊTÉ D'INFECTION, INDEMNITÉS ; PIÈCES A PRODUIRE.

SOMMAIRE

360° Dans quel délai l'arrêté d'infection peut-il être levé ?
361° Désinfection.

Indemnités.

362° Quelle est l'importance de l'indemnité accordée par la loi ?
363° *Quid* des animaux venant de l'étranger?
364° Doit-on détruire les chairs vendues ?
365° Le propriétaire doit se conformer aux prescriptions de la loi.
366° Demande d'indemnité ; pièces à produire.
367° Peut-on se pourvoir contre la décision du ministre ?

Nourrisseurs de Paris.

368° Service spécial pour les laitiers-nourrisseurs de Paris.

360° *Dans quel délai l'arrêté d'infection peut-il être levé ?*

La déclaration d'infection ne peut être levée, que par un nouvel arrêté du préfet et lorsqu'il s'est écoulé un délai de 3 mois au moins, sans qu'il se soit produit un nouveau cas de péripneumonie et après la constatation de l'accomplissement de toutes les prescriptions, relatives à l'inoculation et à la désinfection.

Cependant l'arrêté peut être pris aussitôt la désinfection, si tous les animaux qui se trouvaient dans l'exploitation agricole déclarée infectée, ont été abattus.

C'est ce qui est arrivé dans une étable de St-Firmin (Oise) en décembre 1898, où les 36 bêtes composant l'étable ont été abattues.

361° *Désinfection.*

La désinfection doit se faire immédiatement après l'abatage des animaux malades : l'étable où a existé la maladie est évacuée et désinfectée, non d'après les principes énumérés dans l'arrêté ministériel du 12 mai 1883, qui est abrogé, mais d'après les prescriptions de l'arrêté ministériel du 1er avril 1898, article 5, que l'on trouvera plus loin au titre des *annexes*.

Indemnités allouées par la loi.

362° *Quelle est l'importance de l'indemnité accordée par la loi?*

Il est alloué aux propriétaires d'animaux abattus pour cause de péripneumonie contagieuse, ou morts par suite de l'inoculation ordonnée par le préfet, en vertu de l'article 9 de la loi du 21 juillet 1881, une indemnité ainsi réglée :

La moitié de leur valeur avant la maladie, s'ils sont reconnus atteints ;

Les 3/4, s'ils ont été seulement contaminés.

La totalité, s'ils sont morts des suites de l'inoculation de la maladie.

L'indemnité à accorder ne peut dépasser la somme de 400 francs pour la moitié de la valeur de l'animal, celle de 600 francs pour les 3/4 et celle de 800 francs pour la totalité de sa valeur (*article* 17).

Il n'est alloué aucune indemnité au propriétaire, si l'animal est mort avant l'arrêté d'abatage.

363° *Quid des animaux venant de l'étranger ?*

La loi n'alloue aucune indemnité aux propriétaires d'animaux importés des pays étrangers, abattus pour cause de péripneumonie contagieuse dans les 3 mois qui ont suivi leur introduction en France (*article* 18), mais la même réserve n'existe pas dans la loi pour la peste bovine.

364° *Doit-on déduire les chairs vendues ?*

Lorsque l'emploi de la chair et des débris a été autorisé pour la consommation ou un usage industriel, le propriétaire est tenu de déclarer le produit de la vente, et ce produit lui appartient ; mais s'il est supérieur à la portion de la valeur laissée à sa charge, l'indemnité due par l'Etat est réduite de l'excédent (*article* 48 *de la loi du* 21 *juin* 1898.

365° *Le propriétaire doit se conformer aux prescriptions de la loi.*

Le propriétaire, qui ne se serait pas conformé aux prescriptions de la loi sanitaire et du règlement rendu pour son exécution, pourrait perdre l'indemnité ci-dessus fixée (*article* 51 *de la loi du* 21 *juin* 1898). Il pourrait même s'exposer à des poursuites correctionnelles s'il avait aggravé les charges de l'Etat, dit une circulaire du 11 mai 1885.

366° *Demande d'indemnité ; pièces à produire.*

La demande d'indemnité qui doit être rédigée sur timbre, est adressée par le propriétaire, au ministre de l'agriculture par l'intermédiaire du préfet, dans le délai de trois mois, à dater du jour de l'abatage, sous peine de déchéance. Le ministre peut ordonner une nouvelle estimation. Toutes les autres pièces à produire doivent être sur papier libre.

A la demande, il faut joindre les pièces suivantes :

1° Le procès-verbal d'expertise ;

2° Une copie certifiée conforme par le maire, de l'ordre d'abatage ou d'inoculation ;

3° Un certificat du maire attestant que l'ordre d'abatage a reçu son exécution ; ou dans le cas de mort par suite de l'inoculation de la péripneumonie, un certificat du vétérinaire, attestant que l'inoculation est réellement la cause de la mort ; ce dernier certificat doit être visé par le maire ;

4° Une copie certifiée de la déclaration faite à la mairie par le propriétaire de l'apparition de la maladie dans ses étables ;

5° Un certificat du maire constatant que le propriétaire s'est conformé à toutes les prescriptions de la loi ;

6° Une déclaration du propriétaire faisant connaître, lorsqu'il y aura lieu, pour chaque tête de bétail, le produit de la vente des animaux ou de leurs chairs et débris.

367° *Peut-on se pourvoir contre la décision du ministre de l'agriculture qui fixe l'indemnité?*

Certainement. Si le propriétaire n'est pas satisfait de l'indemnité qui lui est allouée, il peut se pourvoir devant le Conseil d'Etat, contre la décision du ministre.

Nourrisseurs parisiens.

368° *Service sanitaire spécial pour les laitiers, nourrisseurs de Paris.*

Le préfet de police vient d'organiser un service spécial, ayant pour but :

D'inoculer les animaux de repeuplement afin de les préserver de la péripneumonie contagieuse.

Ce nouveau service a commencé à fonctionner dans le courant de janvier 1897, au marché à bestiaux de la Villette.

Les nourrisseurs qui désirent soumettre leurs animaux à l'inoculation préventive de la péripneumonie, devront les conduire au marché aux bestiaux, rue d'Allemagne, les mardi et vendredi de 9 heures à 11 heures du matin.

Les animaux inoculés seront rendus immédiatement à leurs propriétaires.

L'inoculation est pratiquée gratuitement.

CHAPITRE IV

Fièvre charbonneuse, ou sang de rate, dans les espèces chevaline, bovine, ovine et caprine ; et charbon symptomatique pour l'espèce bovine.

PREMIÈRE SECTION

CONSTATATION DE LA MALADIE : ARRÊTÉ DE MISE EN SURVEILLANCE : SES CONSÉQUENCES.

SOMMAIRE

369° *Symptômes du charbon.*

Le charbon se présente sous deux formes :

La première évolue sans manifester son existence par des tumeurs extérieures. c'est la *fièvre charbonneuse.*

La seconde. est le *charbon symptomatique.*

La fièvre charbonneuse (charbon interne) peut être observée chez tous les animaux domestiques : chez le mouton, elle revêt le nom de sang de rate.

Signes extérieurs.

Les signes extérieurs sont : coliques légères, somnolence, faiblesse dans le train postérieur : l'animal vacille et titube ; puis apparaissent des sueurs. et il tombe comme foudroyé.

Charbon symptômatique (charbon externe) : signes extérieurs.

Les signes extérieurs sont : tumeurs sur différentes régions du corps, avec sensibilité de la peau, crépitation, parfois empâtement. Ces tumeurs deviennent froides et insensibles à mesure qu'elles prennent de l'extension. La gangrène qui les a frappées dès leur naissance. marche et progresse avec elles et les suit dans leur développement.

370° *Fièvre charbonneuse ou sang de rate.*

Charbon emphysémateux ou symptômatique.

La loi du 21 juillet 1881 ne parle que du charbon (ou sang de rate, fièvre charbonneuse) comme maladie contagieuse pour les espèces chevaline, bovine, ovine et caprine.

Mais par un décret du 28 juillet 1888, le législateur a ajouté le charbon symptômatique ou emphysémateux dans l'espèce bovine au nombre des maladies réputées contagieuses.

La loi du 21 juin 1898 a modifié la dénomination de ces maladies : ainsi *le charbon* est dénommé aujourd'hui : *Fièvre charbonneuse ou sang de rate.*

Le charbon symptômatique est dénommé : *Charbon emphysémateux ou symptômatique pour l'espèce* bovine seulement.

Ces deux affections sont-elles de même nature ?

Elles sont de même nature, avec des caractères différents. Elles ont dans le mode de développement et dans la durée de l'évolution tant de points communs, que les mêmes mesures de police peuvent être appliquées à chacune d'elles.

Le décret du 22 juin 1882 a prescrit des mesures applicables seulement au charbon sang de rate ou fièvre charbonneuse, par la raison que le charbon symptômatique n'a été déclaré maladie contagieuse, que par le décret du 28 juillet 1888.

371° *Il n'y a plus de déclaration d'infection.*

Le décret du 22 juin 1882 déclare dans l'article 57, que le préfet doit prendre un arrêté de déclaration d'infection ; mais le législateur de 1888, reconnaissant que ces prescriptions étaient trop rigoureuses, et portaient sans utilité un dommage à l'agriculture, en a tempéré les rigueurs en déclarant dans l'arrêté du 28 juillet 1888, que les animaux atteints de ces maladies seraient mis en surveillance seulement.

Pour nous rendre compte des droits et des devoirs des vétérinaires et du propriétaire d'animaux, nous allons

étudier l'arrêté ministériel du **28** juillet **1888** avec le décret
du **22** juin **1882**.

**372° *Les mesures sanitaires communes à toutes les maladies
contagieuses des animaux, sont-elles applicables à la fièvre
charbonneuse et au charbon emphysémateux ou symptômatique ?***

Le décret du **28** juillet **1888**, les a rendu applicables dans
toutes les espèces. Par conséquent, dès que l'une de ces maladies est constatée, les propriétaires et vétérinaires sont
tenus d'exécuter et de faire exécuter toutes les prescriptions
de l'article 3 de la loi sanitaire, ainsi que nous l'avons expliqué dans le livre premier.

373• *Comment se fait la contagion ?*

D'après Pasteur, elle se fait souvent par les vers de
terre qui déposent des spores sur l'herbe qui croît au-dessus
des fosses d'enfouissement. Ces spores résistent à l'action
de la température.

374° *Que faut-il faire pour éviter cette contagion ?*

Il faut faire entourer le clos des fosses d'enfouissement,
avec un barrage, pour empêcher les animaux d'aller paître
à cet endroit ; parce que en mangeant l'herbe, ils prennent
les spores charbonneux qui continuent à subsister pendant
plusieurs années.

**375° *Quelle est la période d'incubation de ces maladies
charbonneuses ?***

La science vétérinaire n'a pas encore pu la fixer ; elle est
toujours indéterminée.

376° *Arrêté préfectoral de mise en surveillance.*

A la réception du rapport du vétérinaire, le préfet ou le sous-préfet prend un arrêté pour mettre sous la surveillance du vétérinaire sanitaire, les animaux parmi lesquels la fièvre charbonneuse ou le charbon symptômatique a été constaté, ainsi que les locaux, cours, enclos, herbages et pâturages où ils se trouvent (*article 1er de l'arrêté ministériel du 28 juillet 1888*).

377° *La ferme ou l'exploitation dans laquelle des animaux sont malades, est-elle déclarée infectée ?*

Non ! L'article 57 du décret du 22 juin 1882 a été modifié par l'arrêté ministériel susénoncé, il n'y a plus qu'une mise en surveillance. Les animaux malades doivent être isolés et mis à l'attache (*article 3*).

378° *La surveillance est-elle confiée au vétérinaire délégué, ou seulement au vétérinaire sanitaire de la circonscription ?*

Le décret du 22 juin 1882 décide que la surveillance des animaux et des locaux est confiée au vétérinaire *délégué* (*article 58*).

Mais l'arrêté ministériel du 28 juillet 1888 décide que la surveillance est confiée au vétérinaire sanitaire. D'où il semble résulter, qu'il n'est plus nécessaire d'appeler le vétérinaire départemental délégué.

379° *Conséquences de l'arrêté de mise en surveillance.*

L'arrêté du préfet est adressé au maire, qui doit le faire notifier aussitôt au propriétaire des animaux malades.

380° *Quels sont les devoirs du maire ?*

Le maire de la commune doit prescrire d'urgence les mesures suivantes et de plus il doit en surveiller l'exécution :

1° Destruction des cadavres des animaux morts de ces maladies contagieuses ou abattus comme atteints de ces maladies, dans les conditions prescrites par l'article 4 du décret du 22 juin 1882 ;

2° Destruction des litières et fourrages souillés par les animaux :

3° Désinfection des locaux et de tous emplacements où ont séjourné les animaux, ainsi que les objets qu'ils ont pu souiller (*article 4 de l'arrêté ministériel susénoncé*).

381° *Le maire peut-il ordonner l'abatage ?*

Aux termes de l'article 8 de la loi sur la police sanitaire, le maire avait le droit d'ordonner l'abatage, lorsque le *charbon* était jugé incurable par le vétérinaire délégué : mais l'arrêté ministériel du 28 juillet 1888 ne donne plus ce droit au maire. Une question se pose, un simple arrêté ministériel peut-il abroger une loi ? nous ne le croyons pas. Cependant l'article 36 de la loi du 21 juin 1898 reproduisant l'article 8 de la loi sanitaire, a supprimé le mot *charbon*. De cet ensemble d'observations, il paraît résulter que le législateur a entendu enlever au maire le droit d'ordonner l'abatage pour ces maladies.

382° *Pourquoi le législateur a-t-il enlevé aux maires le droit d'ordonner l'abatage ?*

C'est parce que l'évolution de la maladie est, dans la plupart des cas, si rapide, que la mort des animaux survient avant que le préfet ou le maire ait eu le temps d'intervenir. Voilà pourquoi la loi ne parle plus d'abatage.

383° *Lorsqu'un propriétaire veut faire abattre les animaux charbonneux, est-il tenu d'en avertir le maire ?*

Certainement, il doit préalablement avertir le maire de la commune. L'abatage se fait sur place.

384° *Est-il permis de hâter la mort de l'animal par effusion de sang ?*

Cela est interdit par l'arrêté ministériel susénoncé : cette prescription ayant pour but d'éviter la dissémination de la maladie par l'épandage du sang qui contient en abondance les microbes spécifiques.

DEUXIÈME SECTION

CADAVRES DES ANIMAUX MORTS OU ABATTUS POUR CAUSES CHARBONNEUSES.

SOMMAIRE

385° Que doit-on faire des cadavres ?
386° Quelle est la profondeur de la fosse ?
387° Les peaux peuvent-elles être livrées au commerce ?
388° Si les animaux sont conduits au clos d'équarrissage ?
389° Pourquoi le législateur est-il si sévère ?
390° Peut-on transporter des animaux à l'équarrissage ?
391° Comment se fait le transport ?
392° Que doit-on faire après le déchargement ?
393° *Quid* si on vendait soit des cadavres, soit des morceaux de viandes charbonneuses ?

385° *Que doit-on faire des cadavres des animaux morts ou abattus pour cause de charbon ?*

L'article 14 de la loi du 21 juillet 1881, complété par l'article 42 de la loi du 21 juin 1898, décide : « Que les cadavres de ces animaux doivent être, dans les 24 heures au plus tard, détruits par un procédé chimique, ou par combustion, ou enfouis, préalablement recouverts de chaux vive, de telle sorte que la couche de terre, au-dessus du cadavre, ait au moins un mètre d'épaisseur ».

386° *Est-ce que l'article 4 du décret du 22 juin 1882 ne prescrit pas une fosse de 1 m. 50 de profondeur ?*

Oui ! Mais la loi du 21 juin 1898 ne prescrivant qu'une couche de 1 mètre d'épaisseur, nous pensons qu'il faut s'en tenir à cette dernière disposition.

387° *Les peaux des animaux morts ou abattus pour cause de maladies charbonneuses peuvent-elles être livrées au commerce ?*

Le décret du 22 juin 1882 (*article 58*) permettait de vendre au commerce les peaux de ces animaux : mais après avoir été désinfectées. Ce décret paraît avoir été abrogé, au moins implicitement, par l'article 42 de la loi du 21 juin 1898 qui décide « que les cadavres des animaux morts de maladies charbonneuses ne peuvent être enfouis qu'avec la peau tailladée »…. Donc la peau ne peut pas être livrée au commerce.

388° *Mais si les animaux charbonneux sont conduits au clos d'équarrissage, peut-on livrer les peaux au commerce ?*

La loi décide que l'animal sera enfoui avec la peau, pour les autres procédés de destruction, elle n'en parle pas. Donc, et par analogie, nous pensons qu'il faut décider de même et que la peau ne peut pas être livrée au commerce.

389° *Pourquoi le législateur est-il si sévère pour les maladies charbonneuses ?*

C'est parce que l'étiologie de ces maladies a démontré que l'enfouissement des animaux atteints de charbon crée de nouveaux foyers de contagion : il est donc utile de prévenir l'infection du sol par les cadavres charbonneux.

390° *Peut-on transporter ces animaux à l'équarrissage ?*

Il n'y a pas d'inconvénient, pourvu qu'aussitôt arrivés, ils soient immédiatement détruits, par un procédé chimique ou par combustion. Mais cette opération de destruction ne sera véritablement efficace, que lorsque les cadavres seront complétement stérilisés.

Malgré les prescriptions administratives les plus énergiques, ces mesures restent souvent lettre morte, et l'infection du sol peut être réalisée par l'épandage d'engrais insuffisamment stérilisés.

391° *Comment se fait le transport des cadavres des animaux charbonneux, pour les conduire au clos d'équarrissage ou aux fosses d'enfouissement ?*

Ce transport doit se faire dans une voiture étanche, ou

avec une toile cirée sur le plancher, de façon à éviter, durant le trajet, que des matières virulentes solides ou liquides s'échappant des cadavres, tombent sur les chemins ou dans les champs, et forment de nouveaux foyers d'infection. Avant le chargement, les cadavres doivent être désinfectés, ainsi qu'il est prescrit par l'arrêté ministériel du 1er avril 1898.

Ce transport est fait conformément aux indications et sous la surveillance du maire.

392° *Que doit-on faire après le déchargement?*

La voiture doit être grattée, balayée, lavée et désinfectée, ainsi que tous les objets qui ont pu servir au transport. Les conducteurs et autres personnes employées au chargement ou au déchargement sont tenus de se soumettre aux mesures de désinfection prescrites par l'arrêté ministériel du 1er avril 1898.

393° *Les personnes qui auraient vendu, soit des cadavres, soit des morceaux de viandes provenant d'animaux morts ou abattus comme affectés de ces maladies, pourraient-elles être poursuivies en police correctionnelle?*

La chair des animaux morts ou abattus, comme atteints de maladies charbonneuses, ne peut être livrée à la consommation. Et les personnes qui se livreraient à ce petit commerce, encourraient les pénalités prononcées par l'article 32 de la loi sanitaire, ainsi que nous l'avons expliqué au titre *Pénalités*.

TROISIÈME SECTION

VENTE D'ANIMAUX MORTS OU ABATTUS POUR CAUSE CHARBONNEUSE ; ANIMAUX SUSPECTS ; CLOS D'ENFOUISSEMENT.

SOMMAIRE

394° Peut-on vendre pour la boucherie des animaux atteints de ces maladies ?

395° Pourrait-on vendre à des particuliers ?

396° Si la maladie se déclare 30 ou 40 jours après la livraison ?

397° Que doit-on faire des animaux exposés à la contagion ?

398° Que faut-il faire pour livrer à la boucherie ?

399° *Quid* de la vente d'animaux sains, mais suspects à cause d'un contact ?

400° Si la maladie ne se révèle qu'après les 45 jours ?

401° Peut-on faire entrer des animaux dans l'exploitation lorsque la maladie est déclarée ?

402° Peut-on vendre les peaux des animaux suspects ?

403° Peut-on utiliser l'herbe ou la paille provenant du clos d'enfouissement ?

404° Pourquoi le législateur a-t-il interdit le pâturage de ce clos ?

405° Pendant combien de temps l'interdiction peut-elle durer ?

406° Un fermier sortant doit-il avertir son successeur, ou l'acquéreur ?

394° *Peut-on vendre pour la boucherie un animal qui commencerait à être atteint de l'une des maladies charbonneuses ?*

Non ! Une pareille vente tomberait sous le principe général qui défend de vendre des animaux atteints ou *soupçonnés* d'être atteints de maladies contagieuses ; on s'exposerait à une action en police correctionnelle.

395° *Pourrait-on faire une vente à un particulier ?*

Encore bien moins, non seulement la vente serait nulle et l'acheteur pourrait en demander la nullité pendant le délai de garantie qui est de 45 jours, mais il pourrait encore réclamer des dommages et intérêts au vendeur pour avoir contaminé sa ferme et ses animaux.

396° *Mais si l'une des maladies charbonneuses vient à se déclarer 30 ou 40 jours après la livraison, le vendeur qui n'avait aucun soupçon peut-il être inquiété ?*

Oui ! Il peut être inquiété et recherché, au point de vue civil seulement, pendant 40 jours après la livraison, ainsi que cela a été expliqué au titre des *maladies contagieuses en général*. Tout ce que nous avons dit, sous ce chapitre, s'applique aux ventes d'animaux charbonneux.

397° *Que doit-on faire des animaux qui ont été exposés à la contagion ?*

Il est interdit de les vendre pour l'élevage ; mais on peut les vendre pour la boucherie, nous dit le décret du 22 juin 1882.

L'arrêté ministériel du 28 juillet 1888 précise davantage en disant : « que pendant toute la durée de la surveillance, les animaux sains qui ont été exposés à la contagion, ne peuvent être vendus, que pour la boucherie ».

398° *Quelles formalités faut-il remplir pour livrer à la boucherie ?*

Les animaux sont marqués et envoyés directement à l'abattoir. On doit se munir d'un laissez-passer délivré par le maire de la commune et qui doit lui être rapporté dans le délai de 5 jours, avec un certificat attestant l'abatage, ainsi qu'il a été expliqué.

399° *Si on vendait les animaux sains pour l'élevage ou l'engraissement, mais suspects à cause du contact, pourrait-on être traduit devant les tribunaux correctionnels ?*

Certainement. On pourrait être poursuivi en police correctionnelle, puisque la vente n'est permise que pour la boucherie.

400° *Si la maladie ne se révélait pas dans les 45 jours de la garantie, que pourrait-on faire contre le vendeur ?*

Rien, puisque le délai de garantie serait expiré ; mais il n'est pas prudent de faire une vente d'animaux suspects.

401° *Si on ne peut pas faire sortir d'animaux suspects de charbon, autrement que pour la boucherie, peut-on au moins en faire entrer dans l'exploitation ?*

Il est interdit pendant la période de surveillance d'introduire dans les troupeaux, bergeries, écuries, pâturages, etc., infectés, de nouveaux animaux de quelque espèce que ce soit, et notamment des animaux des espèces ovine et bovine, s'il s'agit de fièvre charbonneuse, ou de nouveaux bovins s'il s'agit de charbon symptômatique. Exception est faite, pour les animaux qui ont été soumis à l'inoculation préventive (*article 7 de l'arrêté du 28 juillet 1888*).

Mais cette interdiction ne s'applique pas à l'espèce chevaline et caprine.

402° Peut-on vendre les peaux des animaux abattus pour cause de suspicion ?

Ces peaux peuvent être livrées au commerce, mais après désinfection dûment constatée.

403° Un propriétaire pourrait-il utiliser l'herbe ou la paille provenant des endroits où il a enfoui des animaux charbonneux ?

Non ! Il est défendu d'employer pour la nourriture des animaux, l'herbe ou la paille, provenant des endroits où ont été enfouis des animaux morts du charbon : on ne peut pas davantage faire pâturer ces endroits (*article 54 de la loi du 21 juin 1898*).

404° Pourquoi le législateur a-t-il interdit le pâturage de ce clos ?

Parce qu'il est démontré, que les animaux au pâturage se contagionneront spontanément par les germes charbonneux, qui auront été ramenés à la surface du sol par les vers de terre.

405° Pendant combien de temps doit durer cette interdiction ?

Pendant plusieurs années, la loi ne fixe pas de délai (*Voir ce que nous avons dit dans les n°s 98 et 99*).

406° Si un fermier faisait une fosse d'enfouissement, un an avant de quitter la ferme, devrait-il prévenir son successeur ?

Certainement ! S'il ne le faisait pas, il s'exposerait à une action en dommages et intérêts basée sur les articles 1381 et 1382 du Code civil.

QUATRIÈME SECTION

VACCINATION PRÉVENTIVE.

SOMMAIRE

407° Y a t-il un moyen de prévenir ces maladies ?

408° Que doit faire le propriétaire qui veut faire vacciner ses animaux ?

409° Les animaux inoculés sont-ils en surveillance ?

410° Un arrêté du préfet est-il nécessaire pour faire l'inoculation préventive ?

411° Comment se fait la vaccination ?

412° Le vaccin est-il le même pour tous les animaux ?

413° La vaccination est-elle toujours préservatrice ?

414° Que faut-il faire pour procéder plus sûrement ?

407° *Y a-t-il un moyen de prévenir la fièvre charbonneuse, ou le charbon symptomatique ?*

Lorsque l'une de ces maladies est constatée dans un troupeau, ou que l'une de ces maladies sévit avec fréquence dans une contrée, il faut faire l'inoculation préventive, c'est la seule mesure prophylactique efficace.

408° *Que doit faire le propriétaire d'animaux qui veut employer le moyen de la vaccination ?*

Il doit tout d'abord faire une déclaration au maire de la commune, puis il fait venir son vétérinaire qui procède à la vaccination. Le vétérinaire opérateur doit rédiger un certificat indiquant la date à laquelle l'inoculation a été terminée, le nombre et l'espèce des animaux inoculés. Ce certificat est remis aussitôt au maire, qui en informe le préfet et le vétérinaire sanitaire de la circonscription (*article* 8 *de l'arrêté du* **28** *juillet* **1888**).

409° *Les animaux inoculés sont-ils en surveillance ?*

Le vétérinaire sanitaire doit surveiller les animaux pendant **15** jours à partir de la dernière opération. Pendant cette surveillance, il est interdit de se dessaisir des animaux inoculés pour aucune destination. Le préfet ne prend pas d'arrêté à ce sujet.

410° *Faut-il un arrêté du préfet pour faire l'inoculation préventive ?*

Un arrêté préfectoral n'est pas nécessaire ; l'inoculation peut se faire en tout temps. La surveillance cesse à l'expiration des 15 jours si aucun cas ne s'est déclaré depuis l'inoculation.

411° *Comment se fait la vaccination ?*

Pour ne pas communiquer aux animaux une maladie qui pourrait être grave chez quelques-uns, on fait deux inoculations préservatrices. La première avec un vaccin très atténué qui ne donne aux animaux qu'une fièvre légère : la seconde se fait **12** à **15** jours plus tard avec un vaccin plus virulent qui tuerait un certain nombre d'animaux, s'ils n'étaient déjà en partie préservés par l'inoculation précédente. Mais par suite de cette préservation partielle, les animaux n'éprouvent qu'une légère fièvre. Alors ils sont tout à fait vaccinés, c'est-à-dire qu'ils sont devenus réfractaires à la maladie charbonneuse. On peut ainsi vacciner des moutons, des chèvres, des vaches et des chevaux.

412° *Le vaccin est-il le même pour tous les animaux ?*

Pour les vaches, bœufs et chevaux on se sert du même vaccin, que pour les moutons et les chèvres. Mais pour les premiers la dose est double ; et au lieu de faire la piqûre à la cuisse, on la fait derrière l'épaule pour les vaches et les bœufs, et à l'encolure pour les chevaux, de façon que le collier ne porte pas sur la piqûre.

413° *La vaccination est-elle toujours préservatrice ?*

En principe, il est impossible qu'elle soit toujours préservatrice par la raison qu'elle doit se faire par deux inoculations et avec des vaccins assez atténués pour ne pas provoquer des accidents mortels.

414° *Que faut-il faire pour procéder plus sûrement ?*

Il faut tout d'abord que les sujets aient 8 à 9 mois, époque à laquelle ils deviennent aptes à contracter le charbon. Il faut donc s'abstenir de vacciner les jeunes veaux avant l'âge de 8 mois.

Ensuite, il faut éviter que les animaux trouvent autour d'eux le germe de la maladie, sous une virulence hors de proportion avec le degré d'immunité que l'inoculation produit (*instruction ministérielle, voir au titre des annexes*).

CINQUIÈME SECTION

DÉSINFECTION ; LEVÉE DE L'ARRÊTÉ DE MISE EN SURVEILLANCE ;
FOIRES ET MARCHÉS.

SOMMAIRE

415° Après l'enlèvement des animaux morts ou abattus comme atteints de fièvre charbonneuse, ou sang de rate, charbon symptomatique, faut-il faire procéder à la désinfection de tous les locaux contaminés ?

Certainement ! On doit procéder à la désinfection de tous les locaux contaminés, des emplacements où ont séjourné les animaux malades, ainsi que des objets qu'ils ont pu souiller. C'est le maire qui prescrit les mesures nécessaires, et surveille l'opération conformément à l'article 4 de l'arrêté du 28 juillet 1888.

416° Comment se fait la désinfection ?

Pour éviter toutes difficultés, il faut se conformer pour

la fièvre charbonneuse à l'article 18 de l'arrêté ministériel du 1er avril 1898, et pour le charbon symptômatique, à l'article 19 du même arrêté que l'on trouvera au titre des *annexes*.

417° *Si l'animal est mort dans un champ ou dans un herbage, comment procède-t-on à la désinfection ?*

Dans ce cas, on procède à la désinfection en pratiquant l'écobuage à l'endroit où il est tombé et qu'il a souillé.

418° *L'arrêté ministériel du 12 mai 1883 est-il encore en vigueur ?*

Non ! Il a été abrogé par l'arrêté du 1er avril 1898.

419° *Dans quel délai l'arrêté de surveillance doit-il être levé ?*

Les mesures de surveillance prescrites par l'article 1er de l'arrêté du 28 juillet 1888, doivent cesser 15 jours après la disparition du dernier cas de maladie (*article 2 du même arrêté*). L'article 60 du décret du 22 juin 1882 fixait un délai de 4 mois pour faire lever l'arrêté d'infection.

Mais ce décret a été implicitement abrogé par la loi du 28 juillet 1888 et l'arrêté du même jour qui décide qu'il n'y aura plus déclaration d'infection, mais seulement une mise en surveillance.

420° *Sur quelle justification est-il rédigé ?*

Sur un rapport du vétérinaire sanitaire, constatant que la maladie a cessé depuis 15 jours, et que les locaux ont été convenablement désinfectés ; le préfet prend un arrêté de levée de la mise en surveillance, et il est procédé comme pour toutes les maladies contagieuses.

421° *Lorsqu'on a procédé à la vaccination préventive, dans quel délai les animaux sont-ils libres ?*

La surveillance cesse de plein droit, à l'expiration des 15 jours et sans qu'il soit nécessaire que le préfet prenne un arrêté, si aucun cas de charbon ne s'est déclaré dans le troupeau.

422° *Que doit-on faire lorsque l'une de ces maladies est constatée sur un champ de foire ou un marché ?*

Les animaux malades sont mis en fourrière et séquestrés. Pendant la durée de la séquestration, le propriétaire peut faire abattre ses animaux malades. Dans ce cas, les cadavres sont enfouis ou livrés à l'atelier d'équarrissage. Le transport a lieu sous la surveillance d'un gardien spécial *(article* **22** *de l'arrêté ministériel du* **28** *juillet* **1888**).

423° *Que doit-on faire des bêtes qui ont été en contact ?*

Les animaux qui ont été en contact avec les malades, sont signalés aux maires des communes, où ils sont envoyés.

L'article **86** du décret du **22** juin **1882** est abrogé *(voir la circulaire du* **30** *août* **1888**).

CHAPITRE V

La tuberculose dans l'espèce bovine.

PREMIÈRE SECTION

PRINCIPES GÉNÉRAUX.

SOMMAIRE

424° Les symptômes extérieurs.
425° La maladie peut-elle exister sans qu'on s'en aperçoive ?
426° La contagion.
427° Quelle est la période d'incubation ?
428° Une seule vache peut-elle contaminer une vacherie ?
429° La contagion est-elle la seule cause ?
430° La tuberculose est-elle héréditaire ?
431° Existe-t-il un traitement pour guérir cette maladie ?
432° Quels sont les moyens préservatifs ?
433° Pourquoi la loi a-t-elle classé la tuberculose parmi les maladies
contagieuses ?
434° Quelle a été la conséquence du défaut de fixation du délai de
garantie ?
435° Dans quel délai, l'action en nullité doit-elle être intentée ?
436° Le principe de l'indemnité est-il admis par l'État.
437° Déclaration à la mairie.
438° Cette maladie peut-elle s'observer chez le porc, le cheval, le
mouton, le chien et le chat, le lapin et les volailles ?

424° *Les symptômes extérieurs.*

Cette maladie affecte surtout les animaux de l'espèce bovine et ne se traduit au début, par aucun symptôme bien

défini. Toux petite, sèche, un peu sifflante, le matin et le soir, puis l'appétit diminue, l'amaigrissement s'ensuit ; poil terne, piqué, sensibilité des reins à la pression ; quinte de toux, jetage jaunâtre, visqueux, respiration accélérée parfois entrecoupée, diminution du lait en quantité, le liquide est séreux et bleuâtre, plus tard étisie complète ; enfin la mort arrive.

425° *La maladie peut-elle exister sans que le propriétaire s'en aperçoive ?*

Oui ! L'animal peut avoir le germe de la maladie, pendant plusieurs mois, sans qu'à première vue, on ait pu en soupçonner l'existence ; malgré les apparences d'une santé florissante et d'un embonpoint trompeur, l'affection peut exister, et faire son chemin dans l'économie.

426° *Contagion.*

La tuberculose est aujourd'hui reconnue par la loi comme maladie contagieuse ; on prétend même que le principe est le même chez les animaux que chez l'homme.

427° *Quelle est la période d'incubation ?*

Elle n'a pu encore être fixée : on prétend qu'elle peut durer des mois et même des années, sans déterminer des troubles sanitaires ; quelquefois, la maladie n'est reconnue qu'à l'abattoir ; une autre affection peut accélérer la marche de la tuberculose qui envahit plus brusquement un organe débilité.

428° *Une seule vache tuberculeuse peut-elle contaminer une vacherie ?*

Certainement ! Une vache malade conservée dans une étable pendant plusieurs mois, peut communiquer le germe de la maladie, à un certain nombre de ses congénères qui habitent avec elle.

429° *La contagion est-elle la seule cause de la tuberculose ?*

Elle est la cause principale, mais il y a à côté, une foule de conditions qui la favorisent, et qui sont les causes prédisposantes.

Ainsi, les étables insalubres et construites dans de mauvaises conditions, mal aérées, à température élevée ; le jetage des aliments solides et liquides, souillés par le jetage, etc... La stabulation permanente, la qualité des aliments, la nourriture intensive en vue d'une grande production de lait, anémient les sujets, la vieillesse des vaches laitières, etc., sont autant de causes qui aident et facilitent le développement de la maladie.

430° *La tuberculose est-elle héréditaire ?*

On prétend qu'elle ne l'est pas ; on voit rarement des veaux tuberculeux.

431° *Existe-t-il un traitement pour guérir cette maladie ?*

Jusqu'à ce jour, la science vétérinaire n'a pas encore trouvé de remède pour guérir la tuberculose bovine.

432° *Quels sont les moyens que l'on peut employer pour essayer de préserver les animaux de cette maladie ?*

On peut employer les mesures suivantes :

1º Faire tuberculiner tous les sujets de l'étable, chaque fois qu'il en est sorti un reconnu tuberculeux ;

2º Après cette opération, il y a lieu de retirer du troupeau les bêtes ayant réagi (*Voir les n*ᵒˢ 523 à 539) ;

3º Désinfecter les étables :

4º Stériliser par ébulition le lait des vaches ayant réagi, avant de le faire servir sous une forme quelconque à l'alimentation des animaux, veaux, porcs, chiens, chats :

5º Utiliser au joug les bêtes bovines de travail ayant réagi, mais sans contact avec les sujets sains.

433º *Pourquoi le législateur a-t-il classé la tuberculose parmi les maladies contagieuses ?*

C'est pour essayer d'en arrêter les ravages, que le décret du 28 juillet 1888 l'a classé parmi ces maladies.

Mais ce décret ne fixant aucun délai, ni les formalités à remplir, les propriétaires de bovins se trouvaient sous l'application de l'article 13 de la loi du 21 juillet 1881 et de l'article 1641 du Code civil, et avec des procès très coûteux et sans fin.

434º *Quelle a été la conséquence du défaut de fixation du délai de garantie ?*

La conséquence a été que de nombreux procès ayant entraîné des frais considérables, ont été intentés par des marchands de bestiaux contre des vendeurs qui, ensuite, exerçaient des recours en garantie contre les propriétaires et cultivateurs, à raison de ventes successives d'animaux atteints de tuberculose remontant à plusieurs mois.

Les acquéreurs refusaient de payer en se fondant sur l'article 1641 du Code civil qui décide que : « Le vendeur est tenu de la garantie à raison des défauts cachés de la chose vendue qui la rendent impropre à l'usage auquel on la destine, ou qui diminuent tellement cet usage, que l'acheteur ne l'aurait pas acquise, ou n'en aurait donné qu'un moindre prix s'il les avait connus. »

Comme la loi ne fixait aucun délai pour intenter l'action en nullité de vente, certains tribunaux se prononçaient en faveur du vendeur de bonne foi. D'autres se prononçaient en faveur de l'acquéreur, en disant qu'il n'était pas nécessaire de rechercher si le vendeur était oui ou non de bonne foi. D'un autre côté, les vétérinaires eux-mêmes sont souvent dans l'impossibilité de reconnaître la maladie d'une manière à peu près certaine, avant la troisième période de son évolution.

C'est dans ces conditions, que la jurisprudence s'est prononcée définitivement par un arrêt de cassation du 20 juillet 1892, en décidant que la vente était nulle et sans effet, alors même que le vendeur serait de bonne foi.

Les cultivateurs, les éleveurs et les sociétés d'agriculture se sont élevés contre cette jurisprudence, qui les mettait à la merci d'un acheteur, sans limitation de délai, en les rendant responsables, même de maladies contagieuses, que les animaux auraient pu contracter au sortir de la ferme.

A la suite de ces réclamations, le Gouvernement a demandé aux Chambres de voter la loi du 31 juillet 1895, pour compléter le décret du 28 juillet 1888 et la loi sanitaire.

435° *Dans quel délai l'action en nullité devra-t-elle être intentée ?*

La loi du 31 juillet 1895 fixe un délai de 45 jours pour faire déclarer que la vente n'a jamais existé, et pour exercer un recours en garantie contre le vendeur ; et 10 jours dans le cas où le bovidé est abattu.

Mais cette loi encore a donné lieu à de nombreux procès et à différentes interprétations, ainsi qu'on le verra plus loin sous le titre *Législation et Jurisprudence.*

436° *Le principe de l'indemnité est-il admis par l'État ?*

La tuberculose loin de diminuer, augmentant de jour en jour, les cultivateurs se sont plaints du préjudice considérable qu'ils éprouvaient ; et le Gouvernement sur les réclamations des sociétés d'agriculture, a demandé aux Chambres de voter une somme de deux millions pour venir en aide aux éleveurs qui étaient obligés de faire abattre leurs animaux pour éviter la contagion.

En effet, la loi de finances du 13 avril 1898 a décidé : « que dans le cas de saisie de viande pour cause de tuberculose, des indemnités seraient accordées aux propriétaires qui se seraient conformés aux prescriptions des lois et règlements sur la police sanitaire ».

La loi de finances du 30 mai 1899 a accordé une nouvelle indemnité de 915.000 francs.

Nous avons déjà indiqué les formalités à remplir pour se conformer aux lois et règlements. Nous examinerons plus loin, n° 486, les formalités nécessaires pour pouvoir obtenir l'indemnité accordée par le Gouvernement.

12

437° *Déclaration à la mairie.*

La déclaration à la mairie pour la tuberculose n'est exigible, d'après la circulaire ministérielle du 4 août 1897, que lorsqu'il existe des *symptômes cliniques* de la maladie.

Les mesures de police sanitaire ayant été prises, à une époque antérieure à la découverte de la tuberculine, le législateur n'avait pu s'inspirer d'une donnée de la science qui n'existait pas ; il n'y a donc obligation à la déclaration légale ni avant ni après le tuberculinage.

438° *La tuberculose peut-elle s'observer chez le porc, le cheval, le mouton, le chien et le chat, le lapin et les volailles ?*

Certainement ! Elle peut s'observer sur tous ces animaux, sauf le cheval ; mais d'une façon beaucoup moins constante, que sur les animaux de l'espèce bovine.

M. Bissange dans son *Traité de la tuberculose bovine* affirme : « qu'il a vu des fermes, où tous les animaux, vaches, veaux, porcs, volailles, chiens, devenaient successivement tuberculeux après le séjour de vaches phtisiques. »

La tuberculose du porc est loin d'être rare ; certaines personnes prétendent qu'elle présente de réels dangers ; d'autres disent le contraire. La solution de cette question est d'autant plus importante, que le sang ou la viande du porc sont quelquefois consommés crus.

Au point de vue légal, nous ne pouvons dire qu'une chose, c'est que cet animal n'est pas visé par la loi sanitaire.

DEUXIÈME SECTION

MISE EN SURVEILLANCE DES ANIMAUX ; ESTIMATION.
ABATAGE ET AUTOPSIE.

SOMMAIRE

439° *Formalités à remplir ; devoirs du propriétaire.*

Le décret du **22 juin 1882** ne réglemente pas les formalités à suivre lorsqu'un bovin est atteint de tuberculose, par la raison que cette affection a été classée, maladies contagieuses, le **28 juillet 1888**.

Par suite, nous appliquerons les principes généraux, résultant de la police sanitaire, et notamment les prescriptions contenues dans l'arrêté ministériel du **28** juillet **1888**, et la circulaire du **30** août **1888**.

Le propriétaire qui constate par des signes cliniques, qu'un de ses bovins est atteint de tuberculose, doit immédiatement faire sa déclaration à la mairie et retirer un récépissé ; aussitôt toutes les formalités prescrites pour les maladies contagieuses en général doivent être appliquées.

440° *S'il y avait contestation sur la nature de la maladie, entre le vétérinaire sanitaire et celui du propriétaire, comment procéderait-on ?*

Dans ce cas, l'incident est porté à la connaissance du préfet, sur le rapport du vétérinaire, et le préfet en désigne un 3ᵉ conformément au rapport duquel il est statué (*article 36 de la loi du **22** juin 1898*).

441° *Mais quel sera le 3ᵉ vétérinaire ?*

Le 3ᵉ vétérinaire sera le vétérinaire délégué ainsi que M. le Ministre de l'agriculture le conseille dans la circulaire du **31** octobre **1898**.

442° *Arrêté de mise en surveillance.*

Lorsque tous ces incidents sont levés, et sur le rapport qui lui est adressé, le préfet prend un arrêté de mise en surveillance des animaux et prescrit les mesures nécessaires, pour que ceux atteints soient isolés et séquestrés, et place l'exploitation sous la surveillance du vétérinaire sanitaire de la circonscription (*articles **9** et **10** de l'arrêté ministériel du **28** juillet **1888***).

Le Conseil d'Etat a décidé le 2 avril 1898 que le maire n'avait pas le droit de prendre un arrêté de mise en surveillance. Ce droit appartient au préfet seul.

L'animal reconnu tuberculeux est isolé et séquestré, il ne peut être déplacé si ce n'est pour être abattu : *Voilà les prescriptions ministérielles* ; on laisse ainsi tous les animaux dans une étable contaminée.

443° *Ne serait-il pas plus utile de faire le contraire ?*

Retirer de l'étable tous les animaux qui ne sont pas encore atteints pour les placer dans une autre parfaitement saine et aérée ; entretenir la bête malade dans son étable jusqu'à son départ ; désinfecter ensuite à fond conformément aux prescriptions ministérielles du 1er avril 1898, et demander la levée de l'arrêté de mise en surveillance.

444° *Conséquences de la mise en surveillance.*

Le premier devoir du propriétaire, est d'isoler et de séquestrer l'animal malade, il ne peut plus être déplacé si ce n'est pour être abattu. Par suite de la séquestration il ne peut plus être conduit à l'abreuvoir, ni utilisé pour le travail.

L'abatage doit avoir lieu sur place ; si on doit conduire l'animal à l'abattoir ou à l'équarrissage, le transport doit être autorisé par le maire, et la bête est marquée au fer rouge.

445° *A quel moment l'abatage de l'animal malade doit-il être ordonné ?*

Lorsque la maladie sera dûment constatée, au moyen des

signes cliniques, résultant sans aucun doute de lésions organiques de nature tuberculeuse, l'animal doit être abattu sous la surveillance du vétérinaire sanitaire qui fera l'autopsie, ainsi qu'on le verra plus loin (*Circulaire ministérielle du 31 octobre 1898*).

446° *Par qui l'abatage peut-il être ordonné ?*

Il doit être ordonné par le maire, sur le vu de l'arrêté du préfet portant mise en surveillance ; le maire doit donner un ordre écrit.

447° *Que peut-on faire de la peau ?*

La peau de l'animal abattu peut être utilisée après désinfection.

448° *Que doit-on faire des animaux qui ont été en contact avec la bête malade ?*

Pour ces animaux, nous croyons que le propriétaire fera bien de les faire tuberculiner : s'ils ne réagissent pas et s'il n'y a pas de signes cliniques, ils seront libres et le propriétaire pourra en disposer ; mais s'ils réagissent sans présenter aucun symptôme, l'administration ne peut en ordonner l'abatage : dans ce cas, ceux qui ont réagi doivent être séparés des autres, et placés en observation.

449° *Comment se fait l'estimation de l'animal qui va être abattu ?*

L'expertise et l'estimation se font avant l'abatage par le vétérinaire sanitaire, et un expert désigné par la partie ; à défaut par cette dernière de désigner un expert, le vétérinaire procède seul. Les experts doivent dresser sur papier libre un procès-verbal d'expertise, pour fixer la valeur de la bête, ce procès-verbal est signé par les experts et le propriétaire.

Le maire et le juge de paix du canton doivent le contre-signer et donner leur avis (*Circulaire du 31 octobre 1898*).

450° *L'avis du juge de paix est-il bien nécessaire ?*

L'avis du maire, c'est très bien, il est sur place, il peut se rendre compte de la valeur de l'animal, et donner un avis sérieux.

Mais le juge de paix qui est peut-être à 8 kilomètres du lieu de l'opération, qui, le plus souvent, ne connait pas la valeur des animaux, faudra-t-il qu'il se déplace ? ou, faudra-t-il lui conduire l'animal ?

Ces questions ne sont pas tranchées. L'avis du juge de paix ne nous parait pas utile, les vétérinaires et le maire sont parfaitement à même de fixer le prix d'un animal ; pourquoi l'avis du juge de paix ?

451° *Si les deux vétérinaires ne pouvaient pas se mettre d'accord pour fixer le prix, que faudrait-il faire ?*

La loi est muette à ce sujet ; mais nous pensons que par analogie il faut appliquer les mêmes règles que celles prescrites en cas de contestation sur la nature de la maladie ;

Il faut s'adresser au préfet qui désignera un troisième expert qui pourra être un propriétaire ou un vétérinaire, pour fixer définitivement la valeur.

Le procès-verbal d'expertise est dressé en double exemplaire, l'un est remis à l'intéressé après avoir été visé par le maire, et l'autre est adressé au préfet dans les cinq jours.

452º *Par qui est dressé le procès-verbal d'autopsie et de saisie ?*

Le vétérinaire sanitaire doit procéder à l'autopsie de la bête aussitôt l'abatage, il doit en dresser un procès-verbal spécial et séparé de celui d'expertise : il indiquera le nom du propriétaire, la nature de la maladie, dira si elle est localisée ou généralisée, et autres énonciations prescrites par l'instruction ministérielle du 3 août 1899 (qui se trouve aux *annexes*).

Ce procès-verbal est dressé en deux exemplaires : l'un est remis au propriétaire après avoir été visé par le maire, et l'autre doit être adressé au préfet dans les cinq jours de l'autopsie.

453º *Que doit-on faire si l'autopsie démontre que l'animal abattu n'était pas tuberculeux ?*

Dans ce cas, le procès-verbal d'expertise doit être adressé dans un bref délai, et au plus tard dans les trois mois, sous peine de déchéance, au préfet qui le transmettra avec les pièces justificatives, au ministre de l'agriculture qui doit effectuer le règlement des indemnités, le tout conformément à la circulaire ministérielle du 31 octobre 1898.

Si l'animal n'est pas tuberculeux, l'Etat paie une indemnité égale à la valeur de l'animal ; mais il ne faut pas oublier qu'il faut déduire le montant du produit de la vente ; or comme l'animal n'est pas malade, toute la viande et les abats seront vendus, il n'y aura pas, *ou presque pas*, de perte pour le propriétaire : c'est pour cela que l'Etat est généreux et qu'il paie la totalité de la perte. Il devrait bien en faire autant lorsque la tuberculose est généralisée.

454° *Le ministre est-il obligé d'accepter les évaluations faites avant l'abatage ?*

Si l'évaluation faite par les vétérinaires sanitaires paraît trop élevée, le ministre peut ordonner la révision de l'évaluation, faite en vertu des articles 46 et 49 de la loi du 21 juin 1898, par une commission dont il désigne les membres (*article 50*).

455° *Un propriétaire peut-il se pourvoir contre la décision du ministre de l'agriculture, qui fixe l'indemnité ?*

Certainement ! La décision du ministre qui fixe l'indemnité peut faire l'objet d'un recours au Conseil d'Etat.

TROISIÈME SECTION

LÉGISLATION ET JURISPRUDENCE SPÉCIALES A LA TUBERCULOSE ;
ACTIONS EN GARANTIE.

SOMMAIRE

Vente d'animaux pour l'élevage.

456° Paragraphe 4° de la loi du 31 juillet 1895.
457° Interprétation de cette loi ; 3 systèmes :
458° 1ᵉʳ système.
459° 2° système.
460° 3° système.
461° Des actions en garantie.
462° Réforme future de la législation.
463° L'arrêté de séquestration doit-il être pris avant l'introduction de l'instance ?
464° Comment faut-il interpréter ces mots : *séquestration ordonnée par l'autorité compétente ?*

465° L'arrêté de séquestration est-il exigé avant l'introduction de la
    demande pour toutes les maladies ?
466° Pourquoi le législateur a-t-il prescrit l'isolement et la séques-
    tration avant la demande ?

Vente d'animaux pour la boucherie.

467° *Quid* si l'animal a été saisi à l'abattoir ?
468° Que doit faire un boucher de campagne qui reconnaît un ani-
    mal tuberculeux ?
469° Quelles sont les formalités à remplir lorsque l'animal a été
    abattu ?
470° Que doit-on faire en cas de ventes successives pour la boucherie?
471° *Quid* si l'animal avait réagi à la tuberculine ?

Vente d'animaux pour l'élevage.

456° *Paragraphe 4° de la loi du 31 juillet 1895.*

*Toutefois en ce qui concerne la tuberculose dans l'espèce
bovine, la vente ne sera nulle que lorsqu'il s'agira d'un animal soumis à la séquestration ordonnée par les autorités compétentes.*

457° *Interprétation de cette loi ; 3 systèmes.*

Disons de suite qu'il s'agit ici de vente pour le pâturage,
ou l'élevage. A première lecture, il semblerait résulter de
ce paragraphe que le législateur aurait décidé que la vente
d'un animal tuberculeux, ne serait nulle qu'autant que la
vente aurait eu lieu après l'arrêté de séquestration.

L'interprétation du 4° paragraphe a donné lieu à trois
systèmes principaux que nous allons résumer.

458° 1ᵉʳ SYSTÈME.

L'action en nullité de vente ne peut être intentée que si la séquestration a précédé la vente (Trib. com. Bayonne, 29 novembre 1895, *Revue vétérin.*, 1896, nᵒ 1, p. 28 ; Trib. civ. Orthez, 9 juin 1896 ; Trib. civ. Nantes, 12 décembre 1896 ; Trib. civ. de Pau, 25 juin 1896 ; Trib. de Nantes, 12 décembre 1896).

Cette interprétation ne nous paraît pas conforme à l'esprit de la loi. En effet, il est bon de remarquer tout d'abord qu'il n'est pas permis d'exposer, ni de mettre en vente un animal tuberculeux séquestré par les autorités compétentes. D'un autre côté, l'arrêté ministériel du 28 juillet 1888 (*article* 10) dit expressément : « Que tout animal reconnu tuberculeux est isolé et séquestré, qu'il ne peut être déplacé si ce n'est pour être abattu ».

D'où il suit, selon nous, que la vente n'est plus possible après l'arrêté de séquestration ; par suite, le législateur n'a pas entendu parler d'une vente faite après l'arrêté, mais d'une vente faite avant.

459° 2ᵉ SYSTÈME.

L'action en nullité ne peut être intentée que si la séquestration a été ordonnée sur la déclaration de l'acheteur (Trib. civ. Marmande, *Revue vétérin.*, 1896, nᵒ 1, p. 29).

Ce système ne nous paraît pas admissible, parce qu'il aurait pour résultat de rejeter d'office toute demande *en intervention et en garantie* ; supposons l'exemple suivant :

M. A..., éleveur vend le 1ᵉʳ décembre 1899 à M. B..., marchand de bestiaux, une vache pour le pâturage, ce dernier la revend le 4 janvier 1900 à C... Dans la huitaine, M. C...

fait examiner cette bête, qui est reconnue tuberculeuse ; aussitôt il fait une déclaration au maire, la séquestration est ordonnée, et il intente une action en nullité de vente à M. B..., qui forme ensuite une action en garantie contre M. A..., parce qu'il se trouve encore dans le délai de 45 jours.

Les instances sont portées devant les tribunaux, et M. A... soutient que son vendeur B... n'a pas de recours contre lui, parce que l'animal n'a pas été séquestré dans ses mains.

Le tribunal de Marmande a admis ce système en donnant raison à M. B... mais nous ne partageons pas cette interprétation.

La loi n'a pas subordonné la garantie à la séquestration, mais à l'exercice de l'action dans le délai de 45 jours. La garantie est de droit ; du moment où la séquestration est ordonnée, il est reconnu que la marchandise est mauvaise, et l'action en garantie est née (Tribunal civil de Pau du 15 mai 1896).

460° 3e SYSTÈME.

L'action en nullité peut être intentée soit que la séquestration ait précédé ou suivi la vente, pourvu bien entendu qu'elle soit exercée dans le délai de 45 jours.

La séquestration n'est suivant ce système qu'une condition de recevabilité de l'action.

C'est en ce sens que la Cour de cassation vient de se prononcer par un arrêt du 24 janvier 1898 et un autre du 16 février 1898 ; on peut consulter aussi les décisions suivantes qui se sont prononcées dans le même sens. Tribunal de simple police de Patay, 3 décembre 1895 : Tribunal civil de Pau, 12 décembre 1895 : jugement de Pau du 12 décembre 1895 ; jugement de Villefranche du 24 décembre 1895 : jugement

de St-Sever du 20 mai 1897 ; Cour de Pau, 24 mars 1896 ;
Tribunal civil de Pau. 15 mai 1896 ; Tribunal civil d'Amiens,
16 mars 1897. En ce sens également : Léon Lesage, *De la
vente des animaux de l'espèce bovine atteints de tuberculose*,
p. 52. Arrêt de Cassation du 9 novembre 1898 qui a cassé
un jugement du Tribunal de commerce de Nantes du 12 décembre 1896.

Ce système repose sur les travaux préparatoires.

En effet, dans son rapport au Sénat, M. Darbot s'expri-
mait ainsi : « l'acheteur d'une bête tuberculeuse ne pourra se
tourner du côté de son vendeur, et l'amener à se mettre en
son lieu et place qu'après avoir fait la déclaration prévue
par la loi ; déclaration qui entraînera la visite de l'animal
par l'agent sanitaire de la circonscription. puis un arrêté
d'infection sera pris par le préfet sur le rapport de cet
agent. »

Nous pensons, avec M. Gallier de Caen, que ce système est
le seul conforme à l'esprit de la loi ; le législateur a voulu
arrêter la vente des animaux tuberculeux et éviter des procès ; c'est pour cela qu'il a prescrit la *séquestration*, l'isolement et la *déclaration à la mairie avant l'introduction de
l'instance*. Pour que l'action soit recevable, il faut que la déclaration à la mairie, la séquestration précèdent la demande ;
et que le tout soit régularisé dans les 15 jours de la livraison.
Du reste, la loi n'a édicté nulle part de dispositions relatives
à la séquestration et n'en a pas indiqué les formalités (*Jugement du tribunal de Verdun du 20 mai* 1896).

En terminant l'examen de ces questions de droit, qu'il
nous soit permis d'exprimer un vœu qui est dans la bouche

de tous les vendeurs : c'est de voir réduire, pour la tuberculose tout au moins, le délai de garantie à 30 jours.

Le Sénat a déjà adopté en première lecture, un projet de loi dans ce sens le 23 mars 1899 ; ajoutant que la déclaration et la séquestration devraient précéder la demande.

461° *La question des actions récursoires fait-elle également l'objet d'une controverse ?*

Oui ! Quelques décisions se sont prononcées dans le sens qu'aucun recours en garantie ne peut être exercé.

Voir arrêt de la Cour de Pau du 24 mars 1896 ; arrêt de la Cour de Bordeaux du 22 octobre 1896 et jugement du tribunal civil de Bordeaux du 22 octobre 1896.

Comme nous l'avons dit plus haut, sous le deuxième système, cette théorie ne nous paraît pas admissible.

La loi du 31 juillet 1895 n'a pas dérogé aux règles générales de la garantie en matière de vente. Elle se borne à proclamer, d'une façon générale, la nullité de la vente, lorsqu'il s'agit d'animaux soumis à la séquestration.

Il importe peu que cette formalité soit remplie par le premier ou le deuxième acquéreur, si le délai de 45 jours n'est pas expiré vis-à-vis de ceux qui sont appelés en garantie.

La plupart des décisions se sont prononcées dans ce sens.

Voir jugement du tribunal civil de Charolles du 27 juin 1896 ; tribunal civil de Pau du 15 mai 1896 ; tribunal civil de St-Etienne du 9 janvier 1896; tribunal civil de Trévoux du 10 novembre 1896 ; tribunal civil d'Amiens du 16 mars 1897 ; tribunal civil de Castel-Sarrazin du 30 juillet 1897.

Mais l'acquéreur qui demande à être garanti, doit justifier

qu'il a été inquiété, et surtout qu'il a éprouvé un préjudice. En effet, si le dernier acquéreur, aux mains duquel l'animal a été saisi, avait négligé d'exercer sa demande en nullité, il est bien évident que le deuxième acquéreur ne pourrait exercer une action récursoire contre le cultivateur vendeur (*Jugement du tribunal de Trévoux du 10 novembre 1896*).

462° *Réforme future de la législation.*

Cette question ayant donné lieu à de nombreux procès, le Gouvernement a pensé qu'il était nécessaire dans l'intérêt de la vente des animaux, et pour éviter des recours en garantie, de soumettre aux Chambres un projet modificatif et explicatif de la législation actuelle.

Voici, à titre de document, le texte modificatif qui a été admis par le Sénat en première lecture au mois de décembre 1898 :

« § 2. — Néanmoins, aucune réclamation de la part de l'acheteur, pour raison de ladite nullité, ne sera recevable, lorsqu'il se sera écoulé plus de trente jours, en ce qui concerne les animaux atteints de tuberculose, et plus de quarante-cinq jours, en ce qui concerne les autres maladies, depuis le jour de la livraison, s'il n'y a poursuite du ministère public.

« § 3. — Si l'animal a été abattu, le délai est réduit à dix jours à partir du jour de l'abatage, sans que, toutefois, l'action puisse jamais être introduite après l'expiration des délais indiqués ci-dessus. En cas de poursuite du ministère public, la prescription ne sera opposable à l'action civile, comme au paragraphe précédent, que conformément aux règles du droit commun.

« § 4. — Toutefois, en ce qui concerne la tuberculose de l'espèce bovine, aucune action ne sera recevable, que si l'acheteur a fait au préalable la déclaration prescrite par la loi du 21 juillet 1881. Dans le cas où l'animal vendu pour la boucherie, serait reconnu tuberculeux et saisi, l'acheteur pourra encore intenter une action en nullité de vente, mais seulement dans le cas où l'animal aurait été l'objet d'une saisie totale ; dans le cas de saisie partielle, l'acheteur ne pourra intenter qu'une action en réduction de prix, à l'appui de laquelle il devra produire un duplicata du procès-verbal de saisie, mentionnant la nature des parties saisies, et leur valeur, calculée d'après leur poids, la qualité de la viande et le cours du jour. »

Évidemment, cette rédaction est claire, et l'interprétation en est facile.

Au lieu de quarante-cinq, le délai ne serait plus que de trente jours. En cas de saisie partielle, les intérêts du vendeur seront sauvegardés, puisqu'il y aura une base d'évaluation exacte.

Mais ce n'est qu'un projet et en attendant qu'il devienne loi, il faut suivre les principes généraux.

463° *L'arrêté de séquestration doit-il être pris avant l'introduction de l'instance ?*

En principe, oui ! Mais, il peut arriver que l'acquéreur n'ait qu'un ou deux jours devant lui ; or, il ne lui appartient pas de forcer le maire ou le préfet à prendre, le jour même de la déclaration, un arrêté de séquestration. La loi n'impartit pas un délai au préfet pour prendre son arrêté. Il suffit donc, selon nous, que le propriétaire, après avoir fait sa déclaration, ait fait appeler un vétérinaire pour constater l'existence de la maladie et dresser un rapport.

464° *La question de savoir dans quel sens il faut interpréter ces mots : « Séquestration ordonnée par les autorités compétentes », fait-elle l'objet d'une controverse ?*

Oui ! La Cour de cassation dans l'arrêt du 24 janvier 1898, a tranché la question dans le sens le plus généralement adopté, et admis qu'il est seulement nécessaire d'avoir provoqué la séquestration. Cette jurisprudence est confirmée par un nouvel arrêt de Cassation du 9 novembre 1898 (Voir aussi : Tribunal civil Amiens, 16 mars 1897 précité : Tribunal de commerce Troyes, 10 août 1896. En sens contraire cependant : Tribunal civil Dax, 19 mai 1897). Toutes les décisions que nous citons à propos du troisième système se sont prononcées implicitement dans le même sens que la Cour de cassation, laissant entendre par conséquent, que la mesure prise (séquestration proprement dite, saisie, enfouissement) doit avoir un caractère administratif : voir en outre : Cour de Toulouse, 15 février 1898, et Cour de cassation (Ch. des req.), 16 février 1898.

465° *L'arrêté de séquestration est-il exigé, pour la recevabilité des actions en nullité de vente, basées sur toutes les maladies contagieuses ?*

Non ! Il n'est exigé que pour la recevabilité de la demande en nullité de vente pour cause de tuberculose.

466° *Pourquoi le législateur a-t-il prescrit l'isolement et la séquestration avant l'introduction de la demande ?*

C'est pour que l'instance en nullité de vente ne soit introduite qu'après une constatation régulière et certaine de la tuberculose, afin d'éviter aux agriculteurs des procès toujours coûteux, et aussi pour arrêter la vente et retrancher de la circulation, toute bête reconnue tuberculeuse ; enfin, pour la satisfaction des intérêts bien compris de l'élevage et de la santé publique (*Arrêt de Toulouse du* 15 *février* 1898).

Animaux vendus pour la boucherie.

467° *Si l'action en nullité n'est pas recevable et si la vente ne peut être annulée, qu'après que l'animal aura été séquestré, qu'arrivera-t-il, lorsque le bovidé aura été saisi à l'abattoir par ordre de l'autorité ?*

Dans ce cas, la séquestration ne peut avoir lieu.

En effet, si la séquestration s'impose comme condition de la recevabilité de l'action, lorsqu'il s'agit d'une vache vivante vendue pour le pâturage ou comme laitière, elle n'est plus possible, par la force même des choses, lorsque le sujet destiné à la boucherie doit être abattu à bref délai. Dans ce cas, il est suppléé à la formalité de la séquestration par le procès-verbal de saisie et d'enfouissement du cadavre régulièrement ordonnée, soit par le maire, soit par les agents sanitaires.

La jurisprudence considère en général la saisie et l'enfouissement, comme des mesures de nature à produire les mêmes effets que la séquestration (Voir sur ce point : Tribunal civil Pau, 12 décembre 1895 : Cour de Pau, 24 mars 1896 ; Tribunal civil Verdun, 20 mai 1896 ; Tribunal civil Charolles, 27 juin 1896 : Tribunal civil Clermont-Ferrand, 26 décembre 1896 ; Tribunal civil Gray, 2 avril 1897 ; Tribunal civil Caen, 31 mai 1897 : Tribunal de la Seine, jugement du 19 août 1897 ; arrêt de Cassation du 9 novembre 1898 (Ch. civile).

468° *Un acheteur, par exemple un boucher de campagne, pourrait-il, après avoir abattu un animal et constaté par lui-même que la tuberculose n'était pas généralisée, vendre la partie non atteinte et réclamer une indemnité à son vendeur ?*

Nous avons déjà dit : que toutes les fois qu'un animal est atteint de tuberculose, le marchand boucher de la campagne, qui n'est pas obligé de passer par l'abattoir, est tenu, avant de débiter la viande, de la faire visiter par un vétérinaire sanitaire, qui décidera ce qu'on devra faire et dressera, après avoir fait appeler le cultivateur vendeur, un procès-verbal de ses opérations.

Si le marchand boucher ne fait pas constater le fait par un vétérinaire sanitaire, il ne pourra former aucune demande, soit en nullité, soit en dommages et intérêts contre le vendeur, parce que sa constatation seule est sans valeur ; il n'a pas le droit de se faire justice lui-même (*Voir dans ce sens, un jugement du tribunal civil de Pont-Audemer du 3 novembre 1896*).

469° *Quelles sont les formalités à remplir, lorsque l'animal a été abattu ?*

Pour le cas d'abatage, la demande doit être formée dans les 10 jours. Voir tout ce que nous avons dit, aux numéros 65, 67 et suivants. L'abatage étant commun à toutes les maladies, tandis que la séquestration ne doit précéder la demande, que pour la tuberculose.

470° Que doit-on faire en cas de ventes successives pour la boucherie ?

Prenons un exemple et supposons *qu'un éleveur* ait vendu un bovidé pour la boucherie à un commissionnaire ou à un marchand de vaches qui a payé comptant, et que ce dernier l'ait revendu à un boucher quelques jours après, et payé comptant. L'animal conduit à l'abattoir est reconnu tuberculeux par les vétérinaires inspecteurs, qui ordonnent qu'il sera enfoui : que doit-on faire ?

Le boucher doit former sa demande contre son vendeur le marchand de vaches dans les 10 jours de l'abatage, pour obtenir la restitution du prix qu'il a payé comptant ; pas de doute possible à ce sujet, la loi est formelle ; mais où la difficulté s'élève, c'est lorsque le marchand de bestiaux veut exercer son recours en garantie contre l'éleveur ; doit-il le faire dans les 10 jours de l'abatage, ou bien a-t-il un nouveau délai de 10 jours, ou bien enfin a-t-il un délai de 45 jours ?

Nous pensons que, d'après l'esprit de la loi, le législateur a voulu restreindre les délais de garantie, diminuer les procès, et ne pas apporter trop d'entraves à la liberté des transactions ; c'est pour cela qu'il a fixé un délai de 10 jours à partir de l'abatage, sans aucune distinction ni exception. D'où nous concluons, que le marchand de bestiaux devra exercer son recours contre l'éleveur dans les 10 jours, faute de quoi, il ne sera plus reçu ; l'agriculteur vendeur sera déchargé et ne pourra plus être inquiété.

Quant au délai de 45 jours, il ne peut sérieusement en être question puisque l'animal a été vendu pour la boucherie ; ce serait éterniser les actions récursoires et laisser les agriculteurs dans une incertitude désagréable : ce que la loi a voulu éviter.

Il en serait de même dans le cas où un acheteur vendrait, le 46ᵉ jour de son achat, un bovidé pour la boucherie, et que l'animal serait saisi à l'abattoir le 48ᵉ jour ; il ne pourrait s'adresser au cultivateur vendeur en lui disant : j'ai 45 jours puis les 10 jours d'abatage. Donc j'ai le droit de vous demander le remboursement du prix. Non, après 45 jours le cultivateur est déchargé.

Si au contraire une bête vendue par un éleveur a été abattue le 20ᵉ jour après la livraison, l'acheteur devra intenter l'action en nullité de vente dans les 10 jours suivant l'abatage. Il ne pourrait dire : je suis dans la période des 45 jours, j'ai le droit de former ma demande tant que les 45 jours ne sont pas écoulés ; non, ce langage ne serait pas admissible, parce que la loi n'accorde que dix jours, du jour de l'abatage. Par suite d'abatage, le délai est réduit à dix jours comme le dit la loi (*Jugement du tribunal civil de Charolles du 27 juin 1896*).

471° *Pourrait-on former une demande en nullité de vente, en se fondant sur ce que l'animal aurait réagi à l'injection de tuberculine quelques jours après l'achat ?*

Cela n'est pas suffisant. Avant d'assigner, il faut que l'acheteur prouve l'existence de la tuberculose par des signes ou symptômes cliniques indiscutables. La tuberculine n'est qu'une indication ; s'il y a des signes cliniques, l'acquéreur doit faire sa déclaration à la mairie, en prendre un récépissé, isoler l'animal et attendre l'arrêté préfectoral d'infection, pourvu qu'il arrive avant l'expiration des 45 jours.

QUATRIÈME SECTION

VENTE DU LAIT D'ANIMAUX TUBERCULEUX ; PEUT-IL COMMUNIQUER LA MALADIE A L'ESPÈCE HUMAINE ?

SOMMAIRE

472° *L'industrie laitière en France.*

En présence de l'indéniable dépréciation subie par les produits culturaux proprement dits, les agriculteurs de France ont cherché dans l'élevage une rémunération de leurs peines, que la culture du sol ne leur donnait plus, ou leur fournissait dans des proportions insuffisantes.

C'est ainsi que les statistiques nous montrent une production toujours grandissante.

En effet, les agriculteurs qui se livrent à l'élevage, ont retiré des bénéfices sérieux, provenant non seulement de la vente pour la boucherie, mais aussi de celle des produits périodiquement fournis par les animaux.

Il résulte du rapport dressé par M. Vincey, professeur d'agriculture du département de la Seine, qu'il y a en France 5.500.000 vaches laitières fournissant 78 millions d'hectolitres de lait ; soit le double environ de la production vinaire.

Sur ces 78 millions d'hectolitres, 21 millions et demi sont employés pour l'industrie fromagère, et permettent la fabrication de 136 millions de kilogrammes de fromage.

Paris seul en consomme 15 millions et demi de kilogrammes, soit 1/9 de la production totale du fromage en France.

Pour le département de l'Oise, la statistique arrêtée au 31 décembre 1897, constate qu'il existe 5.205 bœufs de travail, 3.387 bœufs à l'engraissement, 74,676 vaches, 1,472 bouvillons, 19,943 génisses, 10.400 jeunes bovins de 6 mois à un an, 9,966 au-dessous de 6 mois, soit un total de 127.254 représentants de l'espèce bovine.

Et que la production totale du lait s'est élevée en 1897, à 1,324,651 hectolitres d'une valeur de 17,617.858 francs, soit un prix moyen de 13 fr. 30 l'hectolitre.

473° *Le lait peut-il communiquer la tuberculose à l'homme?*

Avant 1888, alors que la tuberculose n'était point regardée comme une maladie contagieuse, les médecins condamnaient l'usage du lait des animaux tuberculeux.

Aujourd'hui qu'elle est déclarée contagieuse, on affirme que l'usage du lait sera sans danger, si la tuberculose n'est pas généralisée et si la mamelle n'est pas atteinte.

Mais M. Nocard soutient que les vaches tuberculeuses donnent un lait dangereux pour les jeunes enfants, parce qu'il contient le parasite de la tuberculose. Il expose même les adultes à la phtisie qui est de nature tuberculeuse ; quand on n'a pas la certitude que le lait provient d'une vache saine, que la mamelle soit atteinte ou non, il est nécessaire de le faire stériliser ou bouillir pour détruire les microbes tuberculeux.

On a cru pendant longtemps, et l'on croit encore, que des enfants nés de parents tuberculeux, étaient forcément voués à le devenir ; c'est une erreur, on ne naît pas tuberculeux, c'est après la naissance et trop souvent par du lait non bouilli donné au biberon, que le germe de la maladie pénètre dans l'organisme, s'y multiplie lentement et le plus souvent occasionne la mort.

474° *Doit-on faire bouillir le lait?*

Dans tous les cas, il est indispensable de soumettre le lait à l'ébullition, afin de détruire les microbes tuberculeux qui peuvent exister, et qui voyagent dans l'organisme, en empruntant les canaux sanguins, pour se faire transporter dans toutes les directions, voire même dans le lait.

Il y a malheureusement trop d'exemples de contagion, par le lait sortant de la mamelle. Le danger est si grand qu'il meurt annuellement à Paris plus de **2.000** tuberculeux âgés de moins de **2** ans. Nous ne citerons qu'un exemple :

Dans un pensionnat de jeunes filles à Ch..., six cas de tuberculose se sont développés pendant le séjour dans l'étable de l'établissement, d'une vache laitière tuberculeuse.

475° *La vente du lait provenant d'animaux tuberculeux est-elle permise ?*

Nous plaçant au point de vue légal, nous ne pouvons dire qu'une chose : *La vente et l'usage du lait provenant de vaches tuberculeuses, sont interdits par l'arrêté ministériel du 28 juillet 1888. Toutefois le lait pourra être utilisé sur place pour l'alimentation des animaux, mais après avoir été bouilli.* La circulaire ministérielle du 3 août 1899 décide encore : que le lait ne doit pas être vendu, mais après avoir été bouilli, il pourra être utilisé sur place pour l'alimentation des animaux.

476° *Le lait provenant d'un troupeau de vaches, dans lequel a été trouvé un animal atteint de tuberculose, peut-il être mis en vente ?*

On peut répondre affirmativement, et sans hésitation à cette question : tant que le troupeau n'a pas été frappé d'un arrêté de mise en surveillance, les vaches sont réputées saines, peu importe qu'il y en ait une de malade, rien ne prouve que les autres soient atteintes.

477° *Peut-on vendre le lait d'une vache dont les mamelles sont saines, et dont la tuberculose absolument latente, n'est révélée que par les injections de tuberculine ?*

Des vétérinaires prétendent que ce lait renferme des bacilles tuberculeux en assez grande quantité, et qu'il doit être considéré comme suspect ; d'autres soutiennent que la vente est permise.

Dans ces conditions nous pensons, que tant qu'il n'y a pas de signes cliniques, la vente du lait est permise.

478° *Lorsqu'un arrêté de mise en surveillance a été pris, peut-on encore vendre le lait ?*

La vente du lait provenant d'un animal tuberculeux étant interdite, et un arrêté ayant été pris par le préfet pour cet animal seulement, il n'y a pas de doute.

479° *Mais qu'arriverait-il si l'arrêté du préfet s'appliquait à toute l'exploitation ?*

Alors la question deviendrait très grave, si l'agriculteur ne peut plus vendre son lait, il est exposé à subir un préjudice énorme ; c'est pourquoi nous conseillons de prendre beaucoup de soin dans la rédaction de l'arrêté pour ne pas nuire au propriétaire et pour atténuer au contraire la perte qu'il peut éprouver. Voici comment les choses pourraient se passer. Le vétérinaire sanitaire procéderait à la tuberculinisation de tout le troupeau ; puis il indiquerait les animaux qui ne présenteraient aucun signe clinique, et qui n'ont pas réagi, et ceux qui ont réagi sans présenter de signes cliniques.

Pour les animaux reconnus sains sur le rapport du vétérinaire sanitaire, le préfet lèverait l'arrêté. Par suite, on pourrait continuer à vendre le lait, et les animaux deviendraient libres.

Pour ceux qui auraient réagi, sans signes cliniques, sur le rapport du vétérinaire sanitaire, le préfet ordonnerait les mesures nécessaires et l'agriculteur serait indemnisé *s'il y a abatage*, ainsi que cela sera expliqué plus loin n° 486. Sinon les animaux seront mis en pâturage ou employés au travail.

Malgré la diligence qui sera apportée dans l'accomplissement de ces formalités, il est certain que l'agriculteur éprouvera un préjudice, cela est inévitable, il est obligé de le subir dans l'intérêt général et de la salubrité publique.

480° *Mais pourra-t-on tout au moins utiliser pour le travail ou la reproduction les animaux mis en surveillance ?*

Ces animaux ne sont pas malades, ils sont en observation, rien de plus, pourquoi ne pourraient-ils pas travailler et être utiles pour la reproduction ? Nous n'y voyons aucun inconvénient.

Cependant les veaux nés de vaches en surveillance devront, par mesure de prudence, être isolés de leur mère.

481° *Le lait d'une vache saine, mais renfermée dans une étable contaminée, peut-il communiquer la maladie aux veaux ?*

Oui ! Le lait peut avoir été souillé par les bacilles dont l'étable est saturée, grâce aux poussières, où ces infiniment petits voltigent par myriades.

482° *Le lait des vaches castrées est-il préférable pour l'alimentation des enfants?*

Plusieurs médecins, notamment en Suisse, ordonnent le lait des vaches castrées pour l'alimentation des nourrissons privés du lait maternel.

M. Valet fait remarquer à ce sujet : que le lait des vaches non castrées subit des variations dans sa composition, surtout pendant les périodes du rut ; ces variations peuvent produire chez les jeunes enfants des désordres gastriques, maux de ventre, diarrhées, etc..., parfois très sérieux, contre lesquels il est bon de se prémunir : le seul moyen rationnel, selon M. Valet, de remédier à tous ces maux, est *la castration de la vache*.

Choisissez, dit-il, une bonne laitière jeune encore, soumettez-la à l'épreuve de la tuberculine, pour vous assurer qu'elle est indemne de *tuberculose*, puis faites-la châtrer, et vous aurez ainsi réalisé pour le nouveau-né, la nourrice artificielle la plus parfaite que l'on puisse désirer.

D'autres savants et notamment M. Eloire, protestent contre cette théorie, *du choix du lait de la même vache* pour l'alimentation des enfants.

En effet, dit-il, « une indisposition quelconque de l'appareil digestif, des mamelles, ou autre, vient à surgir, et tout le lait de cette vache devient mauvais. Il n'en serait pas de même si, au contraire, on avait recours à un lait mélangé provenant de 15 ou 20 sujets différents. Si parmi ces animaux, une laitière se trouve indisposée, son lait mélangé avec tous les autres a toutes les chances possibles d'être 15 ou 20 fois moins nocif pour l'enfant, que s'il avait été puisé pur à la source même de la bête malade ».

Quant à l'influence des chaleurs, il paraît évident qu'elle agit sur la qualité du lait ; la castration fait disparaître cette cause d'altération.

Mais cet avantage est-il suffisant pour conseiller la castration qui peut rendre la bête malade et même entraîner la mort ?

Nous ne le pensons pas, alors que la prudence la plus vulgaire commande de faire bouillir le lait destiné à l'enfant.

D'autres vétérinaires, non moins savants, soutiennent que le lait est un liquide très susceptible sous l'influence de certaines causes, ainsi : moment du rut chez la vache ; quelques jours après le velage ; la nature des aliments qu'elle consomme, etc., peuvent en modifier la qualité. Mais en la plaçant dans les mêmes conditions hygiéniques, avec une même nourriture et une santé égale, la vache non castrée fournira un lait équivalent à celui qu'on tire des mamelles de celle à laquelle on a enlevé les ovaires.

483º *La tuberculose peut-elle être paralysée ou guérie par la castration ?*

Dans un premier système soutenu par M. Valet, on prétend que la castration peut guérir dans certains cas ; la suppression des ovaires fait disparaître l'excitation génésique, par suite la vache est mieux préparée pour lutter contre cette maladie.

Dans un autre système préconisé par M. Eloire de la Somme, on soutient que la castration n'a aucune action sur l'évolution et la marche de la tuberculose bovine. La fréquence de la maladie contagieuse constatée dans les abattoirs sur de jeunes bœufs castrés quelques semaines après la naissance et sacrifiés avant trois ans, pour la boucherie, en serait une preuve.

D'autres pensent que la castration n'a aucune influence sur la maladie.

484° *Le lait de chèvre ou d'ânesse présente-t-il des dangers ?*

Nous ne le pensons pas. Le lait de chèvre ou d'ânesse peut être pris cru : il ne présentera aucun danger pour la tuberculose.

485° *La crème, le beurre et le fromage peuvent-ils communiquer la maladie ?*

Ces aliments, fabriqués avec du lait provenant d'animaux tuberculeux, ne présentent pas de danger selon nous ; mais il y a des médecins qui soutiennent que l'homme peut s'inoculer la maladie en consommant ces divers produits.

C'est pourquoi, et dans le doute, nous conseillons aux agriculteurs, aussitôt qu'ils sauront que l'un de leurs animaux est atteint de cette triste maladie, de ne pas mélanger le lait de cette bête avec celui des autres ; de le faire bouillir ou pasteuriser avant de le transformer.

CINQUIÈME SECTION

INDEMNITÉS ALLOUÉES PAR L'ÉTAT, POUR ANIMAUX ATTEINTS OU ABATTUS POUR CAUSE DE TUBERCULOSE.

SOMMAIRE

486º Observations générales.
487º Comment était réglée l'indemnité en 1898 ?
488º Modification de l'indemnité pour 1899.
489º Comment se fait l'évaluation ?
490º Que doit contenir le procès-verbal d'expertise ?
491º Quel est le taux maximum de l'indemnité ?
492º Le vendeur qui oublie de faire la déclaration, ou qui croyait l'animal sain, a-t-il droit à une indemnité ?
493º S'il est séquestré d'office, et sans déclaration ?
494º S'il a été abattu par mesure administrative ?
495º L'État ne payant pas toute la perte, peut-on contracter une assurance ?
496º Que devient l'animal vendu ?
497º Que fait-on du produit de la vente ?
498º Comment s'établit le procès-verbal de viande saisie ?
499º Faut-il demander l'indemnité ?
500º Si le propriétaire habite un département voisin ?

Règlement des indemnités.

501º Comment s'effectue le paiement ?

Vente volontaire.

502º Quelles sont les formalités à remplir ?
503º La demande doit-elle être sur timbre ?
504º Quelles sont les pièces à joindre à la demande ?

Abatage d'office d'un animal tuberculeux.

505º Quelles sont les formalités à remplir et les pièces à produire ?

Abatage administratif, animal indemne.

506° Que faut-il faire pour obtenir une indemnité ?
507° Faut-il déduire le produit de la viande saine et des débris
508° Quelles pièces faut-il joindre à la demande ?
509° Formules.

Observations générales sur les indemnités, pour les animaux atteints ou abattus pour cause de tuberculose bovine.

486° *Observations générales.*

Le décret du 28 juillet 1888 en classant la tuberculose parmi les maladies contagieuses, a décidé que la loi du 21 juillet 1881 lui serait applicable, et que, par suite, elle cessait d'être un vice rédhibitoire.

Comme conséquence, toutes les formalités prescrites par la loi du 21 juillet 1881 lui devenaient applicables ; mais aucune indemnité n'était accordée aux propriétaires.

Sur les réclamations des agriculteurs qui éprouvent depuis longtemps un préjudice énorme, et des sociétés d'agriculture, la loi de finances du 13 avril 1898 est venue donner satisfaction aux doléances des cultivateurs et des éleveurs.

L'article 52 de la loi du 21 juin 1898 complète la législation, en consacrant le principe d'une indemnité pour les animaux atteints de tuberculose, en faveur des propriétaires *qui se seront conformés aux prescriptions des lois et règlements.*

487° *Comment était réglée l'indemnité en 1898 ?*

L'indemnité était ainsi réglée par l'article 81 de la loi du 13 avril 1898, qui décidait qu'elle ne serait accordée, qu'aux propriétaires qui se seraient conformés aux prescriptions des lois et règlements et dans les proportions suivantes :

1° A la moitié de la valeur de la viande saisie en cas de tuberculose généralisée ;

2° Aux 3/4 de cette valeur dans le cas de tuberculose localisée ;

3° Et à la totalité de la valeur de l'animal abattu par mesure administrative, s'il résultait de l'abatage, que cet animal n'était pas atteint de tuberculose. Dans ce dernier cas, la valeur de la viande vendue par les soins du propriétaire, sous le contrôle du maire, était déduite de l'indemnité prévue.

En 1898, le Gouvernement avait mis à la disposition du ministre de l'agriculture une somme de 2.000.000 de francs, mais elle a été bien insuffisante.

488° *Modification de l'indemnité pour* 1899.

La législation que nous venons de rapporter a été abrogée ou plutôt modifiée, par l'article 41 de la loi de finances du 30 mai 1899, qui met à la disposition du ministre de l'agriculture une somme de 915.000 francs, pour indemnité aux propriétaires, en cas de saisie de viandes et d'abatage d'animaux atteints de tuberculose.

L'importance de l'indemnité a été fixée pour 1899 (car il est possible que l'on change encore l'année prochaine) de la façon suivante :

1° Au tiers de la valeur qu'avait l'animal au moment de l'abatage, lorsque la tuberculose est généralisée ;

2° Aux 3/4 de cette valeur lorsque la maladie est localisée ;

3° Et à la totalité de la valeur de l'animal abattu par mesure administrative, s'il résulte de l'abatage que cet animal n'était pas atteint de tuberculose.

La loi nouvelle a modifié les formalités à remplir et la fixation de l'indemnité. Il n'y a plus de différence, entre l'animal abattu par ordre, et la viande saisie. On n'estime plus la viande saisie, mais on fixe la valeur de l'animal, au moment de l'abatage ; c'est avant cette opération, que l'expertise doit se faire pour déterminer la valeur de l'animal, et fixer l'indemnité, soit au 1/3, soit aux 3/4, ou à la totalité en cas d'abatage forcé, si l'animal était reconnu indemne.

489° *Dans quelles conditions doit se faire l'évaluation de l'animal ?*

Dans les trois cas prévus par la loi, la bête entière est estimée, avant l'abatage ; mais de la valeur fixée on devra déduire le produit de la viande et des dépouilles qui devront, comme le disait déjà la loi de 1898, être vendues par les soins du propriétaire sous le contrôle du maire.

490° *Que doit contenir le procès-verbal d'expertise ?*

Le procès-verbal est dressé avant l'abatage. l'évaluation est faite par le vétérinaire sanitaire, ou le vétérinaire de l'abattoir, et un expert désigné par le propriétaire ; à défaut d'expert du propriétaire, l'un des vétérinaires opère seul. Le procès-verbal doit contenir le nom et l'adresse du propriétaire. le poids de l'animal sur pied. Le propriétaire devra l'approuver ; s'il refuse d'accepter l'évaluation, il en sera fait mention. Ce procès-verbal doit être établi en deux exemplaires originaux : l'un est remis à l'intéressé ; l'autre, après avoir été visé par le maire de la commune où l'animal a été abattu, sera adressé par le maire au préfet, dans les cinq jours qui suivront la saisie.

491° Quel est le taux maximum de l'indemnité ?

L'indemnité ne peut être supérieure à 200 francs pour le 1/3 de la valeur, ni à 450 francs pour les 3/4.

492° Un cultivateur qui oublie de faire la déclaration, ou qui a vendu pour la boucherie un animal qu'il croyait être sain et en parfait état, mais qui a été reconnu tuberculeux à l'abattoir, a-t-il droit à une indemnité?

Non ! Il n'a droit à aucune indemnité, parce qu'il n'a pas fait de déclaration à la mairie et qu'il n'a rempli aucune des prescriptions de la loi.

Il n'y a que celui qui, ayant des soupçons, a fait venir le vétérinaire sanitaire, et fait une déclaration à la mairie pour provoquer l'arrêté de séquestration, qui a le droit de réclamer une indemnité. On ne peut pas dire que l'abatage équivaut à la séquestration, comme l'a décidé la jurisprudence, dans les relations entre vendeurs et acheteurs (*Circulaire ministérielle du 3 août* 1899).

Nous conseillons donc aux propriétaires et éleveurs de prendre beaucoup de précautions avant de vendre leurs animaux pour la boucherie, qu'ils les fassent tuberculiner, et s'ils ont le moindre doute, qu'ils se conforment aux prescriptions de la loi pour avoir droit à une indemnité.

493° *Si un animal est séquestré d'office, et sans déclaration du propriétaire, ce dernier a-t-il droit à une indemnité si la bête est reconnue tuberculeuse à l'abatage ?*

Non ! Le propriétaire n'a droit à aucune indemnité, parce qu'il n'a pas fait de déclaration à la mairie ; il n'a pas exécuté les prescriptions de la loi, par suite il n'est pas protégé (*Voyez la circulaire du 3 août 1899 aux annexes*).

494° *Si un animal a été abattu par mesure administrative c'est-à-dire par force, sans déclaration du propriétaire, ce dernier a-t-il droit à une indemnité si l'animal est reconnu indemne ?*

Oui ! Le propriétaire a droit à une indemnité, bien qu'il n'ait pas fait de déclaration ; il n'avait pas de déclaration à faire puisque sa bête n'était pas malade.

495° *L'État ne payant pas la totalité de la perte, le propriétaire a-t-il le droit de contracter une assurance contre la mortalité du bétail ?*

Non seulement, il a le droit de contracter une assurance, mais c'est un devoir de prudence et de sagesse, tous les ans ne faisons-nous pas assurer nos récoltes, nos bâtiments ; pourquoi ne ferait-on pas assurer les animaux de l'exploitation, qui sont exposés tous les jours à être atteints de maladies contagieuses ; voilà une chose que tous les propriétaires d'animaux feraient bien de faire.

496° *Que devient l'animal abattu ?*

Si la tuberculose est généralisée ; si le vétérinaire sanitaire reconnaît, conformément à l'arrêté ministériel du

28 septembre 1896, que rien ne peut être livré à la consommation, l'animal est envoyé à l'équarrissage.

Si, au contraire, la tuberculose est localisée, ou n'existe pas, le propriétaire est seul chargé de vendre la bête, à ses risques et périls, mais sous le contrôle du maire : voilà une obligation bien ennuyeuse pour le cultivateur ou l'éleveur, sans parler du maire, qui est obligé de surveiller la vente afin de pouvoir ultérieurement certifier au préfet, que le malheureux propriétaire — qui est allé offrir sa marchandise chez tous les bouchers — n'a retiré qu'une somme de...

Décidément les maires sont employés à toutes choses. Ils peuvent être requis par n'importe qui et pour n'importe quoi. Quel métier !

497° *Que fait-on du produit de la vente ?*

Le produit de la vente de la viande et des dépouilles doit être déduit du montant de l'estimation de l'animal ; c'est pour cela que la loi charge le maire de *suivre pas à pas* l'agriculteur cherchant à vendre la chair et la peau.

Ainsi il est bien entendu, que l'animal est estimé avant l'abatage ; que du prix de l'estimation (pour établir la perte), on devra déduire le produit de la vente de la viande, des abats, des peaux et autres : la somme restante formera la perte, pour laquelle l'Etat paiera 1,3, 3/4 ou la totalité, selon les circonstances.

498° *Comment doit-on établir le procès-verbal de saisie de viande ?*

Le procès-verbal de saisie et d'estimation sera établi séparément du procès-verbal d'expertise, soit par le vétérinaire sanitaire, soit par le vétérinaire inspecteur de l'abattoir.

Il devra porter le nom et le domicile du propriétaire, la date du laissez-passer du maire de la commune où l'animal était séquestré, lorsqu'il aura été déplacé pour être abattu. A défaut de plombage, il faut appliquer sur le cuir de la bête saisie, une marque suffisante pour éviter toute substitution d'un cuir à un autre ; le cuir est laissé adhérent à la tête pendant un délai de 3 jours pour permettre au propriétaire de reconnaitre son animal (*Circulaire du 27 juillet* 1897).

Le procès-verbal devra en outre contenir : l'étendue de la maladie, c'est-à-dire si elle était localisée ou généralisée ; la nature des morceaux saisis, leur poids et leur valeur, le tout établi conformément au modèle reproduit ci-après (*Circulaire du 3 août* 1899).

Il doit être approuvé par le propriétaire, pour bien constater qu'il accepte l'estimation ; s'il refuse de signer, le vétérinaire constatera le refus.

Ce procès-verbal sera établi en deux exemplaires : l'un sera remis à l'intéressé ; l'autre, après avoir été visé par le maire de la commune où l'animal a été abattu, sera adressé au préfet dans les cinq jours qui suivront la saisie (*Même circulaire*).

499° *Le Gouvernement donne-t-il une indemnité même lorsqu'elle n'est pas demandée ?*

Non ! les indemnités ne sont accordées que sur la demande des intéressés.

500° *Si le propriétaire de l'animal résidait dans un autre département, que devrait-on faire de l'exemplaire du procès-verbal de saisie, lui revenant ?*

Le préfet devrait l'adresser à son collègue du département

où réside le propriétaire qui le ferait remettre administrativement à l'intéressé.

Règlement de l'indemnité.

501° *Comment s'effectue le paiement des indemnités ?*

Le règlement des indemnités s'effectue de deux façons :

1° Lorsqu'il s'agit de saisies de viandes pour cause de tuberculose localisée, le paiement de l'indemnité accordée est effectué par le préfet qui délivre un mandat.

Dans ce cas, le préfet doit prendre un arrêté, et tous les mois il adresse au Ministre de l'agriculture un état, qui devra indiquer seulement toutes les saisies qui auront donné lieu à une indemnité et dont le règlement aura été fait. Le montant de cet état sera ordonnancé par le Ministre, au profit du préfet, pour qu'il puisse faire remettre aux intéressés les sommes qui leur seront dues.

A l'appui du mandat délivré par le préfet au profit de l'intéressé, on devra joindre les pièces utiles selon les cas prévus.

2° Lorsqu'il s'agit de tuberculose généralisée, ou d'abatage par mesure administrative, le préfet doit constituer les dossiers de ces deux catégories de demandes, et les adresser au Ministre de l'agriculture qui est chargé du règlement de l'indemnité (*Circulaire ministérielle du 3 août* 1899).

Vente volontaire.

502° *Quelles sont les formalités à remplir en cas de saisie de viande tuberculeuse dans une vente volontaire ?*

Nous rappelons pour ordre, que le propriétaire doit faire

une déclaration au maire, puis isoler et séquestrer ses animaux.

L'abatage ne peut avoir lieu que sur l'ordre écrit du maire, et en présence du vétérinaire sanitaire qui doit dresser un procès-verbal de saisie comme il est dit ci-dessus, n° 498.

503° *La demande doit-elle être faite sur timbre ?*

Oui ! Elle doit être faite sur timbre et visée par le maire de la commune.

504° *Quelles sont les pièces qu'il faut joindre à la demande ?*

1° Une copie certifiée de la déclaration faite à la mairie, avec la date exacte ;

2° Le laissez-passer délivré par le maire, lorsque l'animal n'a pas été sacrifié sur place ;

3° Une copie de l'arrêté de séquestration ;

4° Le procès-verbal d'expertise ;

5° Le procès-verbal de saisie établi par le vétérinaire inspecteur de l'abattoir. Lorsque l'animal a été abattu sur place, cette pièce est établie par le vétérinaire qui doit assister à l'abatage, et qui certifiera qu'il a été fait ;

6° Un certificat du vétérinaire, attestant que l'étable a été désinfectée conformément à l'arrêté du 1er avril 1898.

7° Une déclaration du propriétaire, faisant connaître pour chaque tête de bétail abattue, le produit de la vente des animaux ou de leurs chair et débris ; cette pièce devra être certifiée par le maire ou le vétérinaire.

Toutes ces pièces doivent être établies sur papier libre (*Instruction du 3 août 1899*).

Abatage prescrit d'office, après déclaration à la mairie, d'un animal reconnu tuberculeux à l'autopsie.

505° *Quelles sont les formalités à remplir et les pièces à produire dans ce cas ?*

Les formalités à remplir et les pièces à fournir sont les mêmes que dans le cas de saisie de viande tuberculeuse, localisée ou généralisée.

Abatage par ordre administratif d'un animal reconnu indemne à l'autopsie.

506° *Quelles sont les formalités à remplir pour obtenir une indemnité ?*

Dans ce cas, la déclaration à la mairie n'est pas nécessaire, puisque c'est par ordre de l'administration que l'animal est sacrifié. Mais si l'administration s'est trompée, elle doit une indemnité, et elle la donne pour la totalité de la valeur.

507° *Doit-on déduire de l'indemnité, le produit de la vente de la viande qui est saine, et des débris ?*

Certainement ! Et de plus le propriétaire est obligé de chercher lui-même un acquéreur pour l'animal abattu, et les débris ; et le produit total de la vente est déduit de l'estimation. L'État ne paie que la différence.

508° *Quelles sont les pièces qu'il faut produire, d'après la circulaire ministérielle du 3 août 1899, pour animaux non tuberculeux ?*

1° Une demande sur timbre visée par le maire ;

14.

2° Le rapport du vétérinaire sanitaire prescrivant l'abatage ;

3° La copie certifiée conforme par le maire de l'ordre d'abatage ;

4° Un certificat délivré par le maire et constatant que l'ordre d'abatage a reçu son exécution ;

5° Le procès-verbal d'expertise ;

6° Le procès-verbal d'autopsie ;

7° La déclaration du propriétaire faisant connaître pour chaque tête de bétail abattue, le produit de la vente des animaux ou de leurs chair et débris ; cette pièce doit être certifiée par le maire ou le vétérinaire inspecteur de l'abattoir dans lequel l'animal a été sacrifié.

Ces pièces s'établissent sur papier libre.

509° *Formules.*

MODÈLES DES PIÈCES NÉCESSAIRES AUX PROPRIÉTAIRES ET AUX MAIRES EN CAS DE TUBERCULOSE BOVINE

1° **Déclaration** *relative à un animal atteint (ou suspect) de tuberculose.*

Le soussigné . . . . . ., propriétaire, demeurant à . . . . ., déclare à M. le maire de la commune de. . . . . ., qu'une bête bovine [1] de son étable, âgée de. . .ans, sous poil. . . . . ., est atteinte (ou suspecte) de tuberculose. Il lui demande un récépissé de la présente déclaration.

A. . . . . ., le. 1900   (*Signature.*)

---

1. Indiquer le sexe de l'animal.

2° **Récépissé d'une déclaration** *relative à un animal atteint (ou suspect) de tuberculose.*

Nous, soussigné, maire de la commune de. . . . . ., certifions que M. . . . ., propriétaire, demeurant à . . . . . ., nous a déclaré le. . . . ., qu'une bête bovine de son étable, âgée de. . . . ., sous poil. . . . ., est atteinte (ou suspecte) de tuberculose.

A. . . . ., le. 1900   *Le Maire,*

3° **Laissez-passer** *pour une bête bovine tuberculeuse à destination de l'abattoir public de. . .*

Nous, soussigné, maire de la commune de. . . .

Vu les mesures sanitaires dont a été l'objet — conformément à l'article 41 de la loi de finances du 30 mai 1899, en vue de l'obtention d'une indemnité en cas de tuberculose — une bête bovine atteinte de cette maladie [1] . . . . . ., âgée de. . . ., sous poil. . . . ., marquée. . . . ., appartenant à M. . . ., propriétaire, demeurant à . . . . .

Autorisons le susnommé à conduire cette bête bovine à l'abattoir public de. . . . ., où elle sera tuée et soumise à l'examen de M. . . . ., vétérinaire-inspecteur dudit établissement.

Le présent laissez-passer devra nous être retourné, dans le délai de cinq jours, revêtu d'une attestation de ce vétérinaire portant que la bête bovine désignée ci-dessus a bien été sacrifiée à l'abattoir de. . . . .

A. . . . ., le. 1900   *Le Maire,*

---

1. Indiquer si l'animal a été reconnu cliniquement tuberculeux ou s'il ne présente qu'une suspicion clinique confirmée par une réaction thermique consécutive à la tuberculinisation.

4° **Demande d'indemnité** *pour une bête bovine abattue pour la boucherie, après déclaration de tuberculose et séquestration, sur timbre et visée par le maire.*

Le soussigné. . . . ., propriétaire, demeurant à. . . . ., a l'honneur de déclarer à M. le préfet du département de. . , qu'une bête bovine de son étable, âgée de. . ., sous poil. . ., marquée. . . . ., préalablement soumise aux prescriptions des lois et règlements sur la police sanitaire relativement à la tuberculose, a été sacrifiée à l'abattoir public de . . . . ., par les soins de M. . . ., boucher à. . . . ., et y a été l'objet d'une saisie partielle (ou totale), en raison de la tuberculose [1] . . . . ., dont elle a été reconnue atteinte à l'autopsie.

En conséquence, il demande à M. le préfet de vouloir bien lui faire accorder pour la saisie ci-dessus, l'indemnité prévue par l'article 41 de la loi de finances du 30 mai 1899.

Il joint à l'appui de sa demande les sept pièces énoncées au n° 504.

(*Il est utile d'énoncer ces pièces une à une.*)

Fait à. . . . . le. . . . .

Signature du propriétaire.

Vu par le maire de la commune de. . . . .

Cachet de la mairie.

Signature du maire.

---

1. Indiquer si la tuberculose était localisée ou généralisée.

DÉPARTEMENT **PROCÈS-VERBAL** de Saisie et d'Estimation en vue des Indemnités MODÈLE A
d pour Saisie de viande par suite de Tuberculose.
— —

ABATTOIR

de la ville d

(Exécution de la Loi de Finances du 30 mai 1899).

NOM et PRÉNOMS du propriétaire	DOMICILE	DATE du laissez-passer du maire	ÉTENDUE de la maladie (Localisée ou généralisée)	NATURE des morceaux saisis	POIDS en kilogrammes	VALEUR du kilogramme au cours du jour	VALEUR totale de la viande saisie	OBSERVATIONS

VU et CERTIFIÉ, le   190 . VU et ACCEPTÉ le présent Procès-Verbal,   Fait à   le   190

Le *Maire,*   Le *Propriétaire,*   Le *Vétérinaire chargé de l'Inspection*
de l'abattoir ou Le Vétérinaire sanitaire,

SIXIÈME SECTION

LA VIANDE DES ANIMAUX TUBERCULEUX PEUT-ELLE COMMUNIQUER LA MALADIE A L'ESPÈCE HUMAINE ; VENTE DES VIANDES ATTEINTES OU CONTAMINÉES ; STÉRILISATION.

SOMMAIRE

510º La tuberculose peut-elle être communiquée à l'homme ?

511º La chair provenant d'animaux tuberculeux peut-elle être livrée à la consommation ?

512º Que doit-on faire des poumons et autres viscères ?

513º *Quid* si la maladie est généralisée ?

514º Que doit-on faire des cadavres des animaux morts ou abattus ?

515º Peut-on vendre pour la boucherie ceux exposés à la contagion ?

516º Différence, au point de vue de l'indemnité, entre la peste bovine, la péripneumonie et la tuberculose.

517º Peut-on perdre le droit à l'indemnité ?

518º A-t-on droit à une indemnité dans toutes les maladies contagieuses ?

519º Les autres maladies n'auraient-elles pas droit aussi à des indemnités ?

520º Les lois ne seraient-elles pas plus efficaces, si elles n'étaient pas éludées aussi souvent ?

521º Ne pourrait-on pas utiliser les viandes par stérilisation ?

522º En France ce procédé sera-t-il jamais employé ?

510º *La tuberculose peut-elle être communiquée à l'homme par la viande ?*

Nous pensons que la viande provenant d'un animal mort avec des lésions tuberculeuses généralisées ayant franchi les ganglions afférents aux organes malades, peut donner la tuberculose.

Ce n'est pas seulement *la fibre musculaire* qui est dangereuse ; le sang, le suc musculaire, le sont aussi.

L'opinion qui paraît prévaloir au sujet de la transmission de la tuberculose par la viande et le suc musculaire, est la suivante : *La viande n'est sûrement dangereuse, que dans le cas où les animaux sont atteints de tuberculose généralisée.*

Pour se prémunir contre ce danger, il faut, dans la cuisson de la viande, atteindre au moins 80 degrés, de façon à tuer le bacille pouvant exister.

511° *La chair provenant d'animaux tuberculeux peut-elle être livrée à la consommation ?*

Certainement ! Elle peut être dans certains cas déterminés par l'arrêté ministériel du 28 septembre 1896 (*que l'on trouvera au titre des annexes*) livrée à la consommation ; cela résulte aussi de l'article 81 précité : de l'article 43 de la loi du 21 juin 1898 et de la loi de finances du 31 mai 1899 que nous rapportons à leur date, *au titre des annexes.*

La viande de ces animaux présente bien des dangers au point de vue de l'hygiène, mais en prenant certaines précautions on peut les conjurer ; il faut d'abord une autorisation du maire et l'avis conforme écrit et motivé du vétérinaire sanitaire, qui s'est rendu compte du danger que les viandes peuvent présenter. En effet, le parasite de la tuberculose peut se rencontrer dans les muscles et le sang des animaux, qui servent à l'alimentation de l'homme (bœufs, vaches, surtout lapins et volailles).

La viande crue, la viande peu cuite, le sang pouvant contenir le germe vivant de la tuberculose, doivent être prohibés de l'alimentation.

Comme les animaux de boucherie peuvent conserver toutes les apparences de bonne santé, alors qu'ils sont tuberculeux, le consommateur a tout intérêt à s'assurer que l'inspection des viandes, exigée par la loi, a été régulièrement faite.

On nous pardonnera de citer des faits à l'appui de ce que nous venons de dire.

Au concours de Paris en 1884, le bœuf primé fut reconnu tuberculeux à l'autopsie.

En 1892 le bœuf gras de Marmande acheté 800 francs, fut saisi comme atteint de tuberculose généralisée.

Le seul moyen absolument sûr, d'éviter les dangers de la viande provenant d'animaux tuberculeux, est de la soumettre à une cuisson suffisante pour atteindre la profondeur aussi bien que la surface.

Les viandes complètement rôties, bouillies ou braisées sont seules inoffensives.

512° *Lorsque le vétérinaire a autorisé la mise en vente des viandes provenant d'animaux atteints de tuberculose localisée, que doit-on faire des poumons et autres viscères de ces animaux?*

Ils doivent être détruits ou enfouis, en observant les précautions prescrites par les règlements, et en présence du maire ou de son délégué.

513° *Si la maladie est généralisée, les viandes peuvent-elles tout au moins servir à l'alimentation des animaux?*

Nous ne le pensons pas. L'arrêté ministériel du 28 septembre 1896 dit : « que ces viandes ainsi que les organes tuberculeux doivent être détruits ; la peau seule peut être utilisée, mais après désinfection. »

514° *Que doit-on faire des cadavres des animaux morts de tuberculose, ou abattus pour cause de cette maladie ?*

Ces cadavres qui ne peuvent être utilisés pour l'alimentation même des animaux, doivent être détruits, par l'enfouissement, l'équarrissage, la crémation, etc.

515° *Peut-on vendre pour la boucherie des animaux exposés à la contagion ?*

Certainement ! Le décret du 22 juin 1882 (*article* 23) permet au préfet d'autoriser la vente pour la boucherie, et le transport pour cette destination, des animaux qui ont été exposés à la contagion ; mais le propriétaire doit se munir d'un laissez-passer qui devra être rapporté au maire, dans le cas seulement où le troupeau aura été mis en surveillance.

516° *Différence au point de vue de l'indemnité, entre la peste bovine, la péripneumonie et la tuberculose.*

Il est utile de remarquer tout d'abord, que pour la peste bovine ou la péripneumonie contagieuse, l'indemnité n'est accordée, que dans le cas d'abatage, ordonné par mesure administrative. Si l'animal meurt au domicile de l'agriculteur de l'une de ces maladies, il n'est alloué aucune indemnité. Tandis que pour la tuberculose, le propriétaire a droit à une indemnité même dans le cas de vente et d'abatage volontaire.

En effet pour cette maladie, deux cas peuvent se présenter. Dans le premier, le cultivateur voyant la bête malade, ou ayant des soupçons sur l'existence d'une maladie, fait venir le vétérinaire qui sur des symptômes cliniques confirme ses soupçons ; aussitôt le cultivateur fait sa déclaration au maire pour provoquer l'arrêté de séquestration, et afin d'éviter la contamination de son troupeau, fait sacrifier l'animal chez lui, ou à l'abattoir, où il le fait conduire avec un laissez-passer du maire.

Si, après l'abatage, le diagnostic de tuberculose est confirmé, le propriétaire a droit à une indemnité comme il a été dit ci-dessus.

En accordant une indemnité pour les viandes tuberculeuses saisies, le législateur a voulu engager les agriculteurs à envoyer à l'abattoir les animaux atteints ou qu'ils soupçonnent être atteints de tuberculose, parce qu'ils sont une menace pour les troupeaux sains et présentent des dangers de contagion même pour l'espèce humaine.

Dans le second cas, le législateur règle l'indemnité due lorsque l'animal a été abattu par mesure administrative, et reconnu sain à l'abattoir. Ainsi que cela a déjà été expliqué, l'indemnité est égale à la valeur de l'estimation faite par les experts, sous la déduction du produit total de la vente, qui devra être faite par le propriétaire, sous la surveillance du maire.

517° *Peut-on perdre le droit à l'indemnité?*

Les infractions aux dispositions relatives à la police sanitaire, prescrites par la loi et les règlements, peuvent entraîner la perte de l'indemnité prévue et fixée par l'article 46 de la loi du 21 juin 1898.

518° A-t-on droit à une indemnité dans toutes les maladies contagieuses ?

Non ! Il n'est alloué aucune indemnité aux propriétaires d'animaux abattus par suite de maladies contagieuses, autres que les trois ci-dessus énoncées et qui sont la peste bovine, la péripneumonie contagieuse et la tuberculose bovine.

519° Les autres maladies n'auraient-elles pas droit aussi à des indemnités ?

Il serait utile qu'une indemnité soit aussi accordée aux propriétaires pour pertes d'animaux, des suites de maladies contagieuses telles que : le charbon ou sang de rate, le tétanos, la rage, le rouget, la pneumo-entérite, etc.

Un cultivateur qui engraisse des porcs, et qui perd, du rouget en quelques jours, pour plusieurs milliers de francs de bétail, n'est-il pas aussi intéressant, que le propriétaire d'un bovidé tuberculeux, ou d'une vache charbonneuse ?

520° Les lois ne seraient-elles pas plus efficaces, si elles n'étaient éludées aussi souvent ?

Si malgré les mesures sanitaires prescrites, on a des motifs de crainte, il faut s'astreindre soi-même (c'est le plus sûr) aux précautions qui peuvent préserver de la tuberculose transmissible par les animaux.

On sait qu'en France, il y a 160.000 décès par an, causés par la tuberculose. Il manque en France, un centre d'action, une méthode et une coordination des efforts et des ressources qui s'étendraient sur tout le territoire national.

Il a été calculé que de 1800 à 1890, le choléra a fait mourir en France plus de 400,000 personnes ; la guerer 2 millions, et la tuberculose plus de 8 millions, ou 4 fois plus que la guerre et 20 fois plus que le choléra, et nous redoutons plus d'autres maladies qui sont moins meurtrières, que la tuberculose.

Il est donc nécessaire d'exécuter régulièrement les prescriptions de la loi et de faire tout ce qui est utile au point de vue de l'hygiène publique et de la fortune des agriculteurs.

521° *Ne pourrait-on pas, par la vapeur ou la stérilisation, utiliser les viandes atteintes de tuberculose généralisée ?*

Aux termes de la législation française, l'utilisation des cadavres tuberculeux est absolument interdite ; ils doivent être saisis et détruits.

Pour faire des expériences et des tentatives, il faudrait obtenir une autorisation, en attendant la modification de la législation.

Mais pourrait-on, sans compromettre la santé et l'hygiène publiques, arriver à tirer un parti quelconque de ces viandes que l'on jette à l'équarrissage ?

Nous croyons qu'on pourrait autoriser la consommation des viandes tuberculeuses après stérilisation complète par la chaleur, dans un établissement qui serait organisé à cet effet.

En Allemagne, la viande des animaux affectés de tuberculose est depuis 5 à 6 ans stérilisée dans un appareil spécial qui détruit tous les microbes, sans que la cuisson à la vapeur n'enlève à la viande les qualités nutritives et les sels minéraux qui sont perdus dans la cuisson à l'eau.

Ce principe est mis en pratique depuis longtemps en Angleterre ; la durée de l'opération est de 2 heures environ : on affirme que les viandes ainsi traitées ont complétement perdu leur virulence, et qu'elles peuvent servir désormais sans inconvénient, à l'alimentation.

En Belgique, un arrêté ministériel de 1895 permet de livrer à la consommation publique, mais après stérilisation, les viandes des animaux atteints de tuberculose à un degré déterminé.

Ces faits démontrent l'importance économique que nos voisins ont réalisée, en retirant un produit des viandes qui jusqu'alors étaient exclues de la consommation.

522° *En France ce procédé sera-t-il jamais employé ?*

Nous voudrions l'espérer dans l'intérêt des agriculteurs, auxquels les maladies contagieuses des animaux causent tant de préjudice.

Cette innovation nous paraît heureuse : c'est une voie nouvelle ouverte au progrès, que les propriétaires d'animaux verraient réaliser avec plaisir.

En terminant notre travail nous apprenons qu'à l'abattoir de Troyes, il existe une grande chaudière, dans laquelle la viande après un épluchage complet, est stérilisée sous le contrôle du vétérinaire inspecteur, puis elle est remise au propriétaire, conformément à l'arrêté ministériel du 28 septembre 1896, qui prescrit dans quels cas les viandes de bêtes tuberculeuses doivent être saisies et dans quelles conditions certaines de celles-ci peuvent être consommées.

On affirme que ce procédé rend de grands services aux petites sœurs des pauvres, et aux œuvres philanthropiques.

SEPTIÈME SECTION

LA TUBERCULINE, SES EFFETS ; EST-ELLE OBLIGATOIRE EN FRANCE ET A LA FRONTIÈRE.

SOMMAIRE

523° La tuberculine ; son action.
524° Mesures à prendre avant de faire l'injection.
525° Comment peut-on reconnaître qu'un animal est tuberculeux ?
526° La tuberculine guérit-elle ?
527° L'injection peut-elle donner la tuberculose ?
528° Peut-elle provoquer une réaction chez des animaux sains ?
529° Peut-elle causer un avortement, ou nuire à la lactation ?
530° La tuberculose peut-elle déterminer l'avortement ?
531° Le tuberculinage est-il obligatoire ?
532° Peut-on faire entrer à la frontière un bovidé pour le pâturage en disant que c'est pour la boucherie ?
533° L'épreuve de la tuberculine est-elle une garantie suffisante ?
534° Un propriétaire peut-il user du même moyen de fraude ?
535° Existe-t-il un moyen d'y échapper ?
536° Mais si les animaux étaient malades, en attendant les effets de la tuberculine ?
537° Que faut-il faire, quand on achète des animaux ?
538° *Quid* lorsqu'on trouve un tuberculeux dans un troupeau ?
539° L'arrêté de mise en surveillance s'applique-t-il à tout le troupeau ?

523° *La tuberculine ; son action.*

Si la médecine humaine n'a rien à espérer actuellement pour guérir la tuberculose, en revanche, la médecine vétérinaire possède en la tuberculine un précieux agent pour assurer le diagnostic chez les animaux suspects ; disons même plus, chez ceux dont rien ne révèle la maladie. Les expériences faites ont montré que, en général, la réaction était d'autant plus violente que l'animal présentait des lésions plus discrètes.

524° *Mesures à prendre avant de faire l'injection.*

Avant d'employer ce liquide sur les animaux, on prend leur température la veille au soir.

On doit s'abstenir de traiter les animaux au pâturage : les variations atmosphériques amenant de grandes oscillations de température chez ces animaux, la rentrée à l'étable s'impose 24 heures avant l'injection.

De même, il n'est pas nécessaire de soumettre à l'épreuve de la tuberculine, les veaux au-dessous de 6 mois, importés en France pour une autre destination que la boucherie (*Décision du ministre du 13 février 1897*).

525° *Comment peut-on reconnaître qu'un animal est tuberculeux ?*

Par les symptômes cliniques d'abord, et ensuite au moyen d'une injection de tuberculine. Tous les vétérinaires possèdent de la tuberculine et se rendent volontiers chez les agriculteurs pour le tuberculinage des animaux *Voir les instructions sur l'emploi de la tuberculine, du 13 avril 1896*.

Si les agriculteurs voulaient apporter un peu plus de soin à prévenir certaines affections contagieuses, par des inoculations sous-cutanées de virus déterminés, ils feraient faire plus souvent l'application de la tuberculine, pour arriver à la constatation de la tuberculose.

Une injection de ce virus atténué peut produire chez les

bovidés tuberculeux une fièvre intense, une réaction qui permet le plus souvent de diagnostiquer, si l'animal inoculé est ou non atteint de tuberculose.

Les nombreuses expériences du savant professeur M. Nocard et de nombreux physiologistes, ne laissent presque plus de place au doute, surtout en présence des services rendus à l'agriculture en favorisant le commerce des animaux.

526º *La tuberculine guérit-elle ?*

Non ! La tuberculine n'est pas un remède, elle n'est qu'un indicateur, mais un indicateur d'une grande utilité parce qu'il permet, la plupart du temps, de découvrir qu'un animal est atteint de la tuberculose à l'état latent, et dans ce cas, il importe de l'isoler des animaux intacts. Le signe de la présence du fléau est l'élévation de la température du corps de l'animal qui, en état de santé, est en moyenne de 37 à 38°. Si la température ne change pas, il est indemne ; si elle augmente d'un degré, il est suspect, et si elle augmente d'un degré et demi, il est malade.

Pour éviter des erreurs de diagnostic, les vétérinaires feront bien de suivre les instructions du ministre, qui accompagnent la circulaire du 31 octobre 1898. Nous ne rapporterons pas ces instructions puisqu'elles sont entre les mains des vétérinaires.

527º *L'injection de la tuberculine peut-elle donner la tuberculose aux animaux sains ?*

Certains vétérinaires ont prétendu, qu'elle pouvait donner la maladie à des animaux sains.

Mais aujourd'hui, il est reconnu et constant que la tuberculine est un bienfait, et qu'une injection ne donne pas la maladie aux animaux sains.

528° *La tuberculine peut-elle provoquer une réaction chez des animaux sains?*

Non ! Si une réaction se produit, c'est que l'animal est atteint. Le vétérinaire n'a qu'à bien chercher et il trouvera une lésion.

529° *L'injection de tuberculine ne peut-elle pas causer un avortement, ou nuire à la lactation?*

Non ! L'injection de tuberculine ne présente aucun danger; la quantité de lait ne diminue pas chez les vaches laitières, et la gestation n'est nullement troublée chez les vaches prêtes à veler.

530° *La tuberculose peut-elle déterminer l'avortement?*

La tuberculose est une véritable calamité, quand elle pénètre dans une étable. C'est une maladie à évolution lente, qui tue souvent, mais qui anéantit certainement la fécondité des vaches, arrête la lactation et provoque parfois des avortements, pour ne laisser à ces bêtes que la valeur de leur peau.

531° *Le tuberculinage est-il obligatoire?*

Aux termes de l'article 1ᵉʳ du décret du 14 mars 1896, les animaux de l'espèce bovine venant de l'étranger, présentés à l'importation en France, sont soumis à l'épreuve de la tuberculine ; à cet effet ils sont placés en observation à la frontière aux frais des importateurs pendant 48 heures au moins.

Ce décret ne s'applique pas aux animaux existant en France alors même que la tuberculose aurait été constatée dans une étable (*Circulaire ministérielle du 4 août* 1897).

L'article 2 du même décret dit : « sont exemptés de l'épreuve de la tuberculine les animaux de l'espèce bovine que l'on a déclaré faire entrer en France pour la boucherie. Ces animaux sont marqués et accompagnés d'un laissez-passer qui est renvoyé dans les 15 jours de sa date, au vétérinaire inspecteur qui l'a délivré. »

Le tuberculinage n'est donc imposé que pour les animaux entrant en France pour l'élevage ou le pâturage.

La pensée du législateur est de prévenir la propagation de la tuberculose, et de faire un essai officiel de la tuberculine.

532° *Peut-on faire entrer un bovidé pour l'élevage en déclarant à la frontière qu'il est pour la boucherie ?*

On ne doit jamais faire une fausse déclaration. Du moment qu'on déclare que l'animal est destiné à être conduit à l'abattoir, il n'est pas soumis à l'épreuve de la tuberculine, parce qu'il va être abattu dans un lieu public, l'inspecteur sanitaire de la douane délivre un laissez-passer qui doit lui être renvoyé dans la quinzaine de sa date, avec le certificat d'abatage émanant du vétérinaire préposé à l'abattoir où les animaux ont été sacrifiés.

Si le laissez-passer avec le certificat d'abatage n'étaient pas renvoyés dans la quinzaine, le vétérinaire inspecteur de la douane pourrait faire dresser un procès-verbal, et un procès correctionnel s'ensuivrait.

533° *Cette épreuve est-elle une garantie suffisante que les animaux ne sont pas tuberculeux ?*

Non ! D'abord. l'état avancé de la maladie peut entraver la réaction caractéristique qui suit l'injection ; mais dans ce cas les signes cliniques sont assez nets pour ne pas nécessiter l'emploi du réactif.

Ensuite quand des animaux ont été soumis à une première injection de tuberculine. ils ne réagissent plus pendant un mois environ à une nouvelle injection.

Tous les vétérinaires savent cela, et les importateurs anglais ou américains ne pouvaient l'ignorer

Aussi le lendemain du décret du 14 mars 1896, nos bons voisins injectaient-ils à la tuberculine tous les animaux destinés à l'exportation, et quelques jours après, ils les présentaient aux vétérinaires sanitaires des bureaux de la douane. Aussitôt on passait les animaux à la tuberculine, et comme il n'y avait pas de réaction, on les déclarait bons.

Voilà comment s'établit la fraude. Voilà comment le bon français se laisse tondre par ses aimables voisins. Aujourd'hui la France sert de dépotoir à tous les animaux tuberculeux de Hollande, de Belgique, d'Allemagne, d'Angleterre et d'Amérique.

Il est facile de comprendre que les marchands étrangers préfèrent nous envoyer leurs animaux tuberculeux, plutôt que de les voir confisquer dans leur pays par le service sanitaire ; il ne leur en coûte qu'une injection de tuberculine faite avant de passer nos frontières.

N'est-il pas temps de mettre un terme à ce petit trafic, si nous voulons éviter qu'avant peu, nos cultivateurs ne trouvent plus à vendre leur bétail à n'importe quel prix ; et si nous voulons éviter aussi l'empoisonnement inconscient des consommateurs ?

534° *Un propriétaire ou un marchand ayant une bête tuberculeuse, peut-il user du même moyen de fraude ?*

Assurément ! Un marchand peu scrupuleux peut faire tuberculiner l'animal avant de le conduire sur un marché public ; et si la bête ne présente aucun signe clinique, le cultivateur sera volé.

535° *Existe-t-il un moyen d'échapper à cette fraude ?*

Oui ! La loi sanitaire accorde à l'acquéreur un délai de garantie pendant 45 jours. Les effets de la tuberculine durant 30 jours environ, il reste 15 jours à l'acquéreur pendant lesquels il pourra faire tuberculiner à nouveau ses animaux, et exercer son action en garantie.

536° *Mais si les animaux étaient malades en attendant les effets de la tuberculine, ne pourraient-ils pas contaminer les autres ?*

Certainement ! Et c'est pour parer à cette éventualité, que certains fermiers ont pris l'habitude de faire tuberculiner les animaux quelques jours après l'achat et avant de les mettre dans le troupeau ; c'est une bonne précaution qui devrait être prise par tous ceux qui achètent des bêtes bovines.

De plus, il est prudent de ne procéder au tuberculinage que vers le 38e ou le 40e jour, pour éviter la fraude que nous venons de signaler.

537° *Quand un propriétaire ou un éleveur achète des animaux, que doit-il faire ?*

Il ne doit pas les mettre dans son troupeau, ni même en contact, avant qu'il n'ait pu les faire tuberculiner utilement et constater qu'ils n'ont pas réagi.

538° *Que faut-il faire lorsqu'on trouve un bovin tuberculeux dans un troupeau ?*

Il faut commencer par l'isoler des autres, parce que la maladie, même à l'état d'incubation, peut contaminer et empoisonner tout le bétail ; puis faire une déclaration à la mairie. Mais rappelons ici que cette déclaration ne doit être faite, aux termes de la circulaire du 4 août 1897, que lorsqu'il existe des symptômes cliniques de la maladie. L'injection de tuberculine ne suffit pas, malgré cela, il faut continuer à faire inoculer tous les animaux logés dans la même étable. Par suite de cette opération, ceux qui seront reconnus atteints, et qui présenteront des signes cliniques, iront rejoindre le premier. Les étables seront désinfectées à fond, pour y conserver le bétail sain.

Le vétérinaire décidera avec la tuberculine et les symptômes cliniques, si la maladie étant à son début, l'animal peut être engraissé pour la boucherie, ou s'il doit être abattu de suite.

539° *L'arrêté de mise en surveillance s'applique-t-il à tout le troupeau ?*

L'arrêté de mise en surveillance ne s'appliquera qu'aux bêtes malades ou suspectes ; les autres, bien qu'elles aient cohabité avec l'animal malade, seront libres du moment qu'elles ne présentent pas *de signes cliniques* ; quand même elles auraient réagi à la tuberculine.

En l'état de la législation, l'autorité administrative ne peut prendre aucune mesure contre elles (*Instruction ministérielle du 4 août 1897*).

HUITIÈME SECTION

MESURES SANITAIRES ; DÉSINFECTION ; LEVÉE DE L'ARRÊTÉ DE MISE EN SURVEILLANCE.

SOMMAIRE

540° *Prescriptions spéciales pour désinfecter les locaux après la tuberculose.*

Dans le cas de tuberculose, la désinfection des étables qui ont été occupées par des animaux malades doit se faire de la manière suivante :

1° Arrosage des litières, fumiers et reste de fourrages avec l'hypochlorite de soude commercial au 10° (*Eau de Javelle*), c'est-à-dire un litre d'hypochlorite avec neuf litres d'eau.

2° Lavage avec du lait de chaux préparé au moment de

l'emploi avec de la chaux vive, dans la proportion de dix pour cent ; du sol des mangeoires, râteliers, et des boiseries, ainsi que de tous objets ayant pu être souillés par les animaux malades.

541° *Doit-on désinfecter les peaux, etc.?*

Avant d'être livrés au commerce, les peaux, cornes et onglons provenant d'animaux atteints de tuberculose, doivent être désinfectés (*articles* 20 *et* 21 *de l'arrêté ministériel du* 1ᵉʳ *avril* 1898).

542° *Mesures sanitaires à prendre après le départ d'animaux malades.*

Après le départ de l'animal du domicile de l'acquéreur pour aller à l'abattoir ou rentrer dans les étables du vendeur, on devra faire désinfecter l'étable où il a séjourné ; faire surveiller les animaux par le vétérinaire. Au moindre symptôme, faire effectuer l'expérience de la tuberculine sur les animaux qui ont été en contact avec la bête malade.

543° *Service sanitaire spécial pour les laitiers nourrisseurs de Paris.*

Le préfet de police de Paris vient d'organiser un service spécial ayant pour but :

De découvrir la tuberculose chez les vaches des laitiers nourrisseurs de Paris et du département de la Seine.

Ce nouveau service a commencé à fonctionner au mois de janvier 1897, au marché aux bestiaux de la Villette.

Les nourrisseurs qui désirent soumettre leurs animaux à l'épreuve révélatrice de la tuberculose, devront les conduire au marché aux bestiaux, rue d'Allemagne, les mardi et vendredi entre 9 et 11 heures du matin.

Les animaux à examiner resteront en surveillance jusqu'au lendemain à 4 heures du soir, au minimum.

Quand toutes les vaches d'un établissement auront subi l'épreuve de la tuberculine et auront été reconnues indemnes, une attestation officielle pourra être délivrée aux laitiers nourrisseurs.

Cette attestation sera renouvelée tous les six mois, si les vaches nouvelles ont été, sans interruption, présentées à la visite du service du vétérinaire sanitaire, et trouvées en bonne santé.

Les injections de tuberculine seront pratiquées gratuitement, mais les frais de nourriture et les soins à donner aux animaux, resteront à la charge des propriétaires.

544° *Dans quel délai l'arrêté de mise en surveillance doit-il être levé par le préfet?*

Le décret du **28** juillet **1888** ne fixe aucun délai ; il se borne à décider que la tuberculose est une maladie contagieuse ; il semble résulter de l'étude des lois que le législateur, sachant cette terrible maladie à marche lente, à diagnostic difficile dans les débuts, ait voulu laisser aux vétérinaires le soin de déterminer le moment où il sera possible de lever l'arrêté, pour en faire la proposition au préfet.

La levée de la mise en surveillance pourra donc être faite par le préfet aussitôt que le vétérinaire sanitaire aura certifié que les animaux tuberculeux ont été abattus, et que les locaux ont été désinfectés.

Les animaux qui ont vécu avec les tuberculeux, mais qui ont été séparés aussitôt que la maladie a été reconnue, seront libres, et le propriétaire pourra en disposer comme bon lui semblera.

545° *Que doit-on faire, lorsque la tuberculose est constatée sur un champ de foire ou un marché?*

Les animaux sont renvoyés dans leur commune d'origine, à moins que le propriétaire ne préfère les faire abattre dans la commune où ils se trouvent.

Dans le cas de retour, ils sont signalés au maire de la commune (*Article 23 de l'arrêté ministériel du 28 juillet 1888*).

Si le propriétaire consent à l'abatage, il sera fait à l'abattoir. Le transport est effectué sous la surveillance d'un gardien spécial désigné par le maire, et avec un laissez-passer par lui délivré.

CHAPITRE VI

La clavelée, dans les espèces ovine et caprine.

PREMIÈRE SECTION

PRINCIPES GÉNÉRAUX ; CONTAGION ; DÉCLARATION D'INFECTION ; SES CONSÉQUENCES.

SOMMAIRE

546° *Définition : Il y a deux sortes de clavelée.*

La clavelée (claveau, petite vérole des moutons).

La maladie est contagieuse, elle se caractérise par le développement de pustules spéciales sur toute la peau.

Elle se propage par virus fixe et par virus volatil.

La durée de la contagionabilité est indéterminée ; c'est

au moment où les pustules se dessèchent que la contagion
est le plus à craindre.

On reconnaît deux sortes de clavelée.

La première est discrète ou bénigne et sans gravité, si
les boutons sont espacés. Si elle est lente, on doit faciliter
l'éruption des boutons de chaque bête, à l'aide d'excitants
généreux.

La deuxième est la clavelée *confluente*, elle est de cette
nature quand les boutons sont très nombreux et rapprochés.
Dans ce cas la maladie est très grave. Si elle est rapide, on
la calmera par des boissons tempérantes et en jetant du sel de
nitre dans les abreuvoirs.

547° *Contagion de la clavelée.*

La clavelée est au mouton, ce que la variole est à l'espèce
humaine ; elle est contagieuse non seulement par les émanations qui s'échappent des animaux atteints, mais encore
par tout ce qui a été touché par les malades, hommes, chiens,
insectes... les chemins, pâturages, fourrages verts, etc.

La clavelée est une maladie redoutée des éleveurs, parce
que tout facilite la diffusion du fléau. Dans le Midi de la
France, on la rencontre plus souvent que dans le Nord.

Les moutons algériens, importés en France, transmettent
souvent la clavelée aux troupeaux sains ; cependant cela paraît difficile, puisqu'ils sont visités et inspectés avant l'embarquement et passés à une nouvelle visite au débarquement,
c'est-à-dire avant d'entrer en France ; malgré ces précautions, il peut arriver qu'ils prennent le germe de la maladie
pendant la traversée. Si nonobstant les mesures prises, il
était prouvé que des moutons algériens ont contaminé un

troupeau français, le propriétaire français pourrait réclamer des dommages et intérêts soit au vendeur algérien, soit à la compagnie propriétaire du navire.

548° *Quelle est la période d'incubation ?*

La science n'a pas encore pu fixer un délai ; la période est encore indéterminée.

549° *Constatation de la maladie.*

Le propriétaire d'un troupeau de moutons qui s'aperçoit que des animaux sont atteints, doit en faire immédiatement la déclaration au maire et retirer un récépissé, comme pour toutes les maladies contagieuses.

Le maire doit provoquer l'intervention du vétérinaire sanitaire. Si, après cette visite, ce dernier conclut à l'existence de la clavelée, il adresse un rapport au préfet, dans lequel il doit rendre compte des observations qu'il a faites, ainsi que des résultats de l'enquête sur l'origine de la maladie. Enfin il propose les mesures sanitaires utiles.

550° *Quelle est la loi qu'il faut appliquer ?*

D'après l'article 11 de la loi du 21 juillet 1881 : « le préfet peut, après avoir pris l'avis du comité consultatif des épizooties, ordonner la clavelisation des troupeaux infectés. La clavelisation ne devra pas être exécutée sans autorisation du préfet. »

Mais cet article 11 nous paraît avoir été abrogé, et remplacé par l'article 39 de la loi du 21 juin 1898 qui est plus complet et ainsi conçu :

« Article 39. — Dans les épizooties de clavelée, lorsque le

propriétaire d'un troupeau infecté ne fera pas claveliser les animaux de ce troupeau, le préfet pourra, par arrêté pris sur l'avis du *vétérinaire délégué*, ordonner l'exécution de cette mesure.

En dehors des cas d'épizooties, la clavelisation des troupeaux sains ne doit pas être exécutée sans autorisation du préfet qui prend alors un arrêté de déclaration d'infection. »

Nous allons donc étudier l'article 39 de la loi du 21 juin 1898, en supposant qu'il a abrogé *l'article 11 sus-rapporté*.

551º *Quelle est la conséquence de la constatation de la clavelée dans une localité ?*

C'est l'arrêté pris par le préfet, portant déclaration d'infection des locaux, herbages et pâturages dans lesquels se trouvent les moutons malades. Cet arrêté est notifié aux maires de la commune et des communes limitrophes, il est publié et affiché (*Article 33 du décret du 22 juin 1882, qui conserve toute sa force*).

552º *Si des bergeries appartenant à diverses personnes ont une cour commune, ou si la clavelée est observée sur un ou plusieurs animaux dans un pâturage commun, comment doit-on procéder ?*

La déclaration d'infection s'appliquera à la cour commune et à tous les animaux des espèces ovine et caprine, que le troupeau commun pourra renfermer.

553º *Le préfet ou le maire peuvent-ils ordonner l'abatage des moutons atteints de clavelée ?*

L'abatage ne peut être ordonné ni par le maire, ni

par le préfet, mais le propriétaire peut toujours les faire abattre s'il le juge utile à ses intérêts.

554° *Quelles sont les conséquences qu'entraine l'arrêté du préfet ?*

Il entraine l'application des prescriptions sanitaires énoncées dans les articles 34, 35, 36 et 37 du décret susénoncé. Nous ne reproduisons pas toutes ces prescriptions, puisqu'on trouvera le décret *au titre des annexes.*

Les animaux malades sont marqués et séquestrés. Si on est obligé de les conduire au pâturage, le maire doit déterminer la route, fixer le cantonnement et les abreuvoirs.

555° *Lorsque la clavelée atteint un troupeau, les brebis peuvent-elles avorter ?*

Lorsque la clavelée est *confluente,* c'est-à-dire, lorsque les boutons sont nombreux et rapprochés, elle est dangereuse, et alors elle peut provoquer un avortement.

556° *Peut-elle entrainer la mort de l'animal ?*

Oui ! lorsqu'elle est grave comme nous venons de le dire. Si les animaux atteints guérissent, ils perdent une grande partie de leur valeur.

557° *Est-il permis de vendre des animaux malades ?*

Le décret du 22 juin 1882 dit : « que la vente des animaux malades est interdite ». il faut attendre qu'ils soient guéris ; on ne peut même pas les vendre pour la boucherie.

558º *Doit-on séparer les moutons malades du reste du trou-peau ?*

Nous conseillons de le faire. il y a un avantage, et en voici la raison. Lorsque les animaux guéris ont été séparés du reste du troupeau, les effets de l'interdiction qui pesait sur eux cessent 20 jours après leur guérison ; tandis qu'autre-ment le propriétaire devrait attendre 30 jours.

DEUXIÈME SECTION

LA CLAVELISATION ; SES EFFETS.

SOMMAIRE

559º Qu'est-ce que la clavelisation ?
560º Dans quel cas, et comment peut-on la faire faire ?
561º Et si le propriétaire ne la faisait pas faire, qu'arriverait-il ?
562º Peut-on par mesure préventive faire claveliser des animaux
     sains ?
563º Que faut-il faire des moutons clavelisés ?
564º Les moutons peuvent-ils avoir cette maladie deux fois ?
565º La clavelisation créant des foyers d'infection, entraine-t-elle des
     mesures de police ?
566º Après la clavelisation que peut-on faire des animaux ?
567º Un troupeau clavelisé est-il aussi dangereux, que celui atteint
     de clavelée naturelle ?
568º Y a-t-il des mesures à prendre contre les troupeaux clavelisés ?

559º *Qu'est-ce que la clavelisation ?*

C'est un moyen indiqué par la loi pour précipiter la mar-che de la maladie ; pour régulariser son évolution et at-ténuer la gravité des pertes.

560° *Dans quel cas et comment peut-on la faire faire?*

Dans les épizooties de clavelée, le propriétaire d'un troupeau infecté doit faire claveliser ses animaux, par le vétérinaire sanitaire ou par un vétérinaire de son choix.

561° *Et s'il ne la faisait pas faire, qu'arriverait-il?*

Le préfet pourrait, après avoir pris l'avis du vétérinaire délégué, ordonner l'exécution de la clavelisation.

562° *Puisque la clavelisation est utile et atténue la gravité des pertes, un propriétaire de moutons pourrait-il par mesure préventive faire claveliser un troupeau sain?*

Oui! Le propriétaire d'un troupeau sain peut faire claveliser ses animaux, alors même qu'il n'y aurait pas d'épizooties; mais à une condition, c'est qu'il aura été autorisé par le préfet. Elle a lieu à ses risques et périls.

563° *Que faut-il faire des moutons clavelisés?*

Avant de commencer l'inoculation, il faut disposer la bergerie de manière à séparer les bêtes opérées, du reste du troupeau.

564° *Les moutons peuvent-ils avoir la clavelée deux fois?*

Les moutons qui ont été atteints de cette maladie ou qui ont été clavelisés, ne sont plus exposés à l'avoir une deuxième fois.

565° *La clavelisation créant de nouveaux foyers de contagion sur des animaux sains, entraine-t-elle des mesures de police sanitaire?*

Certainement! Lorsqu'il est procédé à cette opération

sur des moutons sains, le préfet prend un arrêté d'infection qui entraîne toutes les conséquences énoncées plus haut; c'est-à-dire, que le troupeau est déclaré infecté (*Article 36 du décret du 22 juin 1882*).

566° *Après la clavelisation que peut-on faire des animaux ?*

Après cette inoculation, on doit attendre 30 jours, avant de remettre dans un troupeau indemne les moutons clavelisés ; et l'arrêté d'infection ne peut être levé qu'après ce même délai.

567° *Un troupeau clavelisé est-il aussi dangereux que celui atteint de la clavelée naturelle ?*

Oui ! Les pustules sécrètent une quantité considérable de matière virulente qui, en se répandant dans la toison, permet à ces animaux de transmettre encore la maladie 2, 3, 4, et même 5 mois après au moyen des pellicules qui se détachent et que le vent peut transporter au loin.

568° *N'est-il pas utile de prendre des mesures contre les troupeaux clavelisés ou ayant été atteints de la clavelée, qui, bien que guéris, peuvent encore contaminer d'autres troupeaux ?*

Certainement ! Le maire fera bien de les cantonner dans des champs spéciaux, de fixer les abreuvoirs où ils peuvent aller, les chemins qu'ils peuvent traverser, et en même temps, d'empêcher les autres moutons de pâturer dans ce cantonnement.

TROISIÈME SECTION

VENTE DE MOUTONS ; CONTAMINATION ; JURISPRUDENCE SPÉCIALE.

SOMMAIRE

569° Vente de moutons. Renvoi.
570° Jurisprudence spéciale.

Vente d'animaux exposés à la contagionabilité.

571° Peut-on vendre ces animaux ?
572° Comment faut-il faire pour les livrer à la boucherie ?
573° Que peut-on faire des peaux ?
574° Après la guérison, a-t-on le droit de les tondre ?
575° Que faut-il faire si on ne veut pas les faire tondre après la
     maladie ?

569° *Vente de moutons.*

Sur ces différents points, nous renvoyons le lecteur au titre : *Observations générales contenues dans le titre de la Vente amiable*, et *Contamination*, n°ˢ 31 et 53.

570° *Jurisprudence spéciale.*

De plus, on peut consulter sur une vente de moutons un arrêt correctionnel de la Cour de Bourges du 5 mars 1896 qui a décidé « qu'il n'y avait pas de délit parce que le vendeur était de bonne foi ; et qu'en conséquence il n'y avait lieu qu'à une action en dommages-intérêts ».

Par un autre arrêt du 10 juin 1896, la Cour de Bourges a déclaré au civil la vente nulle, ordonné : 1° la restitution du prix payé ; 2° des frais de transport des moutons ; 3° des frais de nourriture, en tenant compte de la disparition des moutons morts et du fumier, le tout fixé à **2.612** fr. **50** ;

4° des frais de vétérinaire, 130 francs ; 5° des frais de garde et de désinfection des étables, fixés à 625 francs.

Enfin le vendeur a été condamné aux frais de tous ces procès.

Voilà un exemple qui prouve que les propriétaires d'animaux doivent, dans leur intérêt, prendre beaucoup de soin et de précaution pour les bêtes qui peuvent être malades.

Vente des animaux exposés à la contagionabilité.

571° Peut-on vendre librement les animaux qui n'ont pas été malades mais qui ont été exposés à la contagion ?

Il est défendu par le décret du 22 juin 1882 de vendre à tout venant des moutons qui ont été exposés à la contagion, on ne peut les vendre que pour la boucherie (*Article* 34, n° 6).

572° Lorsqu'ils ont été vendus pour la boucherie, comment faut-il faire pour les livrer ?

On demande au maire un laissez-passer qui doit lui être rapporté dans les 5 jours avec le certificat d'abatage, qui est délivré comme cela est expliqué pour les autres maladies contagieuses.

573° Que peut-on faire des peaux ?

Les peaux, les pieds, les cornes et les toisons provenant des animaux claveleux morts ou abattus peuvent être livrés au commerce, sous la condition d'avoir été lavés, séchés et désinfectés conformément à l'article 11 de l'arrêté ministériel ci-après énoncé.

574° *Après la guérison, a-t-on le droit de tondre les moutons ?*

Oui ! Mais les toisons des moutons doivent être lavées, dans de l'eau de savon, mélangée avec partie égale d'une solution d'hypochlorite de soude (*eau de Javelle*) (*Arrêté ministériel du 1er avril 1898*).

575° *Que faut-il faire si on ne veut pas faire tondre les animaux après la maladie ?*

Que les moutons aient été tondus, avant ou après la maladie, il est nécessaire qu'ils soient soumis, après la maladie, à un lavage à dos, dans un baquet avec de l'eau de savon. Dans ce cas, les eaux de lavage doivent être désinfectées.

QUATRIÈME SECTION

DÉSINFECTION ; LEVÉE DE L'ARRÊTÉ D'INFECTION. INTERDICTION DES FOIRES ET MARCHÉS. ABATAGE. NOMBRE DE MOUTONS DANS LE MONDE ENTIER.

SOMMAIRE

576° Désinfection des bergeries.
577° Dans quel délai l'arrêté de levée peut-il être pris ?
578° Si à l'expiration des délais les bêtes inspiraient des craintes ?
579° Faut-il encore attendre 30 jours si tous les moutons ont été abattus ?
580° Si la clavelée prend un caractère envahissant ?
581° *Quid* si elle est constatée sur un champ de foire ?
582° Où doit-on faire l'abatage ?
583° Que doit-on faire de la viande des animaux envoyés à l'abattoir ?

584° *Quid* des animaux en contact sur un marché ?
585° Le nombre de moutons dans le monde entier.

576° *Désinfection des bergeries.*

L'arrêté ministériel du 12 mai 1883 est abrogé et remplacé par celui du 1ᵉʳ avril 1898.

Pour désinfecter, il suffit d'exécuter les prescriptions des alinéas 1, 2 et 3 de l'article 4 de l'arrêté ministériel du 1ᵉʳ avril 1898 que l'on trouvera *au titre des annexes.*

577° *Dans quel délai l'arrêté de levée peut-il être pris ?*

L'arrêté du préfet portant levée de la déclaration d'infection, ne peut être pris, que lorsqu'il s'est écoulé un délai de 30 jours au moins, sans qu'il se soit produit un nouveau cas de clavelée, et lorsque toutes les formalités relatives à la désinfection ont été remplies (*Article* 38 *du décret du* 22 *juin* 1882).

578° *Si, à l'expiration du délai, l'état des bêtes inspirait quelque crainte, le préfet pourrait-il prolonger la durée de l'arrêté déclaratif ?*

Oui ! Le préfet peut, sur l'avis du vétérinaire sanitaire, prolonger l'arrêté d'infection.

579° *Mais faut-il encore attendre 30 jours si tout le troupeau a été abattu ?*

Non ! Dans ce cas, l'arrêté du préfet peut être pris aussitôt la désinfection des bergeries, enclos ou herbages qui avaient été déclarés infectés.

580° *Lorsque la clavelée prend un caractère envahissant, que doit-on faire ?*

Lorsque la clavelée est signalée sur plusieurs points d'une commune, et qu'il résulte de l'extension de la contagion une suspension générale de tous les troupeaux : un arrêté du préfet peut interdire pendant toute la durée de la maladie, de conduire les moutons et les chèvres aux foires et marchés qui se tiennent dans la localité infectée.

Pour le surplus des mesures, il est procédé pour la clavelée comme pour les autres maladies contagieuses (*Voir article 37 du décret du 22 juin 1882*).

581° *Que faut-il faire lorsque la clavelée est constatée sur un champ de foire ou un marché ?*

Dans ce cas, les animaux malades sont mis en fourrière et séquestrés jusqu'à complète guérison ; mais pendant la durée de la séquestration le propriétaire peut faire abattre ses moutons, il peut aussi les soumettre à la clavelisation.

582° *Où doit-on faire l'abatage ?*

Il doit avoir lieu à l'abattoir ou à l'atelier d'équarrissage suivant que la maladie affectera une forme bénigne ou septicémique.

583° *Que doit-on faire de la viande des animaux envoyés à l'abattoir ?*

Si la viande des animaux claveleux est jugée salubre, si elle n'est point fiévreuse, l'utilisation pour la consommation sera autorisée ; dans le cas contraire, les cadavres seront enfouis ou livrés à l'équarrissage.

584° *Que doit-on faire des animaux qui ont été en contact sur un champ de foire ou marché avec des moutons reconnus atteints de clavelée ?*

Ils doivent être signalés aux maires des communes où ils sont envoyés (*article 86 du décret du 22 juin 1882*) : et ils sont l'objet des mesures prescrites par la loi et le décret susénoncé.

585° *Le mouton dans le monde entier.*

Le tableau annuel des rapports d'agriculture, nous donne des renseignements très intéressants sur l'existence des bestiaux dans les pays étrangers.

En ce qui concerne les moutons, les chiffres ci-après nous montrent la quantité qu'en possédait, en 1898, chacun des pays pour lesquels des rapports ont été publiés.

Algérie	7.435.000
Allemagne	10.866.000
Argentine	75.000.000
Australie	103.000.000
Autriche	3.187.000
Belgique	236.000
Bulgarie	6.868.000
Canada	1.690.000
Cap de Bonne-Espérance	14.000.000
Danemark	1.246.000
France	44.445.000
Hollande	700.000
Hongrie	8.122.000
Indes anglaises	16.875.000
Italie	6.900.000

Norvège.	1.417.000
Pologne.	2.755.000
Russie d'Europe	44.465.000
Serbie	3.094.000
Espagne.	13.359.000
Suède	1.298.000
Suisse	272.000
États-Unis d'Amérique	37.657.000
Uruguay.	16.397.000

Par conséquent, les plus grands pays d'élevage de moutons du monde, autant que le montrent ces chiffres, sont : l'Australie, l'Argentine, la Russie d'Europe et les États-Unis. Chacun de ces pays possède plus de moutons que le Royaume-Uni, qui en 1898 en avait 34.102.000. Mais, en proportion de la superficie, le Royaume-Uni les dépasse énormément, les quatre pays mentionnés ayant d'immenses territoires. Les chiffres donnés dans les rapports d'agriculture montrent que les États-Unis couvrent une superficie de 2.292.000 acres (1) : l'Australie, 1.974.000 acres ; la Russie d'Europe, 1.244.000 acres : et l'Argentine, 715.000. Le Royaume-Uni, d'un autre côté, ne couvre qu'une superficie de 77.000.000 acres, chiffre comparativement insignifiant.

---

(1) Acre, mesure agraire usitée en Angleterre, valant 40 arcs 46 cent.

CHAPITRE VII

La gale du mouton, dans les espèces ovine et caprine.

SOMMAIRE

586° *Constatation de la maladie.*

La gale dans les espèces ovine et caprine, présente des

inconvénients bien moins graves que les autres maladies contagieuses ; par l'application des mesures sanitaires, on restreint la perte dans la limite du possible.

Souvent on se dispense à tort d'appeler un vétérinaire, et on fait soigner les moutons galeux par le berger.

587° *Causes de la maladie.*

Cette maladie est la conséquence de la présence à la surface de la peau d'un insecte (acare).

Les causes de cette maladie sont : les mauvaises conditions hygiéniques et la contagion.

Les signes sont : démangeaison, boutons, chute de la laine par places.

588° *Quelles sont les conséquences de cette affection ?*

Les conséquences sont les mêmes, que pour toutes les autres maladies contagieuses : déclaration à la mairie, visite par le vétérinaire sanitaire, séquestration, interdiction de mener les animaux à l'abreuvoir commun, etc.

589° *Arrêté préfectoral de surveillance.*

Le préfet ne prend pas un arrêté déclaratif d'infection comme cela est prescrit pour la peste bovine et autres ; il ne doit prendre, conformément à l'article 39 du décret du 22 juin 1882, qu'un arrêté de mise en surveillance du troupeau atteint.

590° *Cette mise en surveillance s'applique-t-elle à tous les moutons de la commune ?*

Non ! Elle ne s'applique qu'au troupeau atteint ; et il n'y a ni poteau ni écriteau à placer.

591° *Quelles sont les conséquences de la mise en surveillance ?*

Les moutons étant placés sous la surveillance du vétérinaire sanitaire, il n'est permis de les conduire au pâturage, qu'après l'application d'un traitement curatif, et en se conformant aux prescriptions de l'arrêté, pour éviter autant que possible la contamination des animaux voisins, par des courants d'air et des contacts avec les malades *(Article 39 du même décret)*.

592° *Est-il permis de se dessaisir ou de vendre des moutons atteints ?*

Non ! On ne peut ni se dessaisir, pour quelque destination que ce soit, des moutons ou chèvres atteints de la gale, ni les vendre puisque par l'arrêté ils sont séquestrés ; on ne peut que les conduire au pâturage et avec les précautions indiquées plus haut *(Article 40 du même décret)*.

Les propriétaires ont donc le plus grand intérêt, à soumettre leur troupeau au traitement spécifique qui est prescrit par le vétérinaire, qui, ayant la surveillance du troupeau, doit avoir la direction du traitement.

593° *Peut-on les conduire au pâturage aussitôt le traitement fait et sans demander avis à personne ?*

On ne peut conduire les animaux malades, même après le traitement, que dans un pâturage désigné, et par les chemins et sentiers qui seront déterminés par un arrêté du maire qui fixera aussi les abreuvoirs.

594° *Si on vendait des moutons ou des chèvres pendant qu'ils sont en surveillance, que peut-il arriver au vendeur ?*

D'abord la vente serait nulle, ensuite le vendeur s'exposerait à être condamné à des dommages et intérêts ; et enfin il commettrait un délit, puni par l'article 31 de la loi du 24 juillet 1881.

595° *La défense de vendre des animaux galeux s'applique-t-elle à la boucherie ?*

D'après l'article 40 du décret du 22 juin 1882, l'interdiction de vendre s'applique à toutes espèces de vente, même pour la boucherie. La loi est sévère, parce qu'elle veut obliger les propriétaires à faire faire le traitement spécifique (*Voir circulaire ministérielle du 20 août 1882*).

596° *Si un propriétaire laissait ses animaux galeux communiquer avec le troupeau d'un voisin, pourrait-il être actionné en dommages et intérêts ?*

Oui ! Le propriétaire du troupeau sain pourrait réclamer des dommages et intérêts au propriétaire des animaux galeux.

597° *Si c'était le troupeau commun de la commune qui ait communiqué la gale aux moutons d'un particulier, à qui pourrait-on réclamer des dommages et intérêts ?*

On devrait s'adresser au maire représentant la commune, lequel est responsable de la négligence ou de l'imprudence de son berger (*Article 1382 du Code civil*).

598° *Cette affection peut-elle provoquer l'avortement des brebis pleines ?*

La gale favorise l'avortement des brebis pleines, retarde la croissance des agneaux, déprécie la laine et aggrave toutes les maladies déjà existantes.

599° *Quels sont les moutons que la gale peut atteindre le plus facilement ?*

Les animaux maigres ou mal nourris, mal soignés, sont frappés plus souvent. Le meilleur préservatif est une alimentation abondante et succulente, l'enlèvement des fumiers, l'aérage, etc.

600° *Doit-on désinfecter les bergeries, mangeoires et autres locaux dans lesquels se trouvaient les animaux galeux ?*

Certainement ! Le sol des bergeries, les fumiers, les cruches, les mangeoires et les murs jusqu'à 1 m. 50 de hauteur doivent être désinfectés (*Arrêté ministériel du 1er avril 1898*).

601° *Peut-on livrer au commerce les peaux et les laines provenant des animaux atteints de cette maladie ?*.

Elles peuvent être livrées au commerce, mais après avoir été désinfectées. L'obligation de désinfecter s'applique à toutes les laines provenant d'un troupeau, dans lequel des cas de gale ont été constatés (*Article 11 du décret susénoncé*.

602° *Dans quel délai l'arrêté de mise en surveillance doit-il être levé ?*

La loi ne fixe pas de délai ; mais elle exige deux choses : il faut d'abord, que les animaux soient guéris et que le vétérinaire sanitaire adresse au préfet un certificat attestant la disparition de la maladie ; et ensuite, qu'il ait été procédé à la désinfection des locaux. Ce n'est que quand toutes ces formalités ont été remplies, que le préfet peut prendre un arrêté pour lever la mise en surveillance (*Article 42 du décret du 22 juin 1882*).

603° *Que faut-il faire lorsque la gale est constatée sur un champ de foire ou un marché ?*

Lorsque la gale est reconnue sur une foire ou un marché, les animaux malades sont mis en fourrière et séquestrés jusqu'à complète guérison ; ils sont soumis au traitement curatif que comporte la maladie (*Article 86*).

604° *Lorsque les animaux sonts équestrés, peut-on les faire abattre ?*

Il est toujours plus avantageux pour le propriétaire de faire traiter les animaux galeux, que de les faire abattre pour être enfouis ou livrés à l'équarrissage (*Article 86 du décret susénoncé*).

605° *Que doit-on faire des moutons ou chèvres, qui ont été en contact sur le marché avec des animaux galeux ?*

Ils doivent être signalés aux maires des communes où ils sont envoyés ; et ils sont placés sous la surveillance du vétérinaire sanitaire (*Article 86 du décret susénoncé*).

SYMPTOMES QUE PRÉSENTENT LES PIEDS MALADES

A. — Aphte à son début.

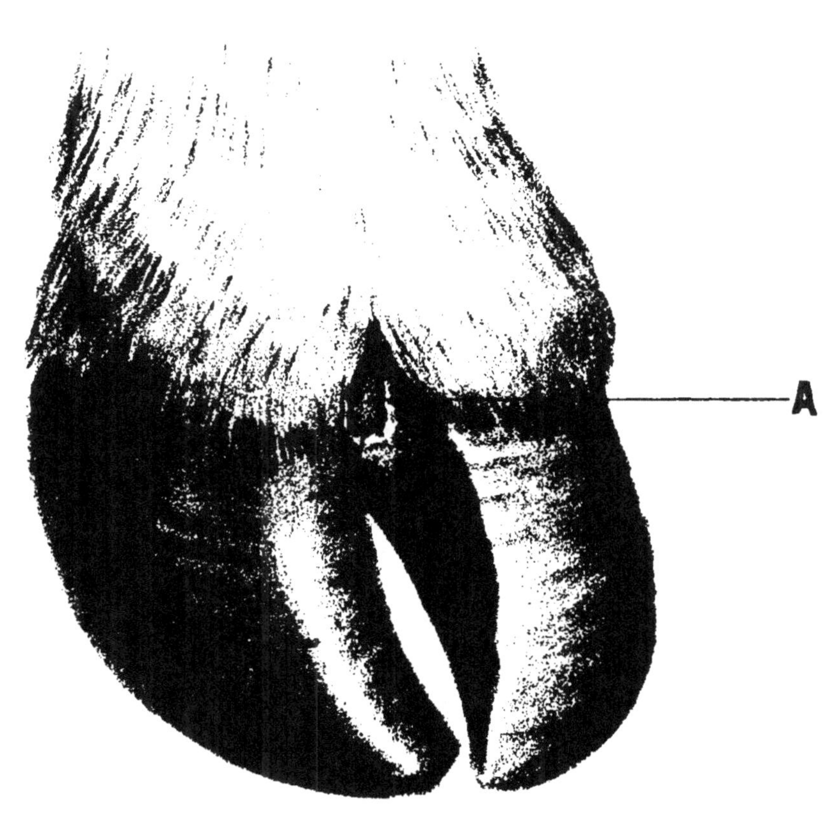

A. — Aphte à son début.

CHAPITRE VIII

Fièvre aphteuse, dans les espèces bovine, ovine, caprine et porcine.

PREMIÈRE SECTION

SYMPTÔMES DE LA MALADIE ; CONTAGION ; DÉCLARATION D'INFECTION AVEC SES CONSÉQUENCES.

SOMMAIRE

606° Signes et symptômes de la maladie.
607° Quelle est la période d'incubation ?
608° Comment se fait la contagion ?
609° La fièvre aphteuse peut-elle se transmettre aussi par les fumiers, par les chemins, par les sangliers ?
610° *Quid* des engrais répandus dans les herbages ?
611° Les moutons peuvent-ils la propager ?
612° Quelle est l'origine du 1ᵉʳ cas ?
613° Doit-on faire des enquêtes pour découvrir les responsabilités ?
614° Peut-on hâter la guérison ?
615° Le vacher peut-il communiquer la maladie ?
616° Devoirs du propriétaire lorsque la maladie apparaît ?
617° Arrêté de déclaration d'infection.
618° Doit-on encore l'envoyer au Ministre ?
619° Conséquences résultant de l'arrêté.
620° *Quid* des mesures ordonnées ?
621° Peut-on vendre des pailles, fourrages éloignés ?
622° Transport du fumier dans les champs.
623° Les marchands, les bouchers, peuvent-ils pénétrer dans les locaux ?

624° *Quid* si la cour est traversée par une rivière ?
625° La maladie peut-elle sévir sur les brebis suitées ?
626° Peut-elle provoquer un avortement ?
627° Peut-elle entraîner la mort des veaux ?
628° Peut-elle atteindre les espèces caprine et porcine ?
629° *Quid* si un charcutier découvre la maladie à l'abatage ?

606° *Signes et symptômes.*

Les signes sont : éruption d'aphtes à la bouche principalement, et dans les endroits où la peau est peu épaisse, entre les onglons, à la mamelle.

Salivation abondante, déglutition douloureuse ; boiterie ; diminution du lait ; boiterie intense des bœufs de travail.

607° *Quelle est la période d'incubation ?*

Elle est de 3 à 4 jours après l'inoculation.

608° *Comment se fait la contagion ?*

Elle s'effectue par cohabitation dans la même étable, par l'intermédiaire des fourrages souillés, par la bave virulente ; par les ustensiles d'étables ; par les abreuvoirs communs, par les personnes, et les moyens de transport, etc.

609° *La fièvre aphteuse peut-elle se transmettre aussi par les fumiers, par les chemins, par les sangliers ?*

Certainement ! La contagion peut se faire par ces différents moyens.

610° *Les engrais répandus sur les herbages peuvent-ils donner la maladie ?*

Oui ! Les engrais formés de débris d'animaux, de sang

desséché, de viande desséchée et moulue qui n'ont pas été
stérilisés, peuvent encore déposer sur l'herbe, des germes
susceptibles de contaminer directement les animaux au pâturage.

611° *Les moutons peuvent-ils propager cette maladie ?*

Le mouton semble généralement réfractaire à cette maladie, mais cependant elle se rencontre quelquefois. Le mouton, quoique sain extérieurement, peut porter dans la laine le germe de la cocotte.

612° *Quelles sont les causes de la maladie ?*

Les causes sont nombreuses. La principale, c'est la contagion et notamment les longs transports en chemin de fer ou les parcours à pied ; les autres causes prédisposantes sont : défaut de soins hygiéniques, etc.

613° *Afin de pouvoir déterminer les responsabilités, n'est-il pas nécessaire de faire des enquêtes pour découvrir, dans une commune, comment le premier cas y est arrivé ?*

Une circulaire ministérielle du 21 février 1894, recommande aux préfets de faire faire des enquêtes par la gendarmerie, pour découvrir les foyers d'infection qui auraient été dissimulés.

Ces enquêtes peuvent servir de renseignements aux propriétaires qui voudraient intenter des actions en dommages et intérêts.

614° *Peut-on communiquer la maladie aux animaux sains, pour hâter la guérison ?*

Nous pensons que pour hâter la marche de la maladie, et pour éviter que l'exploitation ne soit mise en interdit pendant plusieurs mois, on peut inoculer la maladie le même jour à tous les animaux.

615° *Est-ce que le vacher qui trait une vache atteinte de fièvre aphteuse peut donner la maladie à celles qui ne l'ont pas ?*

Cela arrive tous les jours.

On peut la communiquer volontairement ou involontairement à tous les animaux. Lorsqu'ils sont tous atteints, on fait le traitement prescrit par le vétérinaire sanitaire ; on peut aussi attendre 3 à 4 jours que les aphtes soient bien sortis, et alors on traite les animaux avec *l'aphtosine* dont nous parlons plus loin ; le troupeau sera complétement guéri au bout de 8 à 10 jours, et l'arrêté levé aussitôt sans attendre 15 jours, puisque tous les animaux auront été malades, guéris ou réfractaires. En procédant de cette façon, quelques animaux seulement échappent à l'infection ; de plus, l'éruption se localise généralement au point d'inoculation et affecte rarement les onglons et les mamelles.

616° *Que doit faire le propriétaire qui constate ces symptômes chez ses animaux ?*

Il doit faire sa déclaration à la mairie, indiquer le nom de son vétérinaire et demander un récépissé. En attendant l'arrivée du vétérinaire sanitaire, il doit isoler et séquestrer les animaux malades.

617° *Arrêté du préfet portant déclaration d'infection.*

Sur le rapport du vétérinaire sanitaire, le préfet prend un arrêté portant déclaration d'infection des locaux, cours, herbages ou pâtures, dans lesquels se trouvent les animaux malades ; détermine le périmètre dans lequel l'arrêté sera applicable, et les routes, chemins fermés à la circulation. Cet arrêté est publié, affiché par les soins du maire et remis au propriétaire. Une copie est remise au vétérinaire sanitaire et notifiée aux maires des communes limitrophes (*Article* 29 *du décret susénoncé*).

618° *Doit-on envoyer l'expédition de l'arrêté au Ministre ?*

Aux termes de l'article 1ᵉʳ du décret du 22 juin 1882, les préfets doivent adresser au Ministre une expédition de chaque arrêté de déclaration d'infection, avec le rapport du vétérinaire sanitaire.

Mais par une circulaire du 28 septembre 1899, M. le Ministre de l'agriculture a décidé : qu'il n'y avait plus lieu, quant à présent du moins, de lui adresser l'expédition de cet arrêté, ni le rapport du vétérinaire ; mais qu'ils seraient remplacés par des renseignements qui lui seraient adressés tous les 15 jours par le vétérinaire délégué.

619° *Conséquence résultant de l'arrêté préfectoral.*

La conséquence résultant de l'arrêté préfectoral, c'est l'exécution des mesures sanitaires fixées par les articles 30 et 31 du décret du 22 juin 1882, que nous ne reproduisons pas ici, parce qu'on les trouvera *au titre des annexes*.

620° *Les mesures de police sanitaire sont-elles régulièrement exécutées ?*

L'administration soutient qu'elles ne sont pas observées. Pour que ces mesures soient réellement efficaces, dit M. le Ministre, « les préfets doivent faire surveiller l'exécution de ces prescriptions par la gendarmerie, et faire guider le propriétaire d'animaux dans l'application des mesures sanitaires par les agents du service des épizooties » (*Circulaire ministérielle du* 24 *février* 1894).

621° *Après la déclaration d'infection, est-il permis de vendre des pailles, fourrages qui se trouveraient dans une grange faisant partie de la ferme, mais éloignée des étables ?*

Il est interdit, tant que l'arrêté d'infection n'a pas été levé, de vendre ou plutôt de faire sortir des bâtiments de la ferme déclarée infectée, tous objets ou matières pouvant servir de véhicules à la contagion, tels que pailles, fourrages, litières, fumiers, couvertures, harnais, etc. (*Article* 30, *n°* 5, *du décret susénoncé*.

Mais nous pensons qu'un propriétaire pourrait, pendant le cours de la maladie, vendre et livrer une meule de paille qui se trouverait en dehors des bâtiments de la ferme, dans un enclos ou un champ voisin de l'exploitation.

622° *Peut-on transporter des fumiers dans les champs ?*

Il est interdit de déposer des fumiers sur la voie publique, et d'y laisser écouler les parties liquides des déjections ; rien de plus !... Mais en ayant soin de désinfecter les fumiers, comme il est prescrit par l'arrêté du 1ᵉʳ avril 1898,

on peut les transporter dans la plaine, pour les besoins de
la culture, mais avec une voiture qui ne laissera pas couler
le purin : et par les chemins qui seront indiqués par le
maire qui choisira celui où il y aura le moins d'habitations,
quand même il serait le plus long.

**623° *Est-il défendu de laisser pénétrer des bouchers ou
marchands de bestiaux dans les locaux infectés ?***

Il est défendu de laisser pénétrer dans les étables infectées, toute personne non préposée aux soins à donner aux
animaux. C'est pour cela, que la loi oblige le propriétaire à
mettre un écriteau à la porte de la ferme annonçant : la
fièvre aphteuse. Mais cela ne peut empêcher le propriétaire,
et tout le personnel de la ferme, de circuler librement dans
la cour et les dépendances. Les animaux malades sont isolés et séquestrés ; c'est dans le bâtiment ou l'herbage où
se trouvent les animaux qu'il faut éviter de pénétrer. Il est
prudent, pour les propriétaires d'exploitation infectée, de
recommander aux employés qui soignent les animaux malades, de ne pas se mettre en rapport avec d'autres domestiques, et de ne pas pénétrer dans des fermes non atteintes ;
car ils pourraient y porter la maladie.

**624° *Si la cour d'une ferme, dans laquelle des animaux
malades sont séquestrés, était traversée par un cours
d'eau, les animaux pourraient-ils y aller boire pendant
la maladie ?***

Nous pensons que les malades peuvent selon leur habitude aller boire à la rivière, à moins que cela ne soit interdit par l'arrêté du préfet.

17.

Mais si une ferme se trouvait en aval à 100 ou 150 mètres environ de celle déclarée infectée, il serait prudent de ne pas les laisser boire à la rivière, pour éviter, dans le doute, de contaminer les animaux de la ferme en aval et ne pas s'exposer à une action en dommages et intérêts.

Il en serait de même si les malades étaient séquestrés dans un herbage longeant un cours d'eau, sur lequel se trouverait un abreuvoir.

625° *Lorsque la fièvre aphteuse se déclare dans un troupeau de moutons, que faut-il faire ?*

La question est délicate : il est difficile pour ne pas dire impossible, dès que la maladie éclate dans un troupeau, de soustraire par l'isolement des malades, le surplus du troupeau resté sain. Le mieux est de renoncer à la séquestration des malades. Ce qu'il faut faire, c'est isoler les bêtes qui sont saines, et diriger ses efforts vers les grands soins de propreté, d'hygiène, de laver les pieds des moutons malades ; d'enlever les parties atteintes, de bien mettre le mal à nu, puis cautériser les plaies avec un pinceau trempé dans l'aphtosine n° 2 que l'on trouve chez tous les pharmaciens.

626° *La fièvre aphteuse peut-elle provoquer un avortement ?*

La fièvre aphteuse est une maladie aiguë qui souvent provoque des avortements.

627° *Peut-elle entraîner la mort des veaux ?*

Oui ! Des expériences faites et des renseignements recueillis, il résulte qu'elle peut entraîner la mort des veaux. Il faut donc les isoler aussitôt l'apparition de la maladie.

628° *La fièvre aphteuse peut-elle atteindre des animaux des espèces caprine et porcine ?*

Certainement ! Les animaux de ces espèces peuvent être atteints. Lorsque la maladie est constatée, le propriétaire doit en faire la déclaration immédiate au maire ; et tout ce que nous avons dit pour l'espèce bovine est applicable aux espèces caprine et porcine.

629° *Si, au moment de l'abatage d'un porc, le charcutier constatait l'existence de la fièvre aphteuse, que devrait-il faire ?*

Il devrait faire appeler un vétérinaire, afin de savoir si la chair n'est pas insalubre, et ce qu'on doit faire des viscères et autres débris qui pourraient communiquer la maladie, si on les laissait traîner. De plus, il doit avertir ou faire appeler le vendeur, par lettre recommandée ou par sommation, pour que l'existence de la maladie soit constatée en sa présence ; et introduire contre lui une action en nullité de vente dans les 45 jours de la livraison, si la difficulté ne peut se résoudre à l'amiable.

DEUXIÈME SECTION

VENTE D'ANIMAUX MALADES, SUSPECTS, ET D'ANIMAUX SAINS ;
DOMMAGES ET INTÉRÊTS.

SOMMAIRE

632° Le délai de 45 jours n'est-il pas trop long ?
633° Peut-on vendre pour la boucherie ?
634° *Quid* s'il n'existe pas d'abattoirs ?
635° *Quid* si le propriétaire en vendant ignorait la maladie ?

Dommages et intérêts.

636° L'acquéreur peut-il réclamer des dommages-intérêts ?
637° A-t-on intérêt à se débarrasser clandestinement des animaux ?

Vente d'animaux suspects.

638° *Quid* si les animaux sont dans un herbage éloigné ?
639° *Quid* des animaux qui ont été en contact ?

Vente d'animaux sains.

640° Si les animaux sont sains et quittent un pays non contaminé ?
641° Si les animaux sains ont communiqué à travers un barrage avec
    des malades ?

630° *Est-il permis de vendre des animaux atteints de fièvre
aphteuse ?*

Il est absolument interdit, de vendre ou de mettre en vente
des animaux atteints de fièvre aphteuse (*Article* 30 *du décret
susénoncé*).

631° *Si malgré cette interdiction un propriétaire vendait
un animal atteint de cette maladie, quel est le délai pendant lequel l'acquéreur pourrait faire annuler la vente ?*

La vente est nulle de droit ; et l'acquéreur a un délai de
45 jours pour introduire sa demande en nullité de vente,
après avoir fait les déclarations prescrites par la loi.

632° *Mais ce délai paraît bien long, alors surtout que la période d'incubation de cette maladie est de 4 à 6 jours au plus.*

Il est certain que ce délai de garantie est beaucoup trop long. L'animal vendu sain peut prendre la fièvre aphteuse pendant le trajet de livraison, ou bien 2 ou 3 jours après, à un abreuvoir public ou enfin par un marchand qui l'apporte dans l'étable ; et voilà le vendeur accusé d'avoir vendu une bête malade, avec un procès et des ennuis graves, alors qu'il est bien innocent. C'est pour éviter ces ennuis, que tous les propriétaires et cultivateurs demandent que ce délai soit réduit, et que le législateur fixe un délai spécial de garantie pour chaque maladie.

633° *Si on ne peut pas vendre pour l'élevage, peut-on au moins vendre une bête malade pour la boucherie ?*

Oui ! On peut, pendant la maladie, vendre des animaux pour la boucherie ; dans ce cas, ils doivent être conduits à l'abattoir le plus près par des voies indiquées à l'avance, il est délivré un laissez-passer qui est rapporté au maire dans les cinq jours, avec un certificat attestant que les animaux ont été abattus. Pour le transport, les animaux doivent avoir les pieds tamponnés, et ils doivent être portés en voiture ou par chemin de fer.

634° *S'il n'existe pas d'abattoir dans la commune où l'animal a été vendu pour la boucherie, par qui sera délivré le certificat d'abatage ?*

Par le maire de la commune.

**635° *Mais si, ignorant l'existence de la maladie, le proprié-
taire, fermier ou marchand, vend un animal à un éleveur ou à un autre cultivateur et porte ainsi l'épidémie
dans une autre exploitation, peut-on faire annuler la
vente ?***

Certainement ! La loi du 31 juillet 1895 qui complète
l'article 13 de la loi du 21 juillet 1881, décide que « la
vente d'un animal atteint d'une maladie contagieuse est
nulle de droit, que le vendeur ait connu ou ignoré l'existence de la maladie ».

« Néanmoins aucune réclamation de la part de l'acheteur
pour raison de ladite nullité ne sera recevable, lorsqu'il se
sera écoulé plus de quarante-cinq jours depuis le jour de la
livraison. »

Il résulte de la loi et des faits ci-dessus énoncés que l'animal atteint de la fièvre aphteuse, ne peut pas être vendu pour
l'élevage, pendant la maladie, ni avant que l'arrêté d'infection ait été levé.

L'acquéreur pour l'élevage qui constate au bout de quinze,
vingt ou même quarante-quatre jours, l'existence de la fièvre
aphteuse chez l'animal par lui acquis, a le droit de faire
annuler la vente et de se faire restituer le prix, s'il a été
payé.

Si le vendeur ne consent pas à un arrangement amiable,
l'acheteur doit intenter son action dans les quarante-cinq
jours de la livraison pour faire décider que la vente n'a jamais existé.

Dommages et intérêts.

636° *Si l'acquéreur a éprouvé un préjudice par la contami-*
nation de son troupeau, peut-il réclamer des dommages
et intérêts au vendeur ?

Pour résoudre cette question, nous trouvons un arrêt de la
Cour de Paris, du 22 mai 1895, qui a décidé : que l'acheteur
d'une vache atteinte de fièvre aphteuse ne peut exercer une
action en garantie contre son vendeur, alors qu'il n'est pas
prouvé que celui-ci ait su, ou ; il seulement soupçonné, que
la vache par lui vendue était, au moment de la vente, atteinte
de ladite maladie, et qu'il n'est pas établi avec certitude que
l'animal reconnu malade le lendemain de la vente, le fût déjà
dans une mesure quelconque au moment de la vente (Voir
conforme *un arrêt de la Cour de Paris du 4 avril* 1894).

Bien que ces arrêts soient antérieurs à la loi du 31 juillet
1895, nous pensons que les principes doivent être les mêmes lorsqu'il s'agit de réclamer des dommages-intérêts. En
effet, on comprend que la vente soit nulle, puisque la loi
dit : *que le vendeur ait connu ou ignoré l'existence de la ma-*
ladie ; l'animal est certainement hors du commerce, il ne
peut donc plus faire l'objet d'une convention. Voilà pourquoi la vente est nulle de droi .

Mais pour pouvoir réclamer des dommages et intérêts en
vertu de l'article 1382 du Code civil, c'est autre chose. Il
faut justifier d'un fait, d'une negligence, d'une imprudence,
ou d'un défaut de surveillance Enfin, il faut établir que le
vendeur avait une connaissance quelconque de l'existence de
la maladie, ce qui sera très difficile à faire, lorsque quinze
jours, un mois et même quarante jours se seront écoulés de-

puis le jour de la livraison, et alors que l'on sait que l'inoculation est de 4 à 5 jours (*Consulter un arrêt de la Cour de Nimes du 4 février 1898*).

637° *Les propriétaires et cultivateurs ont-ils intérêt à se débarrasser clandestinement des animaux malades?*

Non seulement ils n'ont pas d'intérêt, mais ils ne doivent pas le faire, sous peine d'encourir de graves responsabilités. En effet, si la crainte des pénalités auxquelles ils s'exposent en agissant ainsi ne les retient pas, le sentiment de leur intérêt bien entendu devrait au moins leur faire comprendre que, dès qu'un soupçon s'élève sur l'état de santé d'un animal, ils doivent prendre les mesures prescrites par la loi.

Ces précautions si simples suffiraient le plus souvent (disait M. le Ministre de l'agriculture, dans sa circulaire du 20 mai 1884) pour arrêter le développement de la maladie. Si tous les agriculteurs voulaient s'astreindre à suivre les mesures prescrites par la loi, la fortune publique y gagnerait, en même temps que la leur propre, et la culture ne serait pas exposée à subir des pertes répétées, qui se chiffrent par des sommes considérables. Les wagons de chemins de fer ne seraient pas infectés ; les foires et marchés cesseraient d'être un danger permanent, le marché de la Villette ne deviendrait pas un foyer dans lequel l'infection est apportée par de nouveaux arrivages de bêtes malades ou suspectes, et le commerce n'aurait pas à supporter des entraves qui nuisent surtout aux intérêts des agriculteurs.

En suivant les prescriptions de la loi, les détenteurs d'animaux infectés n'auront pas à redouter les enquêtes qui sont faites par la gendarmerie pour établir les responsabilités et découvrir les foyers de contagion dont la connaissance aurait été dissimulée à l'autorité (*Circulaire ministérielle du 21 février 1894*).

Vente d'animaux suspects.

638° *Un propriétaire ayant dans ses étables des animaux atteints de fièvre aphteuse, peut-il vendre pour le commerce ou le pâturage des bovidés qu'il aurait dans des herbages éloignés de sa ferme?*

Nous pensons qu'on peut vendre les animaux des herbages, à la condition bien entendu, qu'ils n'auront eu aucune communication avec ceux de la ferme; on pourrait peut-être dire aux vendeurs : mais vous saviez que vos animaux de l'étable étaient malades, en les visitant tous les jours, vous avez pu porter, vous ou vos domestiques, la maladie dans l'herbage.

Ces observations sont sérieuses, mais néanmoins nous pensons que le vendeur pourra répondre victorieusement : qu'il savait que le troupeau de sa ferme était atteint, mais qu'il n'a jamais su ni constaté que les animaux du pâturage fussent malades. Par conséquent la vente sera valable, et il ne pourra être inquiété au point de vue correctionnel.

On peut consulter sur ce point : un arrêt correctionnel de la Cour de Paris du 6 février 1896 ; un jugement correctionnel du tribunal de la Seine du 24 novembre 1892, et un autre du 9 décembre, même année.

On pourra peut-être intenter une action civile, mais jamais une action correctionnelle.

639° *Est-il permis de vendre pour le pâturage des animaux non malades, mais qui ont été en contact avec des bêtes atteintes de fièvre aphteuse?*

L'article 30, n° 9, du décret susénoncé, interdit la vente autrement que pour la boucherie, mais cette interdiction cesse au bout de 15 jours du dernier cas dans le troupeau.

Vente d'animaux sains.

640° *Un éleveur habitant une commune où ne sévit pas la fièvre aphteuse, vend un bovin parfaitement sain à un propriétaire qui, en le ramenant à son domicile, lui fait parcourir un chemin contaminé, ou le fait boire à une mare publique: puis au bout de 5 à 6 jours, ce bovin qui a été placé dans l'étable avec d'autres animaux, est reconnu atteint de fièvre aphteuse, et tout le bétail de l'exploitation est contaminé: cet éleveur peut-il être déclaré responsable?*

En équité il ne doit pas l'être, il a vendu un animal parfaitement sain, les autres bêtes ne sont pas malades, un vétérinaire vient de le constater, on ne peut donc pas dire que la fièvre aphteuse existait dans ses étables avant la vente; si l'animal est malade, c'est qu'il a gagné la maladie après avoir quitté l'étable du vendeur.

Par conséquent, bien que l'acheteur ait fait séquestrer l'animal, qu'un arrêté d'infection ait été régulièrement pris, et que les 45 jours de garantie ne soient pas écoulés, nous pensons, en bonne justice, qu'on ne peut pas déclarer cette vente nulle.

Cependant en droit on peut répondre: que le vendeur est garant de la marchandise pendant 45 jours; qu'il a été décidé plusieurs fois que le vendeur était responsable, même lorsque la cocotte venait à se déclarer le 10° ou le 15° jour après la livraison, il n'y a pas d'exception pour cette maladie, bien qu'il soit démontré aujourd'hui que la période d'incubation ne dépasse pas 4 à 6 jours.

641° *Comment les choses doivent-elles se passer, lorsqu'on a vendu des animaux sains qui ont été mis en contact à travers des barrages, avec des bovidés malades ?*

La difficulté se produit, lorsqu'un acquéreur introduit dans ses herbages déjà peuplés une ou plusieurs vaches qu'il vient d'acheter ; et que toutes les vaches sont en contact à travers des barrages avec des animaux atteints de fièvre aphteuse, sans que le propriétaire de l'herbage voisin ait eu le temps de s'en apercevoir, et qu'au bout de 4 à 6 jours une des vaches achetées vient à être malade.

On pourra se demander, si c'est la vache achetée qui a apporté la maladie, ou si ce sont les vaches de l'herbage voisin qui l'ont communiquée.

Voilà des sources de procès, très difficiles à juger et très coûteux, qui peuvent naître parce que le délai de garantie est beaucoup trop long, pour cette maladie qui se révèle dans une période relativement courte.

TROISIÈME SECTION

VENTE DU LAIT ; CONTAMINATION DE LA MALADIE A L'ESPÈCE HUMAINE PAR LE LAIT ; VENTE DES VIANDES.

SOMMAIRE

642° Le lait cru des vaches ou chèvres, peut-il être vendu et livré à la consommation ?

643° La fièvre aphteuse peut-elle se communiquer à l'espèce humaine ?

644° Le beurre et le fromage frais peuvent-ils être de mauvaise qualité ?

645° Peut-on livrer la viande des animaux malades à la consommation ?

646° L'utilisation des peaux, des cornes, des onglons est-elle permise ?

647° Inoculation de la maladie aux porcs et aux veaux par le lait.

Vente du lait.

642° *Le lait cru des vaches ou chèvres, peut-il être vendu et livré à la consommation ?*

M. Conte, dans son *Traité de police sanitaire*, soutient : « que ce lait est dangereux pour la santé publique, non parce qu'il serait virulent par lui-même ; mais parce qu'il est inévitablement mêlé à des matières virulentes pendant la traite, et que ce lait impur, exposerait les grandes personnes, et surtout les enfants en bas-âge à des accidents graves. »

Mais cela ne peut arriver, que lorsque la cocotte existe à la mamelle, et que le lait n'a pas été soumis à l'ébullition.

Ces observations sont certainement très sérieuses et méritent l'attention des cultivateurs.

Néanmoins, et nous plaçant au point de vue juridique et légal, nous n'hésitons pas à dire qu'aucun texte de loi n'interdit la vente de ce lait.

Cependant, de ce que la vente n'en est pas interdite, il ne faut pas conclure, qu'on pourra le vendre sans prendre aucune précaution et sans avertir les acheteurs.

Nous conseillons au contraire de soumettre ce lait à l'ébullition avant de le livrer à la consommation et d'y apporter le plus grand soin.

Nous insistons spécialement sur cette dernière mesure, afin d'éviter des plaintes et des réclamations des consommateurs, qui pourraient autoriser le maire de la commune, en vertu de l'article 97 de la loi du 5 avril 1884, à défendre la vente du lait provenant des bêtes atteintes de fièvre aphteuse.

643° *La fièvre aphteuse peut-elle se communiquer à l'espèce humaine?*

Nous croyons que cela peut arriver :

1° *Par l'inoculation*, lorsque les personnes soignant les animaux, ont des plaies aux mains, surtout pendant la traite, si les mamelles sont atteintes :

2° *Par l'usage du lait*, parce qu'il est inévitablement souillé par les matières virulentes qui se détachent du pis.

Ainsi dans un pensionnat de jeunes filles à Lyon, les élèves buvaient du lait de vaches atteintes *de cocotte*, et toutes ou presque toutes celles qui buvaient le lait cru, ont eu des vésicules buccales. Dans le département de l'Aisne, un docteur a soigné trois jeunes filles atteintes de fièvre aphteuse ; les deux premières avaient bu du lait contaminé, la troisième fréquentait sans cesse les étables infectées. Chez ces malades il a constaté une fièvre intense durant 3 jours, et une éruption de la cavité buccale.

644° *Le beurre et le fromage frais peuvent-ils aussi être de mauvaise qualité?*

Oui ! C'est pourquoi nous insistons pour que le lait soit bouilli ou stérilisé avant qu'on en fasse usage.

645° *Peut-on livrer la viande des animaux malades à la consommation ?*

Il faut distinguer ; nous avons déjà dit que la fièvre aphteuse pouvait dans certains cas graves, entraîner la mort. Or dans ce cas, les cadavres doivent être enfouis ou livrés à l'équarrissage dans les 24 heures (*article 42 de la loi du 21 juin 1898*).

Si au contraire l'animal est vendu pour la boucherie comme cela est permis par l'article 30, § 9, du décret susvisé, et si la viande est reconnue salubre, elle pourra être livrée à la consommation. D'une manière générale, la viande n'est pas déclarée insalubre par la loi.

646° *L'utilisation des peaux, des cornes, des onglons est-elle permise ?*

Oui, les peaux, les cornes, les onglons peuvent être utilisés mais après désinfection, ainsi que le prescrit l'article 9 de l'arrêté ministériel du 1er avril 1898.

647° *Inoculation de la fièvre aphteuse aux porcs et aux veaux par le lait.*

La législation sanitaire est muette sur les prescriptions à suivre au sujet du lait de vaches atteintes de cocotte.

Mais il paraît à peu près certain, que ce liquide peut servir de véhicule à la contagion. Déjà dans l'Aisne des exemples de contamination par le lait écrémé donné à des porcs ou à des veaux ont été constatés. Les mêmes constatations ont été faites avec des laits inconnus, mélangés, ou sortant des centrifuges de laiteries industrielles et provenant de vaches habitant des exploitations contaminées.

Généralement dans l'arrêté d'infection du préfet, des mesures spéciales sont prises pour le lait.

Nous persistons donc à dire, qu'il faut faire bouillir le lait avant de le livrer à la consommation, même pour les animaux. En procédant de cette façon on *coupera court* à la contagion. Les microbes ne résistent pas à la température de 100°.

QUATRIÈME SECTION

DÉSINFECTION ; LEVÉE DE L'ARRÊTÉ D'INFECTION ;

FOIRES ET MARCHÉS.

SOMMAIRE

648° Désinfection.
649° Levée de l'arrêté d'infection.
650° Foires et marchés.
651° Que doit-on faire des animaux en contact ?
652° Précautions utiles et pratiques à prendre.
653° Précautions a prendre vis-à-vis des vaches laitières.
654° Le vaccin préventif de la fièvre aphteuse existe-t-il?
655° Traitement curatif de cette maladie.
656° 1er cas. Traitement curatif de M. Muller.
657° 2e cas. L'aphtosine et son emploi.

648° *Désinfection.*

La désinfection est une mesure importante que le vétérinaire doit ordonner, et faire faire sous sa surveillance, aussitôt que les animaux sont guéris.

Si elle n'était pas exécutée avec soin, ou si elle avait lieu insuffisamment, le virus pourrait rester et se communiquer à d'autres animaux.

Pour les questions de détail concernant la désinfection, il

faut se conformer aux articles 7, 8 et 9 du décret du 1er avril 1898 que l'on trouvera *au titre des annexes*.

649° *Levée de l'arrêté d'infection.*

Lorsque les locaux ont été parfaitement désinfectés, conformément aux prescriptions du vétérinaire, et lorsqu'il s'est écoulé 15 jours, sans qu'il se soit produit un nouveau cas de fièvre aphteuse, la déclaration d'infection après constatation du vétérinaire sanitaire, doit être levée par un nouvel arrêté du préfet (*Art. 32 du décret du 22 juin 1882*).

Le préfet adresse son arrêté au maire, qui doit le faire remettre aussitôt au propriétaire intéressé.

L'arrêté d'infection empêchant la vente et la circulation des animaux, il est nécessaire pour éviter de nombreux dommages aux propriétaires, qu'aucun retard ne soit apporté soit par le vétérinaire, soit par l'administration, dans la levée de l'arrêté d'infection. Pour ne citer qu'un exemple des abus qui existent, nous avons entendu un fermier se plaindre, que trois semaines après ses animaux guéris il n'avait pas encore reçu l'arrêté de la levée d'infection.

650° *Interdiction des foires et marchés.*

Lorsque la fièvre aphteuse prend un caractère envahissant, le préfet peut prendre un arrêté interdisant la tenue des foires et marchés, les réunions ou rassemblements sur la voie publique ou dans les cours d'auberge, ayant pour but l'exposition ou la mise en vente des animaux des espèces bovine, ovine, caprine et porcine. Toutefois il est fait exception pour les marchés intérieurs des villes ayant des abattoirs (*article 31 du décret sus-énoncé*).

SYMPTOMES QUE PRÉSENTE LA BOUCHE
DES ANIMAUX MALADES

C. — Aphtes ulcérés (Vésicules rompues).

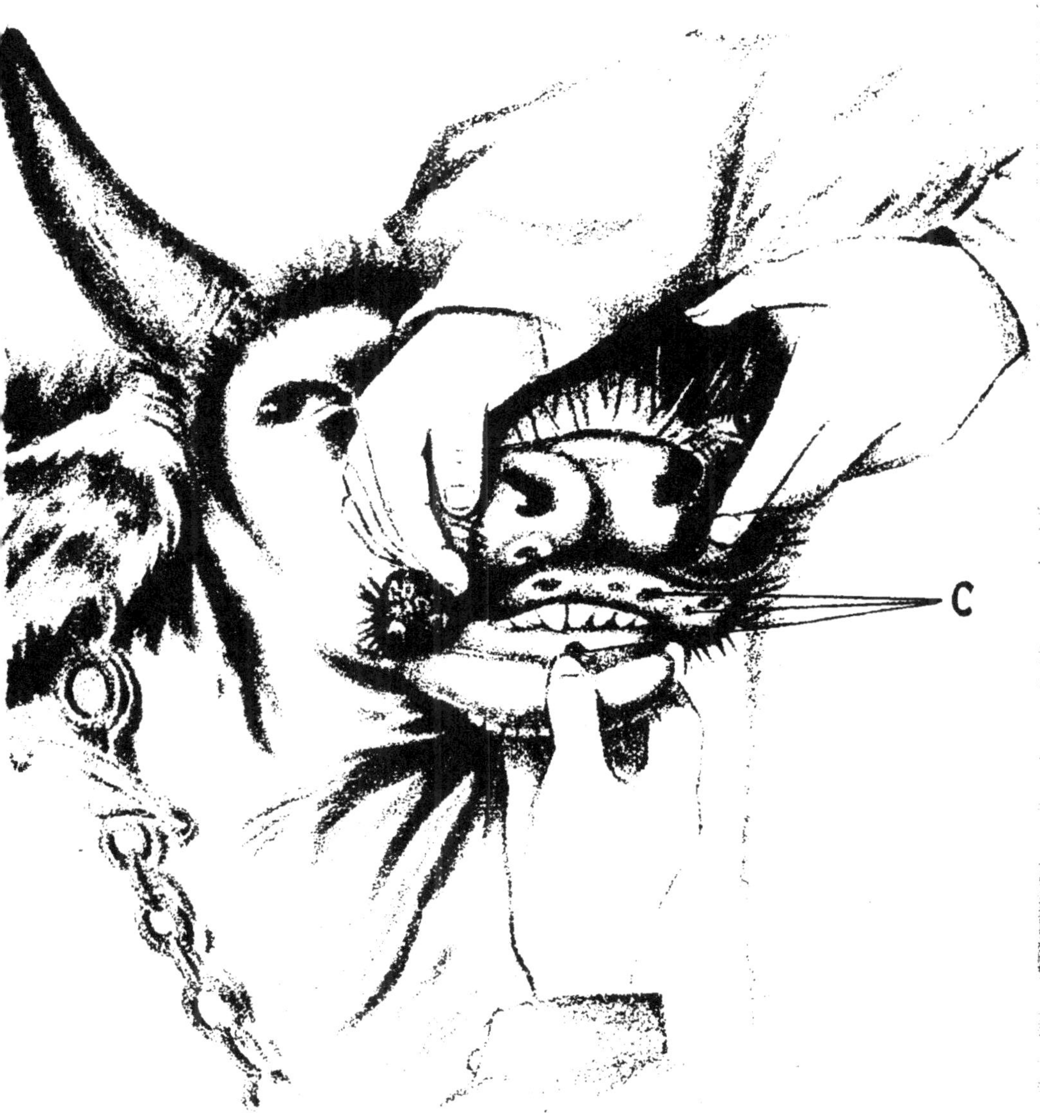

Extrait d'une Affiche du Ministère de l'Agriculture.

Reproduction interdite.

Les animaux qui, à la sortie des marchés des villes, ne sont pas conduits à l'abattoir, ne peuvent circuler qu'avec un laissez-passer indiquant leur destination, lequel sera remis au maire de la commune où ils doivent séjourner. De plus, le maire est prévenu par le service du marché, afin qu'il puisse prendre les mesures utiles.

La circulaire ministérielle du 10 avril 1894, prescrit une surveillance sévère des foires et marchés dans les cas d'épizooties. Elle autorise les vétérinaires inspecteurs à faire saisir et séquestrer tous les animaux atteints ou soupçonnés d'être atteints d'une maladie contagieuse, conformément à l'article 85 du décret susénoncé. Les propriétaires feront bien de faire surveiller leurs animaux avec le plus grand soin avant de les conduire au marché.

651° *Que doit-on faire des animaux qui ont été en contact sur un marché avec des bêtes malades ?*

Ils doivent être renvoyés dans leur commune d'origine et signalés au maire de cette commune (*Article 85 du même décret*).

652° *Précautions à prendre pour ne pas laisser apporter la maladie dans la ferme.*

Pour éviter autant que possible la contagion, il est nécessaire de défendre l'entrée de la ferme et surtout des étables, à tout étranger venant du dehors.

Il est prudent d'éviter, si cela est possible, les abreuvoirs communs.

653° *Précautions à prendre vis-à-vis des vaches laitières.*

Souvent il se produit des aphtes aux trayons et aux mamelles. Avant de traire les vaches, il faut avoir soin de se laver les mains et de les enduire de vaseline.

654° *Le vaccin préventif de la fièvre aphteuse existe-t-il ?*

Le vaccin préventif n'est pas encore trouvé. Un professeur allemand M. Loffler, a bien essayé de mettre en pratique un sérum spécial, dénommé : *Sérophtine* ; mais les expériences qui ont été faites, ne paraissent pas avoir jusqu'à ce jour donné de résultat.

Il faut donc s'en tenir à *l'aphtosine* qui cautérise les aphtes de la bouche et active la guérison lorsqu'il n'existe pas d'aphtes à l'intérieur du corps ; ce remède réduit la maladie à 5 ou 6 jours au lieu d'un mois.

655° *Traitement curatif de la fièvre aphteuse.*

Parmi les procédés qui paraissent le mieux convenir au traitement de cette maladie, qui cause de si grands dommages à l'agriculture, nous en citerons deux.

656° *Le premier est celui présenté par M. Muller, vétérinaire à Alfort et décrit de la façon suivante :*

Voici les moyens prophylactiques employés pour prévenir la fièvre aphteuse et le traitement rationnel à appliquer dès son apparition.

Ces moyens consistent à répandre des antiseptiques sous forme liquide qui, à l'aide d'un pulvérisateur, sont projetés à une distance de 8 mètres au moins et retombent en pluie fine sur les corps que l'on doit arroser. Par cette pénétration dans tous les interstices de l'habitation, on peut arriver à détruire tous les micro-organismes spécifiques à la fièvre aphteuse.

Voici la formule de cette solution antiseptique :

Bichlorure de mercure. . . .	5 grammes.
Permanganate de potasse . . .	15 —
Acide salicylique	30 —
Eau	900 —

Il faut que le bichlorure de mercure soit parfaitement dissous par l'alcool ou l'éther.

Cette solution est répandue dans les locaux infectés et sur tous les ustensiles qui ont servi au pansage des animaux ; si on l'emploie comme traitement direct du bétail, il faut l'étendre de trois fois d'eau et, sans crainte, on peut pulvériser la bouche, les mamelles et les pieds.

On obtient ainsi, en quatre ou cinq jours, la guérison d'animaux chez lesquels la fièvre aphteuse était en pleine évolution.

Ce traitement nous paraît bien compliqué et difficile à faire. D'un autre côté, rien ne justifie que la maladie en pleine évolution soit guérie en 4 ou 5 jours.

Nous préférons le traitement par *l'aphtosine* qui a fait ses preuves dans toute la France. Elle arrête en 24 heures la maladie en pleine évolution. Et le cultivateur la trouve toute préparée et composée chez son pharmacien.

637° *Le 2° c'est l'aphtosine et son emploi.*

La fièvre aphteuse sévissant depuis plusieurs années sur toute la France et causant un préjudice considérable à l'agriculture ; quelques membres de la Société d'agriculture de l'arrondissement de Beauvais, ont été amenés à étudier et à mettre en pratique un remède qui leur a été présenté comme guérissant d'une façon rapide et sûre cette terrible maladie.

Ils ont tenu avant de faire connaître ce produit à en faire vérifier l'efficacité par des essais faits sur des animaux malades, devant des personnes compétentes, et notamment devant M. Dubos, vétérinaire départemental honoraire, vice-président de la Société d'agriculture ; M. Carpentier, vétérinaire sanitaire, inspecteur des abattoirs, secrétaire de la société et M. Topin, pharmacien de 1re classe, lauréat de l'Ecole supérieure de Paris, tous membres de la Société d'agriculture.

Nous appuyons notre recommandation sur des faits sérieux et sur des documents indiscutables. Il paraît démontré que si le traitement est bien fait, en suivant exactement les prescriptions ordonnées, en ayant soin d'attendre deux ou trois jours que les aphtes soient bien sortis ; que la maladie soit en pleine évolution ; les animaux mangeront au bout de cinq à six heures de traitement énergique, et le lait reviendra.

L'aphtosine ne guérit que les aphtes qu'elle peut atteindre, soit dans la bouche, soit aux pieds ; il est entendu qu'elle ne guérit pas les aphtes qui peuvent exister dans le corps, et qui entraînent quelquefois la mort de l'animal.

Mais guérir la bouche et les pieds en si peu de temps, arrêter la maladie, l'empêcher de se développer, éviter des complications, faire manger et marcher les animaux, c'est déjà un grand bien pour l'agriculture : en présence des cent millions de pertes qu'elle a éprouvés en 1899, par cette épizootie qui est une véritable calamité, nous n'avons qu'un but : *venir en aide à l'agriculture qui souffre et qui est écrasée d'impôts.*

SYMPTOMES QUE PRÉSENTE LE PIS DE LA VACHE

A. — Aphte à son début.

B. — Aphte à son complet développement (Vésicule intacte).

C. — Aphtes ulcérés (Vésicules rompues).

D. — Aphtes en voie de guérison, dont la surface est couverte d'une croûte.

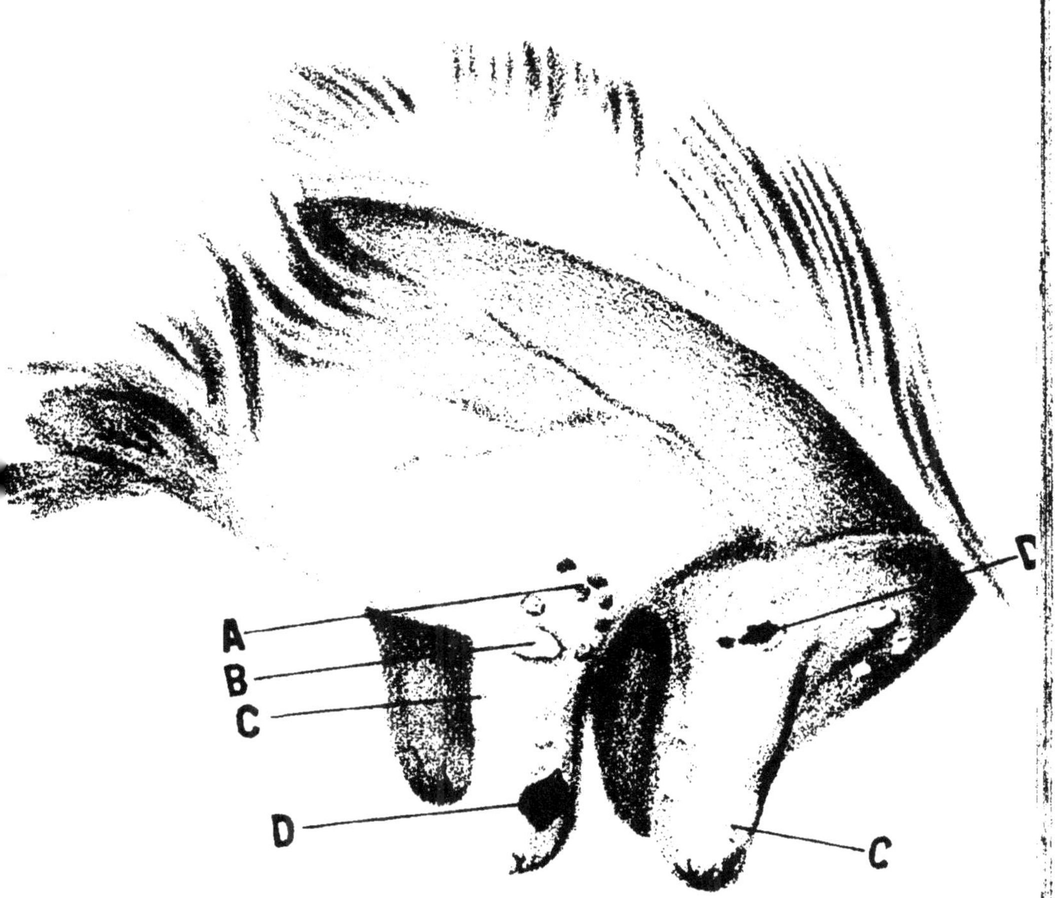

EXTRAIT D'UNE AFFICHE DU MINISTÈRE DE L'AGRICULTURE.

Reproduction interdite.

CHAPITRE IX

La morve et le farcin, dans les espèces chevaline, asine et leurs croisements.

PREMIÈRE SECTION

SYMPTÔMES ; CONSTATATION DE LA MALADIE ; CONTAGION ; DÉCLARATION D'INFECTION ET SES CONSÉQUENCES ; ABATAGE ; VIANDES INSALUBRES.

SOMMAIRE

658° Quels sont les signes et symptômes de la morve et du farcin ?

659° Constatation de la morve et du farcin.

660° *Quid* si le vétérinaire sanitaire n'était pas d'accord avec celui du propriétaire ?

661° Lorsque la morve est constatée, que faut-il faire ?

662° Comment se fait la contagion ?

663° La morve peut-elle se communiquer à l'homme ?

664° Quelle est la loi applicable ?

665° Déclaration d'infection.

666° Si le cheval a été acheté, quel est le délai de garantie ?

667° Que doit-on faire des animaux reconnus atteints ?

668° Pourquoi la loi ordonne-t-elle l'abatage immédiat ?

669° Par qui est délivré l'ordre d'abatage ?

670° Où doit-on faire l'abatage ?

671° Que doit-on faire des animaux morts ou abattus ?

672° Pourquoi la loi est-elle si sévère ?

673° *Quid* si une personne vendait des viandes insalubres ?

674° Peut-on livrer les peaux au commerce ?

675° Que doit-on faire dans les écuries après l'abatage ?

676° Avant la désinfection peut-on introduire des animaux sains ?

18.

Animaux suspects.

677° Quelles sont les mesures à prendre envers les animaux qui ont
       été exposés à la contagion ?

678° Peut-on les exposer dans les concours publics, ou les vendre ?

**658° *Quels sont les signes et symptômes de la morve et du
farcin ?***

La morve ; les signes sont : le jetage visqueux, poisseux,
fortement adhérent au pourtour des naseaux, ulcération
(chancre) sur la muqueuse nasale, les glandes situées dans
la ganache sont dures, adhérentes à l'os.

Le farcin (morve cutanée) se caractérise par une éruption
de boutons hémisphériques isolés ou confluents, par l'en-
gorgement des vaisseaux lymphatiques (cordes) et enfin par
l'ulcération des boutons primitifs (chancre farcineux).

659° *Constatation de la morve et du farcin.*

Que la morve évolue sous la forme de farcin (ou morve
de la peau), ou de morve proprement dite ; le régime prescrit par la loi est le même.

Dès que l'existence de la morve est soupçonnée chez un
animal des espèces chevaline et asine, le propriétaire, le
vétérinaire dans l'exercice de sa profession ou toute personne
ayant la surveillance des animaux, est tenu, comme pour toutes
les maladies contagieuses d'en faire la déclaration au maire
de la commune.

Aussitôt la déclaration, le maire doit requérir le vétérinaire sanitaire, comme pour les autres maladies.

660° *Si le vétérinaire sanitaire n'était pas d'accord avec celui du propriétaire sur la nature et le caractère de la maladie, que faudrait-il faire ?*

Dans ce cas, le maire doit en donner avis immédiatement au préfet, qui en nomme un troisième, conformément au rapport duquel il sera statué (*article 36 de la loi du 21 juin 1898*).

661° *Lorsque le vétérinaire sanitaire a constaté la morve, que doit-il faire ?*

Il doit faire une enquête minutieuse sur l'origine de la maladie et proposer aux autorités administratives l'adoption des mesures sanitaires que le cas particulier réclame.

Cette enquête administrative pourra servir de renseignement aux tribunaux, lorsqu'ils seront saisis d'une action en dommages et intérêts pour contamination d'une écurie.

662° *La contagion.*

Elle se fait par le contact direct avec les malades, par le séjour dans les écuries infectées et par véritable inoculation : on n'a pas à craindre ici une contagion subtile comme pour la peste bovine ou la clavelée.

663° *La morve peut-elle se communiquer à l'homme ?*

Certainement ! Les vétérinaires, les hommes chargés de panser et de soigner les chevaux peuvent être atteints par la contagion. Elle est toujours mortelle.

664° *Faut-il appliquer la loi du 21 juillet 1881 ou celle du 21 juin 1898 ?*

Il y a deux petites différences entre les lois. La loi du 21 juin

1898 a supprimé les mots suivants de l'article 8 : *Si la maladie est jugée incurable par le vétérinaire délégué.*

Pour les remplacer par ces mots : *Dûment constatés*, et *vétérinaire sanitaire.*

Ainsi aujourd'hui, il n'est plus nécessaire que le vétérinaire déclare que la maladie est incurable. Non, il suffit que la maladie soit régulièrement constatée.

Ce n'est plus le vétérinaire *délégué*, chef du service sanitaire dans le département, c'est seulement le vétérinaire sanitaire.

Donc il faut appliquer l'article 36 de la loi du **21 juin 1898**, et l'article 8 de la loi du **24 juillet 1881** devient sans effet.

665° *Déclaration d'infection.*

A la réception du rapport du vétérinaire sanitaire, concluant à l'existence de la morve ; le préfet prend un arrêté de déclaration d'infection pour mettre en quarantaine les locaux dans lesquels se trouvent les animaux malades et les placer sous la surveillance du vétérinaire.

Cet arrêté est adressé au maire, qui le notifie aux propriétaires des animaux comme cela se fait pour toutes les maladies contagieuses. A partir de la notification de l'arrêté, les mesures prescrites par la loi et les articles 43 à 46 du décret du **22 juin 1882**, doivent être appliqués d'une façon complète (*Circulaire ministérielle du* **20 août 1882**).

Il est évident que la déclaration d'infection ne doit porter que sur les locaux ou écuries, dans lesquels ont séjourné des animaux morveux ou farcineux.

666° *Si le propriétaire avait acheté l'animal reconnu morveux ou farcineux, 30 ou 40 jours auparavant, que devrait-il faire?*

Il devrait intenter aussitôt après avoir fait sa déclaration, et au plus tard dans les 45 jours de la livraison, une demande en nullité de vente et en restitution du prix s'il avait payé comptant, ainsi que ces questions ont été expliquées n°ˢ 33 et suivants des *maladies contagieuses en général.*

667° *Que doit-on faire de l'animal reconnu atteint de morve?*

Aux termes de l'article 36 de la loi du **21 juin 1898,** lorsque la morve ou le farcin sont dûment constatés, l'animal doit être abattu. Il n'est plus nécessaire que le vétérinaire sanitaire la déclare incurable, parce qu'elle l'est de sa nature; il suffit qu'elle soit bien constatée et accusée par des signes cliniques, ne permettant aucun doute (*Circulaire du 31 octobre 1898*).

668° *Pourquoi la loi ordonne-t-elle l'abatage immédiat de l'animal atteint de la morve?*

L'abatage s'impose comme une absolue nécessité, alors même que l'affection pourrait paraître curable. En effet, la certitude d'une guérison définitive n'est jamais obtenue, et les bêtes malades peuvent conserver des lésions cachées, capables de répandre la contagion. D'un autre côté, pendant le traitement, les animaux morveux constituent un danger permanent pour les personnes qui les gardent. La science nous apprend que toutes les fois que l'abatage n'a pas eu lieu, la maladie n'a pas tardé à prendre un caractère envahissant.

669° *Par qui est délivré l'ordre d'abatage ?*

Il est délivré par le maire qui doit prendre un arrêté à ce sujet. Conformément à l'article 36 de la loi rurale, cet arrêté est même exécutoire, avant l'approbation du préfet (*Article 2 du décret susénoncé*).

670° *Dans quel lieu doit-on faire l'abatage ?*

L'abatage doit se faire sur place. Le transport des cadavres aux fosses d'enfouissement ou à l'atelier d'équarrissage, est effectué conformément aux prescriptions du vétérinaire sanitaire.

Si le transport des cadavres était reconnu plus dangereux que le transport des animaux vivants, on pourrait alors conduire ces derniers, dans une voiture, au lieu de l'enfouissement sous la surveillance d'un gardien spécial.

671° *Que doit-on faire des cadavres des animaux morts ou abattus comme atteints de la morve ?*

L'article 14 de la loi du 21 juillet 1881, complété par l'article 42 de la loi du 21 juin 1898, décide : « que la chair des animaux morts ou abattus comme atteints de morve ou de farcin, ne peut être livrée à la consommation ».

La loi ajoute, que les cadavres doivent être détruits, au plus tard dans les 24 heures, par un procédé chimique ou par combustion, ou enfouis préalablement recouverts de chaux vive, de telle sorte que la couche de terre au-dessus du cadavre, ait au moins un mètre d'épaisseur.

Le vétérinaire sanitaire chargé de la surveillance des ateliers d'équarrissage doit s'assurer que ces prescriptions ont été remplies (*Article 87 du décret*).

672° *Pourquoi la loi est-elle si sévère ?*

C'est parce que la viande des animaux morveux peut présenter des dangers. La cuisson donnerait peut-être des garanties suffisantes, mais les manipulations de ces viandes sont d'autant plus dangereuses, que l'acheteur ignorant leur provenance, peut ne pas les faire cuire suffisamment. C'est donc, avec raison, que le législateur prohibe leur utilisation.

673° *Si une personne quelconque vendait ces viandes insalubres, s'exposerait-elle à une peine correctionnelle ?*

Certainement ! Elle commettrait le délit prévu et puni par les articles 31 et 32 de la loi sanitaire, ainsi que cela est expliqué au mot : *Viandes insalubres*, n° 100.

674° *Les peaux des chevaux, ânes et mulets, morts ou abattus pour cause de morve, peuvent-elles être livrées au commerce ?*

Oui ! Mais après avoir été désinfectées, ainsi que cela est prescrit par l'arrêté du 1ᵉʳ avril 1898.

675° *Que doit-on faire dans les écuries après l'enlèvement et l'abatage des animaux malades ?*

Les écuries et autres locaux où la maladie a été signalée doivent être évacués, puis désinfectés, ainsi que les harnais, véhicules, objets d'écurie et tout ce qui peut rester dans les auges, râteliers, etc. conformément aux prescriptions de l'arrêté susvisé.

676° *Avant la désinfection des écuries est-il permis d'introduire des animaux sains ?*

Il est interdit à partir de l'arrêté du préfet et jusqu'à complète désinfection, d'introduire dans les locaux d'autres animaux, susceptibles de contracter la morve ou le farcin ; les grandes compagnies qui possèdent beaucoup de chevaux devront donc avoir une écurie spéciale pour les malades (*Article 43 du décret*).

Animaux suspects.

677° *Quelles sont les mesures à prendre envers les animaux qui ont été exposés à la contagion ?*

Ils restent sous la surveillance du vétérinaire sanitaire pendant 2 mois ; un écriteau est placé à l'entrée principale de la ferme et à la porte des locaux infectés. Pendant ce délai, ils peuvent être utilisés pour les travaux agricoles, mais à la condition qu'ils ne présenteront aucun symptôme de maladie.

678° *Est-il permis de les exposer dans les concours publics ou de les vendre ?*

Non ! L'article 44 du décret du 22 juin 1882, interdit formellement d'exposer ces animaux dans les concours, de les mettre en vente ou de les vendre. Le propriétaire ne peut s'en dessaisir que pour les livrer à l'équarrissage. Dans ce cas, ils sont marqués et accompagnés d'un laissez-passer.

DEUXIÈME SECTION

EMPLOI DE LA MALLÉINE ; L'INOCULATION ; DÉSINFECTION ; LEVÉE
DE L'ARRÊTÉ ; FOIRES ET MARCHÉS.

SOMMAIRE

679° Si les animaux présentent des symptômes équivoques ?
680° Quels sont les effets de la malléine ?
681° Si l'animal est reconnu morveux par l'injection de la mal-
    léine ?
682° Peut-on aller au marché avec un cheval suspect ?
683° Après l'injection de malléine peut-on vendre ?
684° Que doit-on faire aussitôt après avoir acheté un cheval ?
685° Pour faire faire une injection, faut-il faire une déclaration à
    la mairie ?
686° Désinfection.
687° *Quid* des personnes qui ont é é en contact ?
688° Dans quel délai l'arrêté de levée doit-il être pris ?
689° Lorsque les chevaux sont guéris, la maladie peut-elle être con-
    sidérée comme terminée ?
690° Après l'emploi de la malléine plusieurs cas peuvent-ils se pré-
    senter ?
691° *Quid* lorsqu'un cas de cette maladie est constaté sur un mar-
    ché ?
692° Que doit-on faire des animaux exposés à la contagion?

De l'emploi de la malléine.

679° *Lorsque des animaux exposés à la contagion présentent des symptômes équivoques, que faut-il faire ?*

Il faut faire une injection de malléine, cela peut rendre
de grands services dans les cas douteux de morve.

680° *Quels sont les effets de la malléine?*

Elle provoque une réaction, un œdème volumineux sensible et de la prostration. Elle entraîne une élévation de la température normale du corps, avoisinant ou dépassant 2 degrés, une perte de l'appétit et des tremblements. Si les effets ci-dessus se produisent, on peut affirmer que le cheval suspect est bien réellement morveux et en demander l'abatage. Mais il est nécessaire de prendre la température du corps avant l'opération, comme point de comparaison.

681° *L'animal suspect étant reconnu morveux par l'injection de la malléine et abattu, que faut-il faire à l'égard de ses compagnons d'écurie, qui n'ont pas réagi?*

Il ne faut pas oublier que l'écurie est toujours sous le coup de l'arrêté d'infection, tous les animaux qu'elle renferme sont soumis à la surveillance du service sanitaire; le propriétaire peut faire travailler ses animaux à la culture, s'ils ne présentent aucun signe clinique. Mais il ne peut s'en dessaisir. La déclaration d'infection ne pourra être levée, que lorsque deux mois se seront écoulés, sans qu'aucun cas de morve ait été constaté dans l'écurie.

Les animaux qui présenteraient encore des symptômes douteux, resteraient soumis à la surveillance du service sanitaire pendant un an.

L'injection de malléine a pour but de faire connaître les animaux contaminés, il est donc utile de soumettre à cette épreuve tous les compagnons de l'animal morveux. On devra la renouveler tous les deux mois : ceux qui auront subi, sans réaction, deux injections successives, seront déclarés sains et remis dans les rangs ; le propriétaire pourra en disposer librement.

Les sujets déclarés suspects à la suite de l'injection, resteront en surveillance, tant qu'ils n'auront pas subi, sans réagir, deux injections de malléine. Mais ils pourront être utilisés tant qu'ils ne présenteront aucun symptôme clinique, et sous la condition, de ne pas les faire boire aux abreuvoirs communs, et de ne jamais les conduire dans d'autres écuries (*article 44 du décret*).

682° *Pourrait-on aller avec un cheval suspect au marché de la ville et le mettre dans une écurie d'hôtel ?*

Non ! On ne pourrait faire avec cet animal que des travaux de culture, pour ne pas le changer d'écurie.

683° *Peut-on vendre, aussitôt que l'injection de malléine a été faite, des animaux qui n'ont pas réagi ?*

Non ! Ils ne peuvent être vendus, que deux mois après l'épreuve de la malléine (*article 44 du décret*).

684° *Lorsqu'un propriétaire vient d'acheter un cheval sur un marché public, est-il utile de le faire soumettre à l'épreuve de la malléine ?*

Oui ! C'est une bonne mesure de prudence, que les propriétaires d'écurie plus ou moins importantes, feront bien d'employer.

685° *Mais s'il fait faire une injection de malléine, ne faut-il pas qu'il fasse une déclaration au maire, ce qui comporte : isolement, séquestration des animaux, déclaration d'infection, etc.. ?*

La déclaration n'est prescrite, que lorsqu'on a un soupçon ; mais dans le cas supposé, le propriétaire ne sait pas d'où viennent les chevaux, il ignore leurs antécédents. La morve pouvant exister à l'état latent pendant des semaines et des mois, le propriétaire soucieux de ses intérêts et de la santé de ses chevaux, en les faisant soumettre à l'épreuve de la malléine, n'a aucune déclaration à faire.

686° *Désinfection.*

La désinfection des locaux qui avaient été déclarés infectés, doit se faire conformément aux prescriptions de l'article 14 de l'arrêté ministériel du 1er avril 1898 que l'on trouvera au titre des *annexes*.

687° *Les personnes qui ont été en contact avec les animaux malades, doivent-elles se soumettre aux mesures de désinfection ?*

Certainement ! L'article 15 de l'arrêté ministériel susénoncé, ordonne à toute personne, qui a été en contact avec des animaux morveux ou farcineux, leurs cadavres, ou les fumiers, de se soumettre aux mesures de désinfection prescrites par l'article 4 du même arrêté.

688° *Dans quel délai l'arrêté de levée d'infection doit-il être pris ?*

La loi ne fixe pas de délai. L'article 46 du décret du

22 juin 1882 décide : « qu'il sera pris par le préfet, après la disparition de la maladie, et après constatation par le vétérinaire, de l'accomplissement des prescriptions relatives à la désinfection. »

689° *Quand la maladie peut-elle être considérée comme terminée?*

Lorsque les chevaux qui présentaient des signes douteux ne sont plus malades. Mais pour ceux qui ont été exposés à la contagion, c'est autre chose. L'article 44 du même décret soumet à une surveillance de deux mois, les animaux qui ont été exposés à la contagion. Pour ceux-là, la maladie ne peut être considérée comme éteinte, que si pendant ce délai, aucune nouvelle manifestation de morve ou de farcin ne s'est produite parmi les animaux.

Si un nouveau cas se présentait, il aurait pour effet de reculer de deux mois, le moment où l'arrêté d'infection pourrait être rapporté.

690° *D'après les dispositions du règlement du 22 juin 1882 et les instructions relatives à l'emploi de la malléine, plusieurs cas peuvent-ils se présenter ?*

Oui ! Trois cas peuvent se présenter :

1° L'arrêté préfectoral peut être rapporté, immédiatement après l'exécution de l'ordre d'abatage et des mesures de désinfection, quand le propriétaire ne possède plus d'animaux susceptibles de contracter la morve ou le farcin.

2° La déclaration d'infection est levée deux mois après la constatation de la maladie, lorsque pendant la durée de surveillance, les animaux qui ont été exposés à la contagion, n'ont présenté aucun symptôme de morve ou de farcin, ou n'ont pas réagi à la malléine. De même, les sujets déclarés suspects par la malléine, seront déclarés sains, à l'expiration de ce délai, s'ils ont subi sans réaction,deux injections successives.

3° Enfin, si les animaux présentent des signes douteux de la maladie, l'arrêté de levée sera rendu au bout d'un an. Ces prescriptions sont aussi applicables aux sujets n'offrant aucun symptôme de morve ou de farcin, mais qui, à l'épreuve de la malléine, ont manifesté la réaction ordinaire. Pendant la durée de la surveillance, l'injection de la malléine sera répétée tous les deux mois ; ceux qui,en outre de la réaction, viendraient à présenter l'un des signes cliniques de la morve, seront considérés comme morveux et abattus (*Instruction relative à l'emploi de la malléine*).

691° *Lorsqu'un cas de morve ou de farcin est constaté sur une foire ou un marché, que faut-il faire ?*

Lorsque la morve ou le farcin est constaté, l'animal est saisi et abattu. Le transfert à un atelier d'équarrissage peut être ordonné par le maire, après que l'animal a été marqué au fer rouge. Il est procédé pour le surplus comme nous l'avons dit plus haut, lorsque la morve est constatée dans une écurie.

692° *Que doit-on faire des animaux qui ont été exposés à la contagionabilité ?*

Les animaux exposés à la contagion, sont renvoyés dans leur pays d'origine. Le maire de la commune est informé par un avis mentionnant le nom du propriétaire. Sur cet avis, le maire prescrit les mesures sanitaires que le cas particulier comporte (*article* **87** *du décret susvisé*).

TROISIÈME SECTION

RESPONSABILITÉ CIVILE DES PROPRIÉTAIRES DE CHEVAUX ATTEINTS DE MORVE ET DE FARCIN.

SOMMAIRE

693° *Quid* si un charretier avait contracté la maladie ?
694° Le propriétaire d'un cheval, non atteint de cette maladie, est-il
  responsable, si l'animal vicieux ou méchant a causé un accident ?
695° Dénombrement des chevaux sur terre.

693° *Un charretier ou autres personnes chargés de soigner
des chevaux, mulets, etc., qui aurait contracté la morve
ou le farcin, pourrait-il réclamer des dommages et intérêts au propriétaire de ces animaux ?*

La responsabilité du maitre à raison du fait de l'animal,
est édictée par l'article 1385 du Code civil ; il ne lui suffi-
rait pas de dire : mon domestique savait que les chevaux
étaient atteints d'une maladie contagieuse, il devait prendre
les précautions utiles. Le domestique pourrait répondre : il
vous appartenait de faire abattre vos animaux, de m'indiquer les précautions à prendre, et de veiller sur mon igno-
rance, et même mon imprudence.

La responsabilité existe aussi à l'égard des tiers, qui pour-
raient par la contagion contracter la maladie (*Arrêt de la
Cour de cassation du* 27 *octobre* 1885 ; *arrêt de la Cour de
Dijon du* 21 *juin* 1894).

Voir aussi un arrêt de la Cour de Pau du 18 novembre
1875, un autre arrêt de la Cour de Paris du 29 avril 1897,

qui a condamné un propriétaire à payer à son charretier, une somme de 15.000 francs de dommages et intérêts parce qu'il avait contracté la morve, en soignant ses chevaux.

694° *Le propriétaire d'un cheval, non atteint d'une maladie contagieuse, mais qui est vicieux et méchant, est-il responsable des blessures occasionnées par cet animal à l'un de ses employés ?*

Le propriétaire est toujours responsable des blessures occasionnées par les animaux lui appartenant, chevaux, taureau, etc., à moins qu'il ne prouve que l'accident provient de la faute, de l'imprudence ou de la négligence de l'employé ; ou enfin de coups, de mauvais traitements qu'il aurait fait endurer à l'animal (*Jugement du tribunal civil de la Seine du 9 juin* 1896 (4e ch.).

695° *Le nombre des chevaux sur terre.*

Voici la statistique des chevaux dans différents pays du monde.

Russie, 21,122,204 ; Etats-Unis, 16,206,802 ; République Argentine, 4,262,917 ; Allemagne, 2,817,939 ; Autriche-Hongrie, 3.297,056 ; France, 3,025,502 ; Angleterre, 2,067,549 ; Japon, 1.546,368 ; Canada, 1,266,295 ; Russie d'Asie, 1,700,000 ; Indes Anglaises, 1,050,655 ; Italie, 720,000 ; Uruguay, 590.000 ; Roumanie, 502,922 ; Suède, 487,342 ; Danemark, 375,533 ; Espagne, 310,275 ; Pays-Bas, 276,245 ; Belgique, 271,974.

Paris possède 86.150 chevaux, dont 15,084 à la Compagnie des Omnibus et 11,117 à la Compagnie des Petites Voi-

tures ; ces 86.450 chevaux appartiennent à 12.523 personnes.

Saint-Denis a 17.643 chevaux : Sceaux, 11.826 ; en tout,
pour la Seine, 115.649 chevaux pour 24.406 propriétaires.

On abat par an, à Paris, environ 47.000 chevaux,
200 ânes et une cinquantaine de mulets qui produisent environ 4,150.000 kilogrammes de viande.

CHAPITRE X

La dourine, dans les espèces chevaline, asine et leurs croisements.

Les symptômes ; constatation de la maladie ; mise en surveillance et ses conséquences ; levée ; désinfection.

SOMMAIRE

696° *Origine.*

Cette maladie, assez fréquente en Algérie, s'observe quelquefois en France ?

Elle a son siège dans les organes génitaux et présente de

l'analogie avec la syphilis de l'homme. La dourine est d'importation étrangère.

Signes extérieurs.

Les signes extérieurs sont variables, selon qu'il s'agit d'animaux mâles ou d'animaux femelles.

Pour les mâles. — Le fourreau est tuméfié, œdémateux jusque sur les bourses.

Pour les femelles. — La vulve est gonflée, œdème volumineux, chaud, un peu douloureux au début, plus tard, il est froid et indolent.

697° *Constatation de la maladie.*

Lorsqu'un propriétaire constate, ou est averti par le vétérinaire, qu'un cheval lui appartenant est atteint de la dourine, maladie contagieuse reconnue par la loi du 21 juillet 1881, il doit faire une déclaration au maire de la commune qui en donne récépissé. Pour le surplus des mesures, il est procédé comme pour toutes les maladies contagieuses.

Le vétérinaire requis par le maire, doit visiter les animaux reproducteurs des espèces chevaline et asine, pour lesquels une déclaration a été faite. Si le vétérinaire conclut à l'existence de la maladie, il adresse un rapport au préfet et propose l'adoption des mesures utiles.

698° *Lorsqu'un étalon a sailli une jument infectée, peut-il prendre la maladie?*

Il est rare qu'il échappe à la contagion : au début, rien ne fait présumer l'infection, mais au bout de 15 à 20 jours on commence à apercevoir des signes certains.

699° *Arrêté préfectoral de mise en surveillance.*

Sur le rapport du vétérinaire délégué à cet effet, le préfet prend non pas un arrêté de déclaration d'infection, mais un arrêté de mise en surveillance des animaux malades (*article* 47 *du décret du* 22 *juin* 1882 ; *voir circulaire ministérielle du* 18 *janvier* 1890).

700° *L'arrêté s'applique-t-il seulement à l'exploitation où se trouvent les chevaux malades ?*

L'arrêté préfectoral est applicable à tous les animaux reproducteurs, qui se trouvent dans la commune où la dourine a été observée. Le préfet, avec les renseignements qui lui sont fournis par le rapport du vétérinaire, détermine le périmètre de la zone d'infection.

701° *Conséquences de la mise en surveillance.*

Les animaux reproducteurs des espèces chevaline et asine atteints de la dourine, sont placés sous la surveillance du vétérinaire sanitaire de la circonscription ; ce dernier doit visiter les animaux infectés, afin de renseigner l'administration sur la marche de l'épizootie.

702° *Que doit-on faire des animaux ?*

Ils doivent être marqués au fer rouge de la lettre D sur la joue gauche. Il est interdit de les employer à la reproduction, pendant tout le temps qu'ils sont tenus en surveillance ; mais on peut circuler avec les chevaux ou les ânes et les faire travailler, sans sortir de la zone fixée par le préfet (*article* 48 *du décret sus-énoncé*).

703° *Peut-on les vendre avant la fin de la maladie ?*

Il est défendu de les vendre. Toutefois cette interdiction pourra être levée par le maire, pour les mâles, si l'acquéreur ou le vendeur s'engage à les faire castrer, dans un délai de 15 jours, mais on devra justifier, par un certificat du vétérinaire opérateur, dans le délai ci-dessus, que l'opération a bien été exécutée (*article* 48).

704° *Les étalons particuliers sont-ils soumis à la visite bi-mensuelle ?*

Cette mesure est obligatoire dans la commune où la dourine a été constatée, ainsi que dans les communes limitrophes ; les étalons particuliers ne pourront être employés à la monte, que sur la présentation du certificat, délivré par le vétérinaire sanitaire, après sa visite bi-mensuelle (*article* 49 *du même décret*).

705° *Dans la zone infectée, ou dans les communes limitrophes, peut-on faire saillir des juments ?*

Oui ! Mais il est nécessaire que le bon état de santé des juments soit attesté par un certificat du vétérinaire, ne remontant pas à plus de 4 jours.

La visite est faite, par le vétérinaire sanitaire, ou par le vétérinaire désigné par le propriétaire ; dans tous les cas, c'est le propriétaire qui doit payer la visite.

706° *Ne peut-on pas confondre la dourine avec une autre affection généralement très bénigne, qu'on désigne sous le nom d'exanthème coïtal ?*

Oui ! On peut faire cette confusion, et c'est pour qu'elle

soit évitée, que le ministre de l'agriculture a fait remettre à tous les vétérinaires, le 18 janvier 1890, les instructions précises du comité consultatif des épizooties.

707° *Si un propriétaire vendait un cheval ou un âne, ignorant qu'il est atteint de la dourine, la vente serait-elle nulle ?*

Oui ! La vente serait nulle, à la condition que l'acquéreur intentera son action en nullité, dans le délai de garantie fixé par la loi, à 45 jours, pour toutes les maladies contagieuses.

Pour tous les cas qui peuvent se présenter, il faut se reporter aux règles générales, que l'on trouvera traitées *au titre des maladies contagieuses en général.*

708° *Désinfection.*

Les prescriptions relatives à la désinfection sont indiquées dans l'article 16 de l'arrêté ministériel du 1er avril 1898 que l'on trouvera aux *annexes.*

709° *Dans quel délai l'arrêté de mise en surveillance peut-il être levé ?*

L'article 50 du décret du 22 juin 1882 décide : que les mesures de surveillance, auxquelles donne lieu la constatation de la dourine, ne peuvent être levées, qu'un an après la guérison, certifiée par le vétérinaire délégué, des animaux qui auront été l'objet de ces mesures.

710° *Faut-il encore attendre un an après la castration ?*

Non ! Dans ce cas la surveillance cesse de plein droit, c'est-à-dire aussitôt la désinfection.

CHAPITRE XI

Le rouget, et la pneumo-entérite infectieuse du porc.

PREMIÈRE SECTION

SYMPTÔMES ; CONTAGION ; CONSTATATION DE LA MALADIE ; ARRÊTÉ
D'INFECTION ET SES CONSÉQUENCES.

SOMMAIRE

711° *Symptômes.*

Le rouget est une maladie spéciale au porc, plus fréquente en été qu'en hiver, pendant les années humides, que pendant les années sèches.

Signes extérieurs.

Les signes extérieurs sont : tristesse, l'animal reste couché, la tête enfoncée dans la litière, apparition en diverses régions du corps de taches rouges, bleuâtres..... presque noires.

Durée de la maladie.

Elle est de courte durée, 48 heures environ, parfois la mort est foudroyante.

La pneumo-entérite.

Elle frappe de préférence les animaux jeunes, et n'épargne que de très rares sujets des porcheries qu'elle envahit.

Signes extérieurs.

Ces signes ont une grande ressemblance avec ceux du rouget, ce qui fait que souvent on les confond.

La marche de la pneumo-entérite est assez lente ; sa durée moyenne est de 20 à 25 jours. Le malade succombe dans un état de maigreur extrême.

712° *Contagion.*

Cette maladie se gagne exclusivement par la contagion, quand un porc ingère un aliment souillé par les excréments d'une bête atteinte ; la contagion a lieu par les vêtements et par les chaussures souillées de matières virulentes.

Le porcelet résiste mieux au mal que le porc adulte.

Elle est transmissible aux lapins, pigeons et souris ; mais la volaille y est réfractaire.

La plus grande propreté est nécessaire dans les porcheries pour empêcher la maladie de se propager.

713° *Quelle est la période d'incubation ?*

D'après les règlements et arrêtés, nous pensons qu'on peut dire que la période d'incubation est d'environ trente jours. Le délai de garantie fixé par la loi à 45 jours nous paraît trop long ; il laisse le vendeur exposé à la bonne foi de l'acheteur, qui a pu commettre des imprudences au point de vue de la contagion, et les faire retomber sur le vendeur.

714° *Législation.*

Lors de la loi du 21 juillet 1881, le rouget et la pneumo-entérite infectieuse du porc n'étaient pas encore classés parmi les maladies contagieuses.

Ce n'est que depuis quelques années, que ces deux maladies ont été nettement distinguées, et que les pertes causées à l'agriculture ont été signalées.

L'article 2 du décret du 28 juillet 1888, a ajouté le rouget et la pneumo-entérite du porc, à la nomenclature des maladies réputées contagieuses par la loi sanitaire du 21 juillet 1881.

Les articles 14 à 22 de l'arrêté ministériel du 28 juillet 1888, complètent la législation applicable à ces deux maladies.

715° *Constatation de la maladie.*

En raison de la grande ressemblance dans leurs différents caractères, ces deux maladies ont été longtemps confondues, par les vétérinaires les plus habiles ; c'est pourquoi les mesures sanitaires sont à peu près identiques.

Si le diagnostic différentiel est peu important, lorsqu'il s'agit de combattre l'épizootie régnante, il devient au contraire d'une importance capitale, lorsque le propriétaire demande au vétérinaire, quels sont les moyens de prévenir sa réapparition.

En effet, on peut rendre les porcs réfractaires au rouget, en leur inoculant préventivement le virus atténué de cette maladie.

La vaccination très efficace contre le rouget serait inutile, on le conçoit, s'il s'agissait de la pneumo-entérite infectieuse du porc. Il faut donc que le vétérinaire consulté puisse dire exactement, à quelle maladie on a affaire. C'est en consultant l'instruction du comité consultatif des épizooties relative au rouget, du 20 avril 1891, que les vétérinaires pourront dire exactement,quelle est la maladie.

716° *Que faut-il faire,dès que l'une de ces maladies est constatée dans une commune ?*

Le propriétaire ou fermier est tenu d'en faire la déclaration à la mairie, de demander un récépissé et d'isoler les porcs infectés, avant même que l'autorité municipale ait répondu à l'avertissement *(article 3 de la loi sanitaire).*

717° *Pour le surplus est-il procédé comme pour toutes les autres maladies ?*

Si le vétérinaire sanitaire conclut à l'existence de l'une de ces maladies, il adresse un rapport au préfet, et propose l'adoption des mesures sanitaires édictées par l'arrêté ministériel du 28 juillet 1888.

718° *Arrêté préfectoral portant déclaration d'infection ?*

Sur le rapport du vétérinaire, le préfet ou le sous-préfet prend un arrêté portant déclaration d'infection des locaux, cours, enclos, herbages et pâtures dans lesquels se trouvent les animaux malades. Cet arrêté est remis au propriétaire, publié et affiché dans la commune (*article 14 de l'arrêté ministériel susénoncé*).

A partir du moment où l'arrêté préfectoral est notifié aux intéressés par le garde champêtre, les prescriptions légales portent leur plein et entier effet.

719° *Conséquences résultant de l'arrêté préfectoral.*

Les animaux et les locaux sont placés sous la surveillance du vétérinaire sanitaire.

720° *Peut-on faire sortir ou entrer des porcs ?*

Il est interdit d'une façon absolue, de laisser sortir des animaux malades, et de faire entrer des animaux sains dans les lieux infectés.

721° *Que faut-il faire des animaux ?*

Tout porc malade est immédiatement séquestré ; ceux qui ont cohabité avec l'animal infecté, doivent être isolés dans un local, et éloignés autant que possible de la porcherie commune.

722° *Peut-on abattre des porcs atteints de l'une de ces maladies ?*

On ne peut les abattre qu'après en avoir donné avis à

l'autorité municipale (*article* 15 *de l'arrêté ministériel du* 28 *juillet* 1888). Mais l'abatage n'est pas obligatoire.

723° *Comment se fait l'abatage ?*

L'abatage a lieu sur place. Si on veut transporter l'animal dans un lieu déterminé, il faut l'autorisation du maire, qui prescrit les conditions et fait marquer le porc au fer rouge.

724° *La chair des animaux abattus comme atteints de ces deux maladies peut-elle être livrée à la consommation ?*

Oui ! La chair des animaux abattus comme atteints du rouget ou de la pneumo-entérite infectieuse, peut être livrée à la consommation des personnes ; mais après avis conforme du vétérinaire sanitaire et sur l'autorisation du maire.

Mais les viscères, poumons, estomac, foie, rate, etc. sont détruits (*articles* 16 *de l'arrêté ministériel susénoncé et* 43 *de la loi du* 21 *juin* 1898).

725° *Dans les communes où il existe un abattoir avec un service d'inspection bien organisé, le maire doit-il encore intervenir ?*

Non ! Dans ce cas, c'est le vétérinaire inspecteur de l'abattoir qui a une délégation de l'autorité municipale et qui donne l'autorisation nécessaire.

726° *Que doit-on faire des cadavres des porcs morts de l'une de ces maladies ?*

Les cadavres des animaux morts du rouget ou de la pneumo-entérite infectieuse, doivent être détruits sur place.

par la crémation ou l'acide sulfurique ; quand ils sont transportés à l'équarrissage ou à l'enfouissement, il faut suivre les prescriptions des n°ˢ 1 et 2 de l'article 17 de l'arrêté du 28 juillet 1888.

727° *Les personnes qui auraient vendu ou mis en vente de la viande provenant de porcs qu'ils savaient morts de l'une ou de l'autre de ces maladies, seraient-elles punies ?*

Certainement ! Elles pourraient être punies d'un emprisonnement de 6 mois à 3 ans, et d'une amende de 100 francs à 1.000 francs (*article 32 de la loi sanitaire*).

DEUXIÈME SECTION

VENTE DES ANIMAUX ATTEINTS OU SUSPECTS DU ROUGET, OU DE LA PNEUMO-ENTÉRITE INFECTIEUSE ; DÉSINFECTION ; FOIRES ET MARCHÉS.

SOMMAIRE

728° Peut-on vendre un porc atteint du rouget ?
729° La vente serait-elle nulle aussi pour la pneumo-entérite ?

Vente d'animaux suspects.

730° Peut-on vendre pour la boucherie des porcs exposés à la contagion ?
731° Peut-on vendre des porcs suspects, pour l'élevage ou l'engraissement ?
732° Pourquoi la loi est-elle si sévère ?
733° La désinfection.
734° Par qui et aux frais de qui la désinfection doit-elle être faite ?
735° Comment et dans quel délai l'arrêté de levée d'infection peut-il être pris ?

736° Dans quel délai l'arrêté peut-il être pris, lorsque tous les porcs exposés à la contagion ont été vaccinés ?

737° *Quid* si la vaccination n'a pas eu lieu ?

Foires et marchés.

738° Lorsque ces maladies sont constatées avec fréquence, dans une ou plusieurs localités, que faut-il faire ?

739° Que doit-on faire lorsque ces maladies sont constatées sur des marchés ?

740° Que doit-on faire des porcs qui ont été en contact ?

728° *Peut-on vendre un porc atteint du rouget ?*

Non ! L'article 44 de la loi du 21 juin 1898 en interdit la vente ; si un propriétaire faisait une vente, elle serait nulle, puisque l'acquéreur a 45 jours pour la faire annuler ; mais la vente d'un porc atteint du rouget sera bien rare, puisque l'animal est presque foudroyé.

729° *La vente sera-t-elle nulle aussi pour la pneumo-entérite ?*

Certainement ! Si un propriétaire vendait un porc atteint de pneumo-entérite, il serait exposé, pendant 45 jours à partir de la livraison, à se voir traduire devant les tribunaux pour que la vente soit annulée, alors même qu'il aurait ignoré l'existence de la maladie. Il faut consulter, sur ces questions délicates, les principes généraux qui sont exposés au titre : *Des maladies contagieuses en général*, n°s 34 et suiv.

Vente d'animaux suspects.

730° *Peut-on vendre pour la charcuterie des porcs qui ont été exposés à la contagion ?*

Oui ! On peut les vendre pour la charcuterie, ils peuvent

avoir le germe, mais ils ne sont pas malades. Dans ce cas, ils sont marqués au fer rouge, et le maire délivre un laissez-passer qui lui est rapporté dans les 5 jours. Il est procédé comme nous l'avons dit plus haut. Les animaux doivent être conduits en voiture ou en chemin de fer (*article 15 de l'arrêté ministériel*).

731° *Peut-on vendre des porcs suspects, pour l'élevage ou l'engraissement?*

Non ! La vente en est interdite par l'article 15 de l'arrêté susénoncé ; et si un propriétaire en vendait, il serait exposé à des poursuites correctionnelles ; de plus, l'acquéreur pourrait faire annuler la vente pendant 45 jours et réclamer des dommages et intérêts.

732° *Pourquoi la loi est-elle si sévère?*

Parce que le rouget ou la pneumo-entérite infectieuse ayant envahi une porcherie, il y a très peu de chances d'enrayer la marche de la contagion. Il y a lieu de craindre que tous les porcs soient fatalement infectés, et succombent pour la plupart. Par l'abatage sur place ou par la vente pour la boucherie, la perte est réduite dans la limite du possible.

733° *La désinfection.*

La désinfection des locaux, des voitures et de tous les objets infectés, ou qui ont pu être souillés par les animaux malades, doit être faite avec le plus grand soin, conformément à l'arrêté ministériel du 1er avril 1898 (*article 22*).

734° *Par qui et aux frais de qui, la désinfection doit-elle être faite ?*

Elle doit être faite par les soins du propriétaire, à ses frais et sous la surveillance du vétérinaire. C'est après cette opération, que le propriétaire peut repeupler ses porcheries.

735° *Comment, et dans quel délai, l'arrêté de levée d'infection peut-il être pris ?*

Lorsque tous les porcs se trouvant dans l'exploitation ont été abattus, et que tous les locaux et objets ont été désinfectés.

736° *Dans quel délai l'arrêté peut-il être pris, lorsque tous les porcs exposés à la contagion ont été vaccinés ?*

En cas d'inoculation préventive de tous les porcs ayant été exposés à la contagion, l'arrêté du préfet peut être pris 15 jours après l'opération, si aucun nouveau cas de rouget ne s'est déclaré parmi ces animaux pendant ce laps de temps, à la condition, bien entendu, que tous les locaux auront été désinfectés.

737° *Si la vaccination n'a pas eu lieu, dans quel délai l'arrêté préfectoral peut-il être pris ?*

Dans ce cas, l'arrêté de levée ne peut être pris, que lorsqu'il s'est écoulé un délai de un mois, sans qu'il se soit produit un nouveau cas de rouget ou de pneumo-entérite infectieuse, et après constatation par le vétérinaire, que toutes les prescriptions relatives à la désinfection ont été exécutées (*article 20 de l'arrêté ministériel du 28 juillet 1888*).

Foires et marchés.

738° *Lorsque le rouget ou la pneumo-entérite infectieuse est constaté avec fréquence dans une ou plusieurs localités, que faut-il faire?*

Lorsque ces maladies sont constatées souvent dans plusieurs localités, et qu'il est permis de supposer que toute la population porcine d'une contrée plus ou moins étendue est contaminée, le préfet, après avoir constaté que l'épizootie a un caractère envahissant, prend un arrêté pour interdire la circulation, le colportage, ainsi que l'exposition, ou la mise en vente des porcs, dans les foires et marchés ou autres réunions d'animaux (*article 18 de l'arrêté ministériel du 28 juillet 1888*).

739° *Que doit-on faire lorsque le rouget ou la pneumo-entérite est constaté sur un marché ou un champ de foire?*

Dans ce cas, les porcs malades sont mis en fourrière et séquestrés. Pendant toute la durée de la séquestration, le propriétaire peut faire abattre ses animaux malades.

Les cadavres sont enfouis ou livrés à l'équarrissage. Le transport à l'atelier d'équarrissage a lieu sous la surveillance d'un gardien spécial (*article 22 de l'arrêté ministériel du 28 juillet 1888*).

L'utilisation de la viande pour la consommation, peut être accordée par le maire, sur l'avis conforme du vétérinaire sanitaire (*article 16 de l'arrêté susénoncé*).

740° *Que doit-on faire des porcs qui ont été en contact sur le marché avec les malades?*

Ils sont renvoyés dans leur commune d'origine et signalés au maire, à moins qu'ils ne soient immédiatement vendus pour la consommation; dans ce cas, le transport s'effectue comme il est dit plus haut (*article 17 du dit arrêté*).

Mais nous pensons qu'il serait plus prudent de les vendre pour la charcuterie, parce qu'ils peuvent avoir été contaminés; en les rentrant dans la porcherie commune, ils peuvent y introduire la maladie.

TROISIÈME SECTION

VACCINATION PRÉVENTIVE CONTRE LE ROUGET.

SOMMAIRE

741° Peut-on prendre des mesures pour éviter le rouget?

742° Comment s'opère la vaccination?

743° Que faut-il faire lorsqu'on veut faire vacciner les porcs?

744° Que faut-il faire lorsque l'opération est terminée?

745° Les porcs sont-ils en surveillance au moment de l'opération?

746° Pendant combien de temps dure la surveillance?

747° Le vaccin du rouget peut-il servir pour la pneumo-entérite?

748° Un porc vacciné contre le rouget, peut-il avoir la pneumo-entérite?

749° Par qui doivent être payés les frais de l'inoculation?

750° Ne pourrait-on pas déléguer un vétérinaire pour passer dans les localités tous les 3 ou 4 mois?

751° Les propriétaires peuvent-ils vacciner eux-mêmes et sous leur responsabilité?

752° Que faut-il faire pour se procurer du vaccin?

753° Lorsque les porcs sont vaccinés, sont-ils encore en surveillance?

754° Les porcs vaccinés se vendent-ils mieux?

755° Les certificats de vaccination peuvent-ils être remplacés par un bouton spécial?

741° *Peut-on prendre des mesures pour éviter le rouget ?*

La vaccination est le seul remède vraiment efficace contre le rouget. Partout où elle est sérieusement appliquée, elle donne de bons résultats.

742° *Comment s'opère la vaccination ?*

Elle s'opère en deux fois ; le premier vaccin est fait avec la culture du virus.

La deuxième vaccination est effectuée 10 à 12 jours après la précédente avec un virus plus fort.

743° *Que faut-il faire lorsqu'on veut faire vacciner les porcs ?*

Les personnes qui désirent faire pratiquer l'inoculation préventive du rouget, doivent en faire préalablement la déclaration au maire de la commune, puis faire venir leur vétérinaire.

744° *Que faut-il faire lorsque l'opération est terminée ?*

Le vétérinaire opérateur doit délivrer un certificat, indiquant la date à laquelle l'inoculation a été terminée, et le nombre d'animaux inoculés. Ce certificat est remis aussitôt au maire.

745° *Les porcs sont-ils en surveillance au moment de l'opération ?*

Certainement ! Puisque la vaccination ne se fait, que sur les animaux sains et lorsqu'un cas de rouget a été constaté dans une porcherie, alors que le préfet a pris un arrêté de déclaration d'infection.

746° *Pendant combien de temps sont-ils soumis à la surveillance ?*

Pendant les 15 jours qui suivent l'inoculation, les animaux restent sous la surveillance du vétérinaire sanitaire. Et il est interdit de s'en dessaisir, si ce n'est pour les faire abattre.

747° *Le vaccin du rouget peut-il servir pour la pneumo-entérite ?*

Non ! Le vaccin du rouget ne peut servir à cette maladie ; il arrive même quelquefois que la similitude des symptômes des deux affections, fait que le vétérinaire, croyant se trouver en face du rouget, vaccine un porc atteint de pneumo-entérite, et est ainsi, cause involontaire de la mort de l'animal.

748° *Un porc vacciné pour le rouget, peut-il avoir la pneumo-entérite ?*

La vaccination contre le rouget ne met point l'animal à l'abri de la pneumo-entérite, maladie contagieuse à marche lente, qui fait tousser les animaux, les fait maigrir pendant quelques jours pour les conduire à la mort.

749° *Par qui doivent être payés les frais de l'inoculation ?*

Par le propriétaire qui a requis le vétérinaire ; on nous permettra de conseiller aux propriétaires ou marchands de porcs d'une même commune, de s'entendre pour faire vacciner leurs animaux, le même jour, par le même vétérinaire ; on ferait ainsi une économie considérable et la vaccination deviendrait accessible à toutes les bourses.

750° *Ne pourrait-on pas déléguer un vétérinaire aux frais du département, pour procéder tous les trois ou quatre mois dans une circonscription à la vaccination préventive des porcs de la localité ?*

Certainement ! Ce serait une très bonne mesure, de cette façon les propriétaires réunis ou syndiqués n'auraient qu'à payer les frais de vaccination, le département supportant les frais de déplacement ; c'est ce que conseille M. le ministre de l'agriculture dans sa circulaire du 12 février 1898.

751° *Les propriétaires peuvent-ils pratiquer eux-mêmes la vaccination et sous leur responsabilité ?*

D'après la législation, non ! La loi décide, à raison de la difficulté qui existe, pour distinguer le rouget de la pneumo-entérite, que la vaccination doit être faite par un vétérinaire ; mais sur les réclamations des conseils généraux et des sociétés d'agriculture, M. le ministre, par sa circulaire du 12 février 1898, a autorisé les propriétaires, à pratiquer euxmêmes la vaccination préventive sous leur responsabilité. Ils peuvent donc recevoir le vaccin du rouget directement et sans passer par l'intermédiaire du vétérinaire.

752° *Que faut-il faire pour se procurer du vaccin ?*

Le propriétaire doit adresser une demande sur papier libre au maire de la commune.

A cette demande, le maire joindra un certificat attestant qu'elle est exacte, et qu'il n'existe pas de vétérinaire dans le village, ni dans un rayon de 12 kilomètres ; puis il adressera les pièces au préfet, qui les fera parvenir à l'Institut Pasteur. Le vaccin arrive par la même filière.

20.

753° *Lorsque le propriétaire a vacciné lui-même ses animaux, sont-ils encore soumis à la surveillance du vétérinaire ?*

Oui ! L'article 19 de l'arrêté du **28** juillet **1888** est toujours applicable. Les porcs vaccinés resteront **15** jours en surveillance, à partir de la date de la dernière vaccination ; les propriétaires ne pourront s'en dessaisir que pour les faire abattre.

754° *Les porcs vaccinés se vendent-ils mieux et plus chers ?*

Certainement ! C'est pour cela que les vétérinaires délivrent des certificats de vaccination.

755° *Ces certificats n'ont-ils pas donné lieu à une certaine fraude ?*

Oui ! Et c'est pour échapper à cette fraude, que **M.** le ministre de l'agriculture, dans sa circulaire du **28** mai **1898**, indiquait que les porcs vaccinés pourraient être marqués avec un bouton, simple, léger, facilement applicable, et sans le secours d'un appareil. Ce bouton se compose de deux parties destinées à être réunies à travers l'oreille de l'animal ; après une légère perforation de l'oreille, il peut être placé sous la pression seule des doigts, et les deux parties une fois réunies ne peuvent plus être séparées, le prix de ces boutons est de **30** francs le mille environ si le département veut en faire les frais ; et ensuite ils sont délivrés par les vétérinaires.

CHAPITRE XII

Maladies non reconnues contagieuses par la loi.

756° En dehors des maladies contag euses , que nous venons d'étudier, il en existe d'autres, qui sont aussi contagieuses, mais
que la loi n'a pas classées parmi ces dernières.

.*.

Nous pouvons citer les maladies suivantes :

Le choléra des poules.

La trichine du porc.

La diphtérie des volailles.

La loi sanitaire du 21 juillet 1881 et le décret du 22 juin
1882 ne sont pas applicables à ces maladies.

Mais de ce que la loi sanitaire ne leur est pas applicable,
il ne s'ensuit pas, que les propriétaires d'animaux atteints
de ces maladies ne doivent pas prendre, dans leur intérêt
personnel, comme dans l'intérêt des voisins, les mesures de
salubrité et d'hygiène que comportent ces maladies.

Un cultivateur qui, faute de soins, faute de précautions,
communiquerait l'une de ces maladies à un voisin, pourrait être assigné en dommages et intérêts, en vertu des articles 1382 et 1383 du Code civil.

Il est donc nécessaire, que les propriétaires d'animaux
prennent toutes les précautions utiles, pour ne pas causer de
dommages ; chacun est maître chez soi, pourvu qu'on ne
cause pas de dommage à autrui.

CHAPITRE XIII

Maladies des animaux, non contagieuses, mais qui peuvent donner lieu à des demandes en nullité de vente, avec dommages et intérêts.

SOMMAIRE

757° *Peut-on intenter une action en nullité de vente, en dehors des cas prévus par les lois spéciales, sur les maladies contagieuses et les vices rédhibitoires ?*

La jurisprudence paraît encore divisée, malgré la loi du 31 juillet 1895.

Aux termes de l'article 2 de cette loi, il est dit : « Sont réputés vices rédhibitoires et *donneront seuls*, ouverture aux actions résultant des articles 1641 et suivants du Code civil, les maladies ou défauts énoncés dans ladite loi. »

Il semble bien résulter de ce texte, que la porte est fermée pour toutes les actions relatives aux ventes d'animaux domestiques, si elles ne reposent pas sur l'un des cas prévus soit par la loi sur les *vices rédhibitoires*, soit par *la loi sanitaire*.

Voici les arrêts qui se sont prononcés sur la question et qui décident,qu'il ne peut y avoir d'autres actions,que celles prévues par les lois spéciales.

Cassation, chambre civile, 7 avril 1846; Cassation, 21 juillet 1891 ; arrêt de la Cour de Dijon du 27 octobre 1891 ; tribunal de commerce de la Seine, 24 mars 1892 ; arrêt de la Cour de Bordeaux du 27 décembre 1894 ; arrêt de la Cour de Paris (6ᵉ ch.) du 29 avril 1898. — Lesage,*De la vente des animaux atteints de tuberculose*, p. 7.

Voir en sens contraire : tribunal civil de Lyon du 20 novembre 1884 ; tribunal de commerce de la Seine du 19 juillet 1887 ; tribunal civil de Villeneuve-sur-Lot du 25 juillet 1892 ; arrêt de la Cour d'Alger du 13 avril 1896, D. 1896. 2.478 ; tribunal civil de la Seine du 23 octobre 1897 ; jugement du tribunal de commerce de la Seine du 3 mai 1899.

758₀ *Si l'article 1641 du Code civil n'est applicable qu'aux vices rédhibitoires ou maladies contagieuses énoncés dans les lois spéciales,n'est-il pas possible à un acquéreur, de se couvrir pour d'autres causes, au moyen d'une garantie expresse contre tous vices cachés?*

Certainement! Un acquéreur peut parfaitement dire : je n'achète, qu'à la condition que le vendeur me garantira tous vices quelconques : une convention de cette nature est régulière et n'a rien de contraire à la loi : les acquéreurs d'animaux feront bien de stipuler cette garantie, pour conserver les droits, qu'ils ne trouvent pas dans les lois spéciales; on peut consulter sur ce point un arrêt de la Cour de Paris du 29 avril 1898, et un arrêt de la Cour de cassation du 1er mars 1899. D. 99.1.247.

759° *Si l'acquéreur n'a stipulé aucune garantie, s'en suivra-t-il nécessairement, qu'il n'aura aucun recours contre son vendeur, qui sera peut-être de mauvaise foi?*

Non ! Il faudra dans ce cas tenir compte des principes généraux du droit en matière de contrats, qui décident qu'ils sont susceptibles d'annulation en cas d'erreur, de fraude ou de dol.

Lorsqu'il s'agit d'un vice rédhibitoire ou d'une maladie contagieuse prévus par la loi, ou bien lorsqu'il y a une stipulation de garantie, l'acquéreur n'a qu'à prouver l'existence de la maladie, cela suffit pour lui faire gagner son procès.

Mais lorsqu'il n'y a rien, il devra prouver en outre, l'erreur, la fraude, ou le dol.

Quant à l'erreur, disons de suite, qu'il faut qu'elle porte sur la substance même de l'objet vendu, une imperfection accessoire qui diminuerait la valeur marchande de l'animal, ne donnerait pas lieu à une action en nullité.

En ce qui touche le dol, il est évident qu'il n'y a pas de contrat valable quand il y a fraude ; quand un vendeur, par exemple, a surpris le consentement de son acheteur au moyen de manœuvres frauduleuses.

Mais pour qu'un acheteur puisse réussir à cet égard, il

faut qu'il prouve les faits constitutifs de manœuvres frauduleuses ; sinon son action rentre dans le droit commun et doit être repoussée.

Citons maintenant, comme exemple, quelques décisions de jurisprudence. qui permettront au lecteur de se rendre compte de ses droits.

760° *Vente d'un cheval atteint de seime.*

Le tribunal de commerce de la Seine et la Cour de Paris en février 1898, ont annulé la vente d'un cheval, parce que le vendeur avait dissimulé une seime au sabot, en amincissant le sabot avec une râpe de maréchal. et en l'enduisant d'un corps gras ; il y avait fraude, il y avait des manœuvres, le contrat a été annulé.

761° *Cheval méchant ou vicieux ; vache qui ne se laisse pas traire.*

S'il n'y a pas de garantie bien convenue, on ne peut demander la nullité de la vente, parce qu'il n'y a pas de fraude, ni de manœuvres dolosives ; l'acquéreur pouvait essayer l'animal et se rendre compte ; enfin s'il avait des doutes, il pouvait stipuler une garantie pendant 8 ou 15 jours ; néanmoins si l'acquéreur pouvait prouver que le cheval a été engourdi avec une potion de landanum, ou une substance analogue, il pourrait faire annuler la vente.

762° *Vache atteinte de prolapsus (renversement du vagin).*

Le prolapsus n'est pas une maladie contagieuse, ni un vice rédhibitoire, par suite, s'il n'y a pas eu de garantie stipulée, l'acquéreur n'a aucune action.

L'article 1641 du Code civil est inapplicable, le prolapsus est facilement reconnaissable ; l'acquéreur pouvait s'en rendre compte, ou se faire assister d'un vétérinaire. Il ne peut invoquer l'erreur, puisqu'on lui a livré la vache qu'il avait achetée; son erreur ne porte pas sur la substance, mais sur une imperfection accessoire, qui diminue la valeur marchande de la vache, sans la rendre toutefois impropre aux services qu'il attendait (*Voir jugement du tribunal de commerce de la Seine du 30 avril 1896, et un arrêt de la Cour de Paris du 29 avril 1898*).

763° *Vache atteinte d'une affection sarcomateuse ou d'une atrophie des trayons.*

Le tribunal de commerce de la Seine, par un jugement du 8 août 1896, a rejeté une demande en nullité de vente de deux vaches laitières dont l'une avait été abattue, comme atteinte d'une affection sarcomateuse ou leucocythémique ; et l'autre non abattue, mais atteinte d'une atrophie des trayons.

764° *Coryza gangréneux.*

Le coryza gangréneux qui atteint l'espèce bovine, n'est pas compris non plus dans la catégorie des vices rédhibitoires prévus par le décret complémentaire de 1895, ni dans la catégorie des affections contagieuses.

Les symptômes généraux et locaux, spéciaux à cette affection, sont tellement accusés, tellement apparents, qu'ils ne peuvent, en aucun cas, donner ouverture à l'action rédhibitoire autorisée par l'article 1641 du Code civil, à moins d'une garantie expresse (*Jugement du tribunal de commerce de Saint-Etienne du 17 mars 1898*).

Cette demande en nullité de vente pour coryza avait été

suivie de quatre demandes en intervention et en garantie, qui sont devenues sans objet par suite du rejet de la demande principale.

765° *Vente d'une vache pour le travail.*

L'achat d'une vache *avec garantie* comme apte au travail, et pour être appareillée, peut être l'objet d'une action en nullité, qui sera basée non sur les lois spéciales, mais sur la stipulation de garantie, et l'article 1641 du Code civil.

En effet, il est nécessaire que l'animal soit apte au travail, c'est le point important, qui a déterminé la formation du contrat ; d'un autre côté, s'il est reconnu, en fait, que la vache ne répond pas à l'usage auquel elle était destinée, la vente est nulle (*Voir dans ce sens, un jugement du tribunal civil de Gaillac du 21 juillet 1897 et un arrêt de la Cour de cassation du 1er mars 1899*).

766° *Maladie du foie et des reins.*

Si la maladie remonte à une époque antérieure à la vente, nous pensons qu'il y a là, un vice caché qui peut entraîner la nullité de la vente.

Bien que cette maladie ne rentre pas dans les vices rédhibitoires fixés par la loi, ni dans l'énumération des maladies contagieuses, nous croyons que les ventes des animaux domestiques d'une façon générale, qui ne tombent pas sous l'application de l'une de ces lois, ne peuvent échapper au droit commun, tel qu'il est déterminé par l'article 1641 du Code civil lorsqu'il y a un vice caché (*Voir dans ce sens, un arrêt de la Cour de cassation du 16 février 1887 et un jugement du tribunal de commerce de la Seine du 3 mai 1899*).

767° *Blessures faites volontairement à des vaches.*

Le fait d'administrer à des vaches paissant dans le champ de leur maître, des pommes de terre renfermant des épingles courbées, ne constitue pas le délit d'empoisonnement de bestiaux, puni par l'article 452 du Code pénal.

Mais ce fait peut donner lieu à une action en dommages et intérêts, conformément à l'article 1382 du Code civil ; et de plus, il constitue le délit de blessures volontaires à des bestiaux, sur le territoire d'autrui, prévu par l'article 30 de la loi du 28 septembre 1791 qui est encore en vigueur (*Arrêt de la Cour d'Aix du 15 janvier 1874*).

LIVRE III

ANNEXES

LIVRE TROISIÈME

ANNEXES.

CHAPITRE Iᵉʳ.

Liste chronologique des lois, décrets, arrêtés ministériels, et circulaires ministérielles, concernant les maladies contagieuses des animaux et rapportés ci-après.

Loi du 21 juillet 1881 sur la police sanitaire des animaux.

TITRE PREMIER
Maladies contagieuses des animaux et mesures sanitaires qui leur sont applicables.

ART. 1er. — Les maladies des animaux qui sont réputées contagieuses, et qui donnent lieu à l'application des dispositions de la présente loi, sont : La peste bovine, dans toutes les espèces de ruminants; — La péripneumonie contagieuse, dans l'espèce bovine; — La clavelée et la gale, dans les espèces ovine et caprine ; — La fièvre aphteuse, dans les espèces bovine, ovine, caprine et porcine; — La morve, le farcin, et la dourine, dans les espèces chevaline et asine ; — La rage et le charbon dans toutes les espèces.

ART. 2. — Un décret du Président de la République, rendu sur le rapport du ministre de l'agriculture et du commerce, après avis du comité consultatif des épizooties, pourra ajouter à la nomenclature des maladies réputées contagieuses dans chacune des espèces d'animaux énoncées ci-dessus toutes autres maladies contagieuses dénommées ou non qui prendraient un caractère dangereux. Les dispositions de la présente loi pourront être étendues, par un décret rendu dans la même forme, aux animaux d'espèces autres que celles ci-dessus désignées.

ART. 3. — Tout propriétaire, toute personne ayant à quelque titre que ce soit, la charge des soins ou la garde d'un animal atteint, ou soupçonné d'être atteint d'une maladie contagieuse, dans les cas prévus par les articles 1 et 2, est tenu d'en faire sur le champ la déclaration au maire de la commune où se trouve cet animal. Sont également tenus de faire cette déclaration tous les vétérinaires qui seraient appelés à le soigner. L'animal atteint ou soupçonné d'être atteint de l'une des maladies spécifiées dans l'article 1er devra être immédiatement, et avant même que l'autorité administrative ait répondu à l'avertissement, séquestré, séparé et maintenu isolé autant que possible des autres animaux susceptibles de contracter cette maladie.

Il est interdit de le transporter avant que le vétérinaire délégué par l'administration l'ait examiné. La même interdiction est applicable à l'enfouissement, à moins que le maire, en cas d'urgence, n'en ait donné l'autorisation spéciale.

Art. 4. — Le maire devra, dès qu'il aura été prévenu, s'assurer de l'accomplissement des prescriptions contenues dans l'article précédent et y pourvoir d'office s'il y a lieu. Aussitôt que la déclaration prescrite par le paragraphe 1er de l'article précédent a été faite, ou, à défaut de déclaration, dès qu'il a connaissance de la maladie, le maire fait procéder sans retard à la visite de l'animal malade ou suspect par le vétérinaire chargé de ce service. Ce vétérinaire constate et, au besoin, prescrit la complète exécution des dispositions du troisième alinéa de l'article 3, et les mesures de désinfection immédiatement nécessaires. Dans le plus bref délai, il adresse son rapport au préfet.

Art. 5. — Après la constatation de la maladie, le préfet statue sur les mesures à mettre à exécution dans le cas particulier. Il prend, s'il est nécessaire, un arrêté portant déclaration d'infection. Cette déclaration peut entraîner, dans les localités qu'elle détermine, l'application des mesures suivantes :

1° L'isolement, la séquestration, la visite, le recensement et la marque des animaux et troupeaux dans les localités infectées ;

2° L'interdiction de ces localités ;

3° L'interdiction momentanée ou la réglementation des foires et marchés, du transport et de la circulation du bétail ;

4° La désinfection des écuries, étables, voitures ou autres moyens de transport, la désinfection ou même la destruction des objets à l'usage des animaux malades, ou qui ont été souillés par eux, et généralement des objets quelconques pouvant servir de véhicules à la contagion.

Un règlement d'administration publique déterminera celles de ces mesures qui seront applicables, suivant la nature des maladies.

Art. 6. — Lorsqu'un arrêté du préfet a constaté l'existence de la peste bovine dans une commune, les animaux qui en sont atteints et ceux de l'espèce bovine qui auraient été contaminés, alors même qu'ils ne présenteraient aucun signe apparent de maladie, sont abattus par ordre du maire, conformément à la proposition du vétérinaire *délégué* (1) et après évaluation. Il est interdit de suspendre l'exécution desdites mesures pour traiter les animaux malades, sauf les cas et sous les conditions qui seraient spécialement déterminés par le ministre de l'agriculture, sur l'avis du comité consultatif des épizooties.

Art. 7. — Dans le cas prévu par l'article précédent, les animaux malades sont abattus sur place, sauf le cas où le transport du cadavre au lieu de l'enfouissement, sera déclaré

(1) Les mots en italiques de cette loi, sont supprimés ou modifiés par la loi rurale du 21 juin 1898.

21.

par le vétérinaire, plus dangereux que celui de l'animal vivant ; le transport en vue de l'abatage peut être autorisé par le maire, conformément à l'avis du vétérinaire *délégué*, pour ceux qui ont été seulement contaminés. Les animaux des espèces ovine et caprine qui ont été exposés à la contagion, sont isolés et soumis aux mesures sanitaires déterminées par le règlement d'administration publique rendu pour l'exécution de la loi.

ART. 8. — Dans le cas de morve constatée, et dans le cas de farcin, *de charbon*, si la maladie est jugée incurable par le vétérinaire délégué, les animaux doivent être abattus sur ordre du maire. Quand il y a contestation sur la nature ou le caractère incurable de la maladie entre le vétérinaire *délégué* et le vétérinaire que le propriétaire aurait fait appeler, le préfet désigne un troisième vétérinaire, conformément au rapport duquel il est statué.

ART. 9. — Dans le cas de péripneumonie contagieuse, le préfet devra ordonner l'abatage, dans le délai de deux jours, des animaux reconnus atteints de cette maladie par le vétérinaire délégué, et l'inoculation des animaux de l'espèce bovine, dans les *localités* déclarées infectées de cette maladie. Le ministre de l'agriculture aura le droit d'ordonner, l'abatage des animaux d'espèce bovine ayant été dans la même étable, ou dans le même troupeau, ou en contact avec des animaux atteints de péripneumonie contagieuse.

ART. 10. — La rage, lorsqu'elle est constatée chez les animaux de quelque espèce qu'ils soient, entraine l'abatage, qui ne peut être différé sous aucun prétexte. Les chiens et les chats suspects de rage doivent être immédiatement abattus. Le propriétaire de l'animal suspect est tenu, même en l'absence d'un ordre des agents de l'administration, de pourvoir à l'accomplissement de cette prescription.

ART. 11. — Dans les épizooties de clavelée le préfet peut, par arrêté pris sur l'avis du comité consultatif des épizooties, ordonner la clavelisation des troupeaux infectés. La clavelisation ne devra pas être exécutée sans autorisation du préfet.

ART. 12. — L'exercice de la médecine vétérinaire dans les maladies contagieuses des animaux est interdit, à quiconque n'est pas pourvu du diplôme de vétérinaire. Le gouvernement, sur la demande des conseils généraux, pourra ajourner par décret, dans les départements, l'exécution de cette mesure pendant une période de six années à partir de la promulgation de la présente loi.

ART. 13. — La vente ou la mise en vente des animaux atteints ou soupçonnés d'être atteints de maladies contagieuses est interdite.

Le propriétaire ne peut s'en dessaisir, que dans les conditions déterminées par le règlement d'administration publique prévu par l'article 5. Ce règlement fixera, pour chaque espèce d'animaux et de maladie, le temps pendant lequel l'interdiction de vente s'appliquera aux animaux qui ont été exposés à la contagion.

ART. 14. — La chair des animaux morts de maladies contagieuses, quelles qu'elles soient, ou abattus comme atteints de la peste bovine, de la morve, du farcin, du charbon, et de la rage, ne peut être livrée à la consommation. Les cadavres ou débris des animaux morts de la peste bovine et du charbon, ou ayant été abattus comme atteints de ces maladies, devront être enfouis avec la peau tailladée, à moins qu'ils ne soient envoyés à un atelier d'équarrissage régulièrement autorisé.

Les conditions dans lesquelles devront être exécutés le transport, l'enfouissement ou la destruction des cadavres, seront déterminées par le règlement d'administration publique prévu à l'article 5.

ART. 15. — La chair des animaux abattus comme ayant été en contact, avec des animaux atteints de la peste bovine, peut être livrée à la consommation ; mais leurs peaux, abats et issues ne peuvent être sortis du lieu de l'abatage, qu'après avoir été désinfectés.

ART. 16. — Tout entrepreneur de transport par terre ou par eau qui aura transporté des bestiaux devra, en tout temps, désinfecter, dans les conditions prescrites par le règlement d'administration publique, les véhicules qui auront servi à cet usage.

TITRE II

Indemnités.

ART. 17. — Il est alloué aux propriétaires des animaux abattus pour cause de peste bovine, en vertu de l'article 7, une indemnité des trois quarts de leur valeur avant la maladie. Il est alloué aux propriétaires d'animaux abattus pour cause de péripneumonie contagieuse, ou morts par suite de l'inoculation, en vertu de l'article 9, une indemnité ainsi réglée : la moitié de leur valeur avant la maladie, s'ils en sont reconnus atteints ; les trois quarts, s'ils ont seulement été contaminés ; la totalité, s'ils sont morts des suites de l'inoculation de la péripneumonie contagieuse. L'indemnité à accorder ne peut dépasser la somme de 400 francs pour la moitié de la valeur de l'animal, celle de 600 francs pour les trois quarts, et celle de 800 francs pour la totalité de sa valeur.

ART. 18. — Il n'est alloué aucune indemnité aux propriétaires d'animaux, importés des pays étrangers, abattus pour cause de péripneumonie contagieuse dans les trois mois qui ont suivi leur introduction en France.

ART. 19. — Lorsque l'emploi des débris d'un animal abattu pour cause de peste bovine ou péripneumonie contagieuse, a été autorisé pour la consommation ou un usage industriel, le propriétaire est tenu de déclarer le produit de la vente de ces débris. Ce produit appartient au propriétaire, s'il est supérieur à la portion de la valeur laissée à sa charge, l'indemnité due par l'Etat est réduite de l'excédent.

ART. 20. — Avant l'exécution de l'ordre d'abatage, il est procédé à une évaluation des animaux par le vétérinaire délégué et un expert désigné par la partie. A défaut par la partie de désigner un expert, le vétérinaire délégué opère seul. Il est dressé un procès-verbal de l'expertise ; le maire et *le juge de paix* le contresignent et donnent leur avis.

ART. 21. — La demande d'indemnité doit être adressée au ministre de l'agriculture et du commerce dans le délai de trois mois, à dater du jour de l'abatage, sous peine de déchéance. Le ministre peut ordonner la révision des évaluations faites en vertu de l'article 20, par une commission dont il désigne les membres. L'indemnité est fixée par le ministre, sauf recours au Conseil d'Etat.

ART. 22. — Toute infraction aux dispositions de la présente loi ou des règlements rendus pour son exécution peut entraîner la perte de l'indemnité prévue par l'article 17. La décision appartiendra au ministre, sans recours au Conseil d'État.

Art. 23. — Il n'est alloué aucune indemnité aux propriétaires des animaux abattus par suite de maladies contagieuses, autres que la peste bovine, et de la péripneumonie contagieuse dans les conditions spéciales indiquées dans l'article 9.

TITRE III

Importation et exportation des animaux.

Art. 24. — Les animaux des espèces chevaline, asine, bovine, ovine, caprine et porcine sont soumis en tout temps, aux frais des importateurs, à une visite sanitaire au moment de leur entrée en France soit par terre, soit par mer.

La même mesure peut être appliquée aux animaux des autres espèces, lorsqu'il y a lieu de craindre, par suite de leur introduction, l'invasion d'une maladie contagieuse.

Art. 25. — Les bureaux de douane et ports de mer ouverts à l'importation des animaux soumis à la visite sont déterminés par décret.

Art. 26. — Le gouvernement peut prohiber l'entrée en France ou ordonner la mise en quarantaine des animaux susceptibles de communiquer une maladie contagieuse, ou de tous les objets pouvant présenter le même danger.

Il peut, à la frontière, prescrire l'abatage, sans indemnité, des animaux malades ou ayant été exposés à la contagion, et enfin prendre toutes les mesures que la crainte de l'invasion d'une maladie rendrait nécessaires.

Art. 27. — Les mesures sanitaires à prendre à la frontière sont ordonnées par les maires dans les communes rurales, par les commissaires de police dans les gares frontières, et dans les ports de mer, conformément à l'avis du vétérinaire désigné par l'administration pour la visite du bétail.

En attendant l'intervention des autorités, les agents des douanes peuvent être requis de prêter main-forte.

Art. 28. — Les municipalités des ports de mer ouverts à l'importation du bétail devront fournir des quais spéciaux de débarquement, munis des agrès nécessaires, ainsi qu'un bâtiment destiné à recevoir, à mesure du débarquement, les animaux mis en quarantaine par mesure sanitaire.

Les locaux devront être préalablement agréés par le ministre de l'agriculture.

Pour se rembourser de ces frais, les municipalités pourront établir des taxes spéciales sur les animaux importés.

Art. 29. — Le gouvernement est autorisé à prescrire à la sortie les mesures nécessaires pour empêcher l'exportation des animaux atteints de maladies contagieuses.

TITRE IV

Pénalités.

Art. 30. — Toute infraction aux dispositions des articles 3, 5, 6, 9, 10, 11, §§ 2 et 12 de la présente loi, sera punie d'un emprisonnement de six jours à deux mois et d'une amende de 16 à 400 francs.

Art. 31. — Seront punis d'un emprisonnement de deux mois à six mois et d'une amende de 100 francs à 1000 francs :

1° Ceux qui, au mépris des défenses de l'administration, auront laissé leurs animaux infectés communiquer avec d'autres ;

2° Ceux qui auraient vendu ou mis en vente des animaux qu'ils savaient atteints ou soupçonnés d'être atteints de maladies contagieuses ;

3° Ceux qui, sans permission de l'autorité, auront déterré ou sciemment acheté des cadavres, ou débris des animaux morts de maladies contagieuses, quelles qu'elles soient, ou abattus comme atteints de la peste bovine ou du charbon, de la morve, du farcin et de la rage ;

4° Ceux qui, même avant l'arrêté d'interdiction, auront importé en France des animaux qu'ils savaient atteints de maladies contagieuses ou avoir été exposés à la contagion.

Art. 32. — Seront punis d'un emprisonnement de six mois à trois ans, et d'une amende de 100 francs à 2.000 fr. ;

1° Ceux qui auront vendu ou mis en vente de la viande provenant d'animaux qu'ils savaient morts de maladies contagieuses, quelles qu'elles soient, ou abattus comme atteints de la peste bovine, du charbon, de la morve, du farcin et de la rage ;

2° Ceux qui se seront rendus coupables des délits prévus par les articles précédents, s'il est résulté de ces délits une contagion parmi les autres animaux.

Art. 33. — Tout entrepreneur de transports qui aura contrevenu à l'obligation de désinfecter son matériel sera passible d'une amende de 100 francs à 1.000 francs. Il sera puni d'un emprisonnement de six jours à deux mois, s'il est résulté de cette infraction une contagion parmi les autres animaux.

Art. 34. — Toute infraction aux dispositions de la présente loi, non spécifiée dans les articles ci-dessus, sera punie de 16 francs à 400 francs d'amende. Les contraventions aux dispositions du règlement d'administration publique rendu pour l'exécution de la présente loi seront, suivant les cas, passibles d'une amende de 1 franc à 200 francs, qui sera prononcée par le juge de paix du canton.

ART. 35. — Si la condamnation pour infraction à l'une des dispositions de la présente loi, remonte à moins d'une année, ou si cette infraction a été commise par des vétérinaires délégués, des gardes champêtres, des gardes forestiers, des officiers de police, à quelque titre que ce soit, les peines peuvent être portées au double du maximum fixé par les précédents articles.

ART. 36. — L'article 463 du Code pénal est applicable dans tous les cas prévus par les articles du présent titre.

TITRE V

Dispositions générales.

ART. 37. — Les frais d'abatage, d'enfouissement, de transport, de quarantaine, de désinfection, ainsi que tous les autres frais, auxquels peut donner lieu l'exécution des mesures prescrites, en vertu de la présente loi, sont à la charge des propriétaires ou conducteurs d'animaux. En cas de refus des propriétaires ou conducteurs d'animaux de se conformer aux injonctions de l'autorité administrative, il y est pourvu d'office à leur compte.

Les frais de ces opérations seront recouvrés sur un état dressé par le maire et rendu exécutoire par le sous-préfet. Les oppositions seront portées devant le juge de paix. La désinfection des wagons de chemin de fer, prescrite par l'article 16, a lieu par les soins des compagnies ; les frais de cette désinfection sont fixés par le ministre des travaux publics, les compagnies entendues.

Art. 38. — Un service des épizooties est établi dans chacun des départements, en vue d'assurer l'exécution de la présente loi. Les frais de ce service seront compris parmi les dépenses obligatoires à la charge des budgets départementaux et assimilés aux dépenses classées sous les paragraphes 1 à 4 de l'article 60 de la loi du 10 août 1871.

Art. 39. — Les communes où il existe des foires et des marchés aux chevaux ou aux bestiaux seront tenues de proposer, à leurs frais, et sauf à se rembourser par l'établissement d'une taxe sur les animaux amenés, un vétérinaire pour l'inspection sanitaire des animaux conduits à ces foires et marchés. Cette dépense sera obligatoire pour la commune. Le gouvernement pourra, sur l'avis des conseils généraux, ajourner par décret, dans les départements, l'exécution de cette mesure pendant une période de six années à partir du jour de la promulgation de cette loi.

Art. 40. — Le règlement d'administration publique rendu pour l'exécution de la présente loi détermine l'organisation du comité consultatif des épizooties institué auprès du ministre de l'agriculture.

Les renseignements recueillis par le ministre au sujet des épizooties sont communiqués au comité, qui donne son avis sur les mesures que peuvent exiger ces maladies.

Art. 41. — Sont et demeurent abrogés les articles 459, 460 et 461 du Code pénal, toutes lois et ordonnances, tous arrêts du Conseil, arrêtés, décrets et règlements intervenus, à quelque époque que ce soit, sur la police sanitaire des animaux.

Circulaire ministérielle du 18 juin 1883 autorisant l'emploi du télégramme pour les cas urgents de péripneumonie.

Monsieur le Préfet,

Parmi les demandes d'indemnité adressées jusqu'à ce jour à mon administration pour pertes causées par la péripneumonie contagieuse du gros bétail, un assez grand nombre s'appliquaient à des animaux dont la maladie avait été signalée à l'autorité préfectorale, mais dont la mort était survenue avant que l'arrêté d'abatage eût été rendu ou avant que cet arrêté eût pu recevoir son exécution.

L'indemnité prévue par la nouvelle loi sanitaire, pour le cas de péripneumonie, n'est due que quand l'abatage ordonné a été réellement effectué, et, en conséquence, ces demandes ont dû être écartées ; mais lorsque le temps écoulé entre le moment de la déclaration à la mairie et celui de la mort de l'animal était suffisant pour que, avec un peu d'empressement, toutes les formalités légales aient pu être remplies, l'autorité administrative peut être accusée de n'avoir pas agi avec toute l'activité désirable, et des plaintes se sont même produites à ce sujet contre elle.

Pour en éviter le retour, en même temps que pour se conformer aux intentions du législateur, qui a voulu l'extinction aussi prompte que possible des foyers de contagion, il est indispensable que les formalités qui doivent précéder l'émission de l'ordre d'abatage soient accomplies avec la plus grande célérité.

Aucune des constatations préliminaires prescrites par le décret du 22 juin 1882, et qui sont une garantie à la fois pour les particuliers et pour le Trésor public, ne peut être supprimée ; mais un temps considérable peut être gagné en faisant usage du télégraphe au lieu d'employer les voies ordinaires de transmission.

Voici, en conséquence, la marche qui me paraît devoir être désormais suivie lorsque la péripneumonie sera constatée dans une commune :

Aussitôt la déclaration reçue, et il importe de rappeler à vos administrés qu'elle doit être faite aussitôt l'apparition de symptômes suspects, le maire devra, comme par le passé, vous aviser du fait le jour même et prévenir en même temps le vétérinaire sanitaire de la circonscription ; celui-ci se rendra sur les lieux sans aucun délai et il rédigera, séance tenante, son rapport qu'il adressera au vétérinaire délégué, au lieu de le transmettre à votre préfecture.

Au reçu du rapport de son collègue, concluant à l'existence de la péripneumonie, le vétérinaire délégué se rendra dans la commune, comme l'exige l'article 96 du règlement d'administration publique du 22 juin 1882, et si son diagnostic confirme celui du vétérinaire sanitaire, il vous en informera de suite.

Pour les communes éloignées, le vétérinaire délégué vous demandera par le télégraphe l'ordre d'abatage des animaux malades et d'inoculation des suspects. Cet ordre sera notifié également par voie télégraphique au maire de la commune qui est chargé de l'exécution. Au retour du vétérinaire délégué, vous prendrez un arrêté dans la forme ordinaire en ayant soin de lui donner la date même de votre télégramme.

Je tiens en un mot à ce qu'il ne s'écoule que le temps strictement nécessaire entre le moment de la déclaration et l'application des mesures sanitaires réclamées par les circonstances, de façon à remplir le but de la loi et à ne pas compromettre, par des retards souvent injustifiables, les intérêts des agriculteurs.

Je vous prie de vouloir bien adresser d'urgence des instructions dans ce sens à tous les vétérinaires sanitaires de votre département.

Le Ministre de l'Agriculture,

J. MÉLINE.

Décret du 28 juillet 1888 pour ajouter de nouvelles maladies contagieuses.

ART. 1er. — Sont ajoutés à la nomenclature des maladies des animaux qui sont réputées contagieuses, et qui donnent lieu à l'application des dispositions de la loi du 21 juillet 1881 :

Le charbon symptomatique ou emphysémateux, et la tuberculose dans l'espèce bovine.

Le rouget et la pneumo-entérite infectieuse dans l'espèce porcine.

Arrêté ministériel du **28** juillet **1888,** sur le charbon symptomatique, la tuberculose, la pneumo-entérite infectieuse et le rouget.

Le Ministre de l'Agriculture,

Vu la loi du 21 juillet 1881 sur la police sanitaire des animaux ;

Vu le décret du 28 juillet, ajoutant de nouvelles maladies à la nomenclature établie par l'article 1er de ladite loi ;

Vu le décret du 22 juin 1882, portant règlement d'administration publique pour l'exécution de la loi du 21 juillet 1881 ci-dessus visée, et notamment l'article 64 dudit décret, lequel est ainsi conçu :

« Dans le cas d'urgence, un arrêté du Ministre de l'Agriculture, rendu après avis du comité consultatif des épizooties, déterminera celles des dispositions contenues au présent règlement, qu'il y aurait lieu d'appliquer pour combattre les maladies contagieuses, qui seraient ajoutées à la nomenclature, conformément à l'article 2 de la loi sur la police sanitaire des animaux » ;

Vu l'avis du comité consultatif des épizooties sur l'utilité et l'urgence des mesures à prendre en ce qui concerne ces maladies ;

Sur le rapport du Conseiller d'Etat, directeur de l'Agriculture ;

Arrête :

§ 1er. — Charbon (sang de rate, fièvre charbonneuse) et charbon symptomatique.

Art. 1er. — Dans le cas de charbon (sang de rate, fièvre charbonneuse), ou charbon symptomatique, le préfet prend un arrêté pour mettre sous la surveillance du vétérinaire sanitaire les animaux parmi lesquels la maladie a été constatée, ainsi que les locaux, cours, enclos, herbages et pâtures où ils se trouvent.

Art. 2. — La surveillance cesse 15 jours après la disparition du dernier cas de maladie.

Art. 3. — Aussitôt qu'un animal est reconnu malade, il est isolé et mis à l'attache.

Art. 4. — Le maire prescrit d'urgence les mesures suivantes, dont il surveille l'exécution :

1° Destruction des cadavres en totalité ou enfouissement dans les conditions prescrites par l'article 4 du décret du 22 juin 1882, après que la peau a été tailladée ;

2° Destruction, avec les cadavres, des parties de litières, de fourrages, etc., qui ont été souillés par les animaux malades ;

3° Désinfection des locaux et de tous emplacements où ont séjourné les animaux malades, ainsi que des objets qu'ils ont pu souiller.

Art. 5. — Il est interdit de hâter par effusion de sang la mort des animaux malades.

Art. 6. — Pendant toute la durée de la surveillance, les animaux sains qui ont été exposés à la contagion ne peuvent être vendus que pour la boucherie.

Dans ce cas, il est délivré un laissez-passer qui est rapporté au maire dans le délai de cinq jours, avec un certificat attestant que les animaux ont été abattus. Ce certificat est délivré par l'agent préposé à la police de l'abattoir ou par l'autorité locale dans les communes où il n'existe pas d'abattoir.

Art. 7. — Il est interdit, pendant cette période de surveillance, d'introduire dans les troupeaux, bergeries, écuries, pâturages, etc., infectés, de nouveaux animaux des espèces ovine et bovine s'il s'agit de sang de rate ou fièvre charbonneuse, ou de nouveaux animaux de l'espèce bovine s'il s'agit de charbon symptomatique.

Exception est faite pour les animaux qui ont été soumis à l'inoculation préventive.

Art. 8. — Les propriétaires qui voudront mettre en œuvre l'inoculation préventive devront en faire préalablement la déclaration au maire de leur commune.

Un certificat du vétérinaire opérateur, indiquant la date à laquelle l'inoculation a été terminée et le nombre et l'espèce des animaux inoculés, est remis au maire immédiatement après l'opération. Le maire informe simultanément le préfet et le vétérinaire sanitaire de la circonscription ; celui-ci, pendant une durée de quinze jours, non compris celui de la dernière opération, aura les animaux inoculés sous sa surveillance.

Pendant la durée de cette surveillance, il est interdit de se dessaisir des animaux inoculés pour aucune destination.

Tuberculose.

Art. 9. — Lorsque la tuberculose est constatée sur des animaux de l'espèce bovine, le préfet prend un arrêté pour mettre ces animaux sous la surveillance du vétérinaire sanitaire.

Art. 10. — Tout animal reconnu tuberculeux est isolé et séquestré. L'animal ne peut être déplacé si ce n'est pour être abattu. L'abatage a lieu sous la surveillance du vétérinaire sanitaire qui fait l'autopsie de l'animal et envoie au préfet le procès-verbal de cette opération dans les cinq jours qui suivent l'abatage.

Art. 11 (*modifié par l'arrêté ministériel du 28 septembre 1896*). — Les viandes provenant d'animaux tuberculeux sont exclues de la consommation :

1° Si les lésions sont généralisées, c'est-à-dire non confinées exclusivement dans les organes viscéraux et leurs ganglions lymphatiques ;

2º Si les lésions, bien que localisées, ont envahi la plus grande partie d'un viscère, ou se traduisent par une éruption sur les parois de la poitrine ou de la cavité abdominale.

Ces viandes, exclues de la consommation, ainsi que les viscères tuberculeux, ne peuvent servir à l'alimentation des animaux et doivent être détruites.

Art. 12. — L'utilisation des peaux n'est permise qu'après désinfection.

Art. 13. — La vente et l'usage du lait provenant de vaches tuberculeuses sont interdits. Toutefois le lait pourra être utilisé sur place pour l'alimentation des animaux après avoir été bouilli.

Rouget et pneumo-entérite infectieuse.

Art. 14. — Lorsque le rouget ou la pneumo-entérite infectieuse est constaté dans une commune, le préfet prend un arrêté portant déclaration d'infection des locaux, cours, enclos et pâtures, dans lesquels se trouvent les animaux malades. Cet arrêté est publié et affiché dans la commune.

Art. 15. — La déclaration d'infection entraîne l'application des dispositions suivantes :

1º Mise en quarantaine des locaux, cours, enclos et pâtures déclarés infectés, impliquant défense d'y introduire des animaux de l'espèce porcine ;

2º Visite et surveillance par le vétérinaire sanitaire des locaux, cours, enclos et pâtures déclarés infectés ;

3º Interdiction d'abattre les porcs atteints de la maladie

sans en donner préalablement avis à l'autorité municipale ;

4° Interdiction de vendre, si ce n'est pour la boucherie, les porcs qui ont été exposés à la contagion.

Dans le cas de vente pour la boucherie, les animaux sont marqués ; le maire délivre un laissez-passer, qui lui est rapporté dans le délai de cinq jours avec un certificat attestant que les animaux ont été abattus. Ce certificat est délivré par l'agent préposé à la police de l'abattoir ou par l'autorité locale dans les communes où il n'existe pas d'abattoir.

Les animaux transportés en vue de la boucherie ne peuvent être conduits qu'en voiture ou par chemin de fer ;

5° Défense de laisser écouler sur la voie publique les parties liquides des déjections. Obligation de traiter ces matières, ainsi que les litières et fumiers, conformément aux prescriptions des arrêtés administratifs, avant de les sortir des locaux infectés ;

6° Interdiction de laisser pénétrer dans les locaux, cours, enclos et pâtures déclarés infectés toutes personnes autres que celles qui sont préposées aux soins à donner aux animaux ; défense à celles-ci de pénétrer dans d'autres porcheries ;

7° Obligation pour toute personne sortant d'un local infecté de se soumettre aux mesures de désinfection jugées nécessaires, notamment en ce qui concerne les chaussures.

Art. 16. — La chair des animaux abattus comme atteints de rouget ou de pneumo-entérite infectieuse, ne peut être livrée à la consommation des personnes, qu'en vertu d'une autorisation du maire, sur l'avis conforme du vétérinaire sanitaire.

Les viscères (poumons, estomac, foie, rate, etc.) sont détruits.

ART. 17. — Les cadavres des animaux morts du rouget ou de la pneumo-entérite infectieuse, quand ils ne sont pas détruits sur place, sont transportés, soit aux ateliers d'équarrissage, soit aux fosses d'enfouissement, dans les conditions suivantes :

1° Les voitures sont disposées de manière qu'aucune matière solide ou liquide ne puisse s'en échapper durant le trajet ; elles sont immédiatement nettoyées et désinfectées, ainsi que tous les objets ayant été en contact avec les animaux morts ou abattus comme atteints de la maladie ;

2° Les conducteurs et autres personnes employées au chargement ou déchargement et à l'enfouissement des cadavres sont soumis aux mesures de désinfection jugées nécessaires.

ART. 18. — Lorsque le rouget ou la pneumo-entérite infectieuse prend un caractère envahissant, un arrêté du préfet interdit la circulation, le colportage, ainsi que l'exposition ou la mise en vente des porcs dans les foires et marchés et autres réunions ou rassemblements d'animaux.

ART. 19. — Les personnes qui voudront faire pratiquer l'inoculation préventive du rouget devront en faire préalablement la déclaration au maire de la commune.

Un certificat du vétérinaire opérateur, indiquant la date à laquelle l'inoculation a été terminée, et le nombre d'animaux inoculés, est remis au maire immédiatement après l'opération.

Pendant les quinze jours qui suivent cette date, les animaux restent sous la surveillance du vétérinaire sanitaire, et il est interdit de s'en dessaisir, si ce n'est pour les faire immédiatement abattre.

Art. 20. — La déclaration d'infection ne peut être levée, que lorsqu'il s'est écoulé un délai d'un mois, sans qu'il se soit produit un nouveau cas de rouget ou de pneumo-entérite infectieuse, et après constatation par le vétérinaire sanitaire que toutes les prescriptions relatives à la désinfection ont été exécutées ; elle peut être levée immédiatement après la désinfection, si tous les porcs qui se trouvaient dans les locaux, cours, enclos, etc., déclarés infectés ont été abattus.

Cette déclaration peut être levée, en cas d'inoculation préventive de tous les porcs ayant été exposés à la contagion, quinze jours après l'opération, si aucun nouveau cas de rouget ne s'est déclaré parmi ces animaux pendant ce laps de temps, et s'il est constaté par le vétérinaire sanitaire que toutes les prescriptions relatives à la désinfection ont été exécutées.

Art. 21. — La constatation du charbon (sang de rate, fièvre charbonneuse), du charbon symptomatique, de la tuberculose, du rouget ou de la pneumo-entérite infectieuse dans les arrivages par terre ou par mer entraîne l'abatage des animaux malades. Les animaux qui ont été exposés à la contagion sont repoussés après avoir été marqués, à moins que le propriétaire ne consente à ce qu'ils soient sacrifiés sur place pour la boucherie.

Art. 22. — Lorsque le charbon (sang de rate, fièvre charbonneuse), le charbon symptomatique, le rouget ou la pneumo-entérite infectieuse est constaté sur un champ de foire ou un marché, les animaux malades sont mis en fourrière et séquestrés.

Pendant la durée de la séquestration, le propriétaire peut faire abattre ses animaux malades ; les cadavres sont enfouis ou livrés à l'atelier d'équarrissage. Le transport à l'atelier d'équarrissage a lieu sous la surveillance d'un gardien spécial. Les animaux qui ont été en contact avec les bêtes reconnues malades sont signalés aux maires des communes où ils sont envoyés.

Art. 23. — Lorsque la tuberculose est constatée sur un champ de foire ou un marché, les animaux malades sont renvoyés dans leur commune d'origine, à moins que le propriétaire ne préfère les faire abattre. Dans le cas de retour, ils sont signalés au maire de la commune.

Art. 24. — Les préfets des départements sont chargés, chacun en ce qui le concerne, de l'exécution du présent arrêté.

Circulaire ministérielle du 30 août 1888 sur le charbon symptomatique ou emphysémateux, la tuberculose dans l'espèce bovine, le rouget, et la pneumo-entérite infectieuse dans l'espèce porcine.

Monsieur le Préfet,

Un décret en date du 28 juillet dernier, inséré au *Journal officiel* du 29 du même mois, a inscrit au nombre des maladies contagieuses du bétail, auxquelles s'appliquent les dispositions de la loi du 21 juillet 1881 sur la police sanitaire des animaux, le charbon symptomatique ou emphysémateux et la tuberculose dans l'espèce bovine, ainsi que le rouget et la pneumo-entérite infectieuse dans l'espèce porcine. Notre législation sur la matière ne visait, en effet, dans l'intention

de ses auteurs, que le charbon bactéridien (fièvre charbonneuse ou sang de rate) qui seul était réellement connu à l'é-
poque où elle a été élaborée, et la science n'avait encore démontré ni le caractère contagieux de la tuberculose chez les
bêtes bovines, ni la possibilité de transmission de cette maladie à l'homme par l'ingestion de viandes ou de lait provenant
d'animaux tuberculeux. Quant au rouget et à la pneumo-
entérite infectieuse du porc, l'existence de ces maladies était
alors entièrement ignorée, et ce n'est, comme vous le savez,
que depuis peu de temps que l'attention de l'autorité a été
appelée sur les pertes qu'elles causent à notre agriculture.

Le décret du **28 juillet 1888** a pour effet de rendre immédiatement applicables, en ce qui concerne ces maladies, les
dispositions générales de la loi du **24 juillet 1881** : obligation
de déclaration des animaux malades ou suspects, et d'isolement de ces animaux avant même que l'autorité ait répondu
à l'avertissement (art. 3 de la loi) ; devoir du maire de veiller
à l'accomplissement de cette prescription et de requérir le
vétérinaire sanitaire dès qu'un cas de maladie lui est signalé
(art. 4) ; interdiction de traitement par tous autres que les
vétérinaires (art. 12) ; interdiction de vente ou de mise en
vente des animaux atteints ou soupçonnés d'être atteints de
la maladie (art. 13) ; interdiction de livrer à la consommation
la chair des animaux morts de l'une de ces affections (art. 14) ;
et il rend les contrevenants passibles des pénalités prévues
aux articles 30 et suivants. Il rend également obligatoires, en
ce qui concerne les nouvelles affections contagieuses inscrites
dans la loi, les prescriptions du chapitre 1er du décret du
22 juin 1882 (mesures communes à toutes les maladies contagieuses).

Quant aux mesures spéciales à ordonner suivant la nature de la maladie, elles ont été déterminées, sur l'avis du comité consultatif des épizooties, par arrêté ministériel également en date du 28 juillet. Les dispositions de cet arrêté sont pour la plupart identiques à celles inscrites déjà au décret du 22 juin 1882 pour les autres maladies visées par la loi sanitaire. Elles ne comportent donc aucune instruction nouvelle quant à leur application.

Vous remarquerez seulement que les articles relatifs au charbon symptomatique s'appliquent en même temps à la fièvre charbonneuse ou sang de rate. Bien que ces deux maladies soient de nature différente, elles ont dans leur mode de développement et dans leur durée d'évolution tant de points communs que les mêmes mesures de police sanitaire peuvent être appliquées à chacune d'elles : mais les prescriptions du décret du 22 juin 1882, relatives au charbon, avaient été édictées à une époque où l'étude des conditions de développement et de propagation de la maladie était encore imparfaite, et certaines de ces prescriptions apportaient à l'élevage des entraves trop rigoureuses ou dont l'utilité même peut être aujourd'hui contestée. J'ai donc pensé qu'il était de l'intérêt de notre agriculture d'appliquer, dans les cas de fièvre charbonneuse ou sang de rate, les dispositions moins sévères que la science juge suffisantes, pour arrêter les progrès de cette maladie aussi bien que ceux du charbon symptomatique. Lorsque l'apparition de l'une de ces deux maladies vous sera signalée, vous aurez, par conséquent, à vous reporter uniquement aux articles 1er et suivants de l'arrêté ministériel du 28 juillet 1888.

En vertu de l'article 1er, les locaux dans lesquels la maladie est constatée seront seulement placés par vous sous la surveillance du vétérinaire sanitaire de la circonscription, au lieu d'être, comme précédemment, déclarés d'infection, et cette surveillance cessera quinze jours après la disparition du dernier cas, tandis que la déclaration d'infection ne pouvait être levée avant l'expiration d'une période de quatre mois.

Les prescriptions que la déclaration d'infection avait pour objet de rendre exécutoires sont remplacées par les mesures inscrites à l'article 4 de l'arrêté du 28 juillet, mesures que le maire est chargé de prescrire directement en raison de leur urgence.

Enfin il est interdit d'introduire dans les locaux où le charbon avait paru aucun nouvel animal de quelque espèce que ce fût. L'interdiction ne subsiste que pour les animaux des espèces bovine et ovine, s'il s'agit de sang de rate ou fièvre charbonneuse, et que pour les seuls animaux de l'espèce bovine, s'il s'agit de charbon symptomatique.

Pour la tuberculose, vous n'aurez également à prendre qu'un arrêté de mise en surveillance des animaux, mais j'appelle tout particulièrement votre attention sur la nécessité d'assurer le séquestre réel des bêtes bovines atteintes, ainsi que le prescrit l'article 10, et d'empêcher rigoureusement l'utilisation des viandes dans les cas mentionnés à l'article 11. Je vous prierai également de signaler aux maires l'intérêt qui s'attache à ce que les prescriptions de l'article 13, relatives au lait des vaches tuberculeuses, soient exactement suivies.

Quant au rouget et à la pneumo-entérite infectieuse du porc, ces deux affections, comme la fièvre charbonneuse, et le charbon symptomatique, ont assez d'analogie dans leur mode de développement et dans leur mode de propagation pour que les mêmes mesures puissent être appliquées, quelle que soit celle dont l'apparition sera constatée.

Lorsque l'une d'elles vous sera signalée, vous aurez, aux termes de l'article 14, à prendre, comme vous le faites déjà dans les cas de péripneumonie, de clavelée, de fièvre aphteuse, etc... un arrêté de déclaration d'infection ayant pour effet d'entraîner l'application, dans l'exploitation atteinte, de certaines prescriptions qui sont énumérées à l'article 15.

Les indications de cet article et celles des articles compris entre les numéros 16 et 20, qui s'appliquent également au rouget et à la pneumo-entérite, sont suffisamment explicites pour ne nécessiter aucun commentaire.

L'article 21 détermine les mesures à prendre à la frontière, en cas de constatation dans les importations d'animaux d'origine étrangère de l'une des affections qui viennent d'être inscrites dans la loi. Il concerne donc spécialement le service d'inspection sanitaire, institué près ceux de nos bureaux de douane, qui sont ouverts aux opérations de l'espèce, et j'adresse directement aux agents de ce service les instructions nécessaires.

Les articles 22 et 23 se rapportent au contraire à l'inspection des foires et marchés aux bestiaux de l'intérieur, et, le charbon proprement dit (fièvre charbonneuse ou sang de rate) étant visé à l'article 22, les règles que trace cet article devront être suivies en ce qui concerne cette affection au lieu de celles indiquées à l'article 86 du décret du 22 juin 1882.

Le Ministre de l'Agriculture,
VIETTE.

Circulaire ministérielle du 7 juin 1890 sur la péripneumonie contagieuse et les animaux nés avant la levée de l'arrêté.

Monsieur le Préfet,

Mon administration a été saisie de la question de savoir ce qu'il convenait de faire à l'égard des veaux nés entre le moment où une étable est déclarée infectée de la péripneumonie contagieuse et celui où la déclaration d'infection est levée.

J'ai soumis cette question au Comité consultatif des épizooties dont j'ai adopté entièrement l'avis.

Ni la loi de police sanitaire, ni le règlement d'administration publique n'ont prévu le cas ; mais il serait conforme à leur esprit et à la nature des choses d'inoculer aussitôt nés les jeunes animaux venus dans un milieu infecté. Toutefois, appliquée dans ces conditions, l'inoculation est fatale à un grand nombre ou donne lieu à des complications très graves. Pour éviter ces accidents, il faudrait attendre l'âge de quatre mois au moins. Ainsi retardée l'opération perdrait toute son utilité, car entre la naissance et le moment où elle serait faite, les jeunes animaux auraient pu recevoir les germes de la maladie par les voies naturelles ; en outre, dans beaucoup de cas, la déclaration d'infection serait levée et le propriétaire aurait recouvré la libre disposition de ses animaux avant que l'inoculation eût pu avoir lieu.

Dans ces conditions, la solution rationnelle consiste à abattre les jeunes animaux dès leur naissance. Cependant l'abatage peut n'être pas ordonné si le propriétaire prend l'engagement de les livrer à la boucherie, aussitôt qu'ils seront propres à la consommation.

En conséquence, le propriétaire dont l'étable aura été déclarée infectée sera tenu, jusqu'à ce que l'arrêté de déclaration d'infection ait été rapporté, de faire connaître à la mairie toutes les naissances de bovins survenues dans cette étable ; elles seront reportées sur l'état de dénombrement et le maire vous en donnera avis. Si le propriétaire veut nourrir ces jeunes bêtes pendant le temps voulu, elles seront livrées à la boucherie d'après les règles spécifiées au règlement d'administration publique pour les animaux compris dans la déclaration d'infection ; dans le cas contraire, vous aurez à en prescrire l'abatage, pour lequel je vous donne dès à présent une autorisation générale. Cet abatage ayant lieu par application du paragraphe 2 de l'article 9 de la loi du 21 juillet 1881, l'indemnité accordée au propriétaire sera des trois quarts de la valeur.

Il doit être enfin entendu que si un jeune animal a été réservé en vue de la boucherie, la déclaration d'infection ne devra être levée qu'après qu'il aura été abattu et que, dans ce cas, il n'y aura lieu pour ces jeunes animaux, à aucune indemnité.

Le Ministre de l'Agriculture,
J. DEVELLE.

Circulaire ministérielle du 21 février 1894 sur la fièvre aphteuse.

Monsieur le Préfet,

L'épizootie de fièvre aphteuse qui règne en France depuis

1892 paraît éteinte dans un certain nombre des départements qu'elle avait le plus fortement atteints, mais elle a fait récemment apparition dans plusieurs de ceux qui en avaient été jusque-là préservés, et il est à craindre qu'elle ne prenne encore un caractère envahissant lorsqu'au retour du printemps recommenceront les grands mouvements de bétail et que les transactions commerciales reprendront leur activité. Je vous prie donc de vouloir bien faire un nouvel appel à la vigilance et au dévouement des agents du service sanitaire départemental et de toutes les autorités locales, pour en prévenir non seulement les progrès, mais pour la faire disparaître de tous les points de notre territoire où elle sévit encore.

L'expérience a démontré, pour toutes les maladies contagieuses, qu'il était relativement facile d'en prévenir le développement si l'on avait connaissance immédiate des premiers cas par lesquels l'épizootie ou l'épidémie se manifeste, et j'ai déjà eu l'honneur de vous signaler à différentes reprises, l'intérêt qui s'attache par conséquent à provoquer, dès l'apparition du mal, les déclarations des propriétaires atteints par le fléau.

J'insiste encore sur ce point, et je vous prie de veiller à ce que les deux modèles de placards, qui vous ont été adressés par circulaire du 24 août 1892, pour rappeler les pénalités dont la loi du 21 juillet 1881 frappe le défaut de déclaration et pour indiquer aux cultivateurs les mesures de précaution qui peuvent les préserver de l'introduction de la maladie dans leurs étables, soient et restent affichés en permanence dans votre département, s'il fait partie d'une région envahie ou menacée par l'épizootie.

J'insiste également sur la nécessité, d'appuyer par des exemples de répression sévère contre les délinquants ce rappel des obligations que la loi impose aux propriétaires et aux détenteurs de bétail, et je vous prie, d'une manière toute particulière, d'assurer l'exécution des instructions que je vous ai adressées le 30 mai 1892, au sujet des enquêtes à poursuivre à chaque nouvelle apparition de la maladie, pour établir les responsabilités et découvrir les foyers de contagion, dont la connaissance aurait été dissimulée à l'autorité. Je vous avais alors demandé, de faire appel pour ces enquêtes au concours de la gendarmerie, chaque fois que son intervention vous paraîtrait utile, et je vous renouvelle aussi cette demande.

Le décret du 22 juin 1882 indique toutes les mesures qui doivent être prises dans les exploitations atteintes pour empêcher la propagation de la maladie ; mais il est certain que ses prescriptions ne sont pas toujours observées ou qu'elles sont mal appliquées par méconnaissance de leur esprit de la part des cultivateurs. Je vous renouvelle les instructions déjà données, tendant à faire surveiller l'exécution de ces prescriptions par la gendarmerie, et je vous demande de faire guider les propriétaires d'animaux dans leur application par les agents du service des épizooties, sous la surveillance desquels, je vous le rappelle aussi, la désinfection des étables atteintes, doit toujours être pratiquée.

Je signale en outre à votre attention l'intérêt qui s'attache à étendre, autant que possible, le périmètre sur lequel doivent porter les déclarations d'infection que vous avez à prononcer en matière de fièvre aphteuse. Lorsque la déclaration a été tardive ou que plusieurs cas se produisent simultanément dans une commune, il est presque certain, qu'avant l'intervention de l'autorité, les bêtes malades avaient été déjà en contact direct ou indirect avec les autres bestiaux de la localité, et que nombre de ceux-ci seront atteints à leur tour dans un délai rapproché ; il importe donc de les immobiliser, pour qu'ils ne portent pas la maladie au dehors, et dans ce but vous ne devez pas hésiter, en pareille circonstance, à déclarer infectée la localité tout entière.

Cette déclaration générale d'infection entrainera, indépendamment de la séquestration des bêtes malades et des bêtes suspectes même par simple contact avec les animaux malades, l'interdiction de sortir du périmètre déclaré infecté aucun animal des espèces bovine, ovine, caprine et porcine, si ce n'est pour abatage, dans les conditions indiquées par le décret du **22 juin 1882**, et elle entrainera en outre l'interdiction de passage dans la portion de territoire déclarée infectée, pour les animaux des autres localités. Elle ne devra être levée que quinze jours au minimum après la guérison du dernier cas de fièvre aphteuse constaté dans ce périmètre.

Quant aux foires et marchés aux bestiaux, je vous invite de nouveau à suspendre toutes celles de ces réunions commerciales, dans lesquelles vous n'auriez pas encore réussi à faire instituer le service d'inspection sanitaire prévu par l'article **39** de la loi du **21 juillet 1881**. Je vous recommande aussi de faire surveiller le fonctionnement de ce service par le vétérinaire délégué, comme je l'ai déjà indiqué dans ma circulaire du **1er décembre 1888**, et je vous prie de donner les ordres les plus formels pour que la désinfection des emplacements de la foire ou du marché soit régulièrement effectuée après chaque jour de vente, ainsi que le prescrit l'article 38 du décret du 22 juin 1882.

Dans certains départements les vétérinaires-inspecteurs des foires et marchés sont astreints à établir, après la tenue de chacune de ces réunions commerciales, un rapport en double exemplaire pour être transmis au maire et au préfet, dans lequel ils signalent tous les faits qui se sont produits, et certifient notamment l'accomplissement, sous leur direction et sous leur surveillance, de toutes les opérations de désinfection. Cette mesure est susceptible de donner les meilleurs résultats, et il y aurait intérêt à ce qu'elle se généralisât.

Mais, quelle que soit la surveillance exercée sur les marchés aux bestiaux, ils n'en donnent pas moins les plus grandes facilités de propagation de la maladie, lorsque celle-ci sévit avec intensité dans la région, car si le vétérinaire-inspecteur peut faire saisir les malades, séquestrer tous ceux qu'il sait avoir été en contact avec eux, il est évidemment impuissant, lorsque les animaux qui lui sont présentés ont été contaminés depuis trop peu de temps, pour que la maladie soit encore déclarée. Vous devrez donc faire usage des pouvoirs que vous donne l'article 31 du décret du 22 juin 1882, dès que ces réunions commerciales vous paraîtront présenter un danger, en raison de l'état sanitaire des localités qui les approvisionnent.

J'ajouterai que, dans un certain nombre de cas, l'apparition de la maladie a été attribuée à l'introduction d'animaux venant des grands marchés de bétail et notamment de celui de la Villette ou qui auraient été transportés dans des wagons non désinfectés.

La fièvre aphteuse a, dans ces derniers temps, été effectivement constatée à plusieurs reprises dans les bouveries du marché de la Villette, et mon administration s'occupe actuellement de concert avec l'administration préfectorale, de l'étude des mesures qu'il peut encore être nécessaire de prendre pour assurer la parfaite salubrité de ce marché. Mais les mesures de précaution déjà prises sont telles, qu'il est certain que l'infection des bouveries qui s'est plusieurs fois produite, est le résultat d'envois répétés à la Villette d'animaux contaminés venant de la province. La plus grande partie de ces envois venait évidemment d'individus qui vidaient clandestinement leurs étables, au lieu de faire la déclaration prescrite de l'apparition de la maladie dans leur exploitation. Mais le décret du 22 juin 1882 prévoit, comme vous le savez, que les propriétaires d'animaux chez lesquels la fièvre aphteuse sévit peuvent être autorisés sous certaines conditions à livrer leur bétail à la boucherie ; en principe, ces bêtes doivent être sacrifiées à l'abattoir le plus voisin de la demeure du propriétaire ; mais en fait, les animaux sont souvent dirigés sur les abattoirs de la Villette, et je ne m'oppose pas, dans l'intérêt des agriculteurs qui trouvent sur le marché de Paris, plus de facilité pour se défaire de leur bétail, à ce que cette pratique continue d'être suivie. Il importe toutefois, comme j'ai déjà eu l'occasion de vous le faire connaître, que le transport ait toujours lieu en wagons plombés, qui devront porter la mention : *Paris, bestiaux, abattoirs,* et qu'avis soit donné de l'expédition et de son heure probable d'arrivée au vétérinaire-inspecteur du marché de la Villette, à qui devra être adressé en même temps un état indicatif du nombre des animaux avec leur signalement, car

il est de toute nécessité que le service d'inspection soit en état
de prendre au débarquement, des dispositions pour prévenir
le contact entre les bêtes malades ou suspectes, et toutes
celles qui peuvent en même temps arriver au marché.

Je n'ai pas besoin d'ajouter que les mêmes règles doivent
être suivies pour les envois de malades ou suspects sur les
autres abattoirs des grandes villes, et généralement sur tous
les abattoirs où les animaux doivent être transportés par voie
ferrée.

En ce qui concerne les wagons à bestiaux, les compagnies
de chemins de fer ont, sur ma demande, renouvelé les
instructions qu'elles avaient données à leurs agents, pour
que cette désinfection soit toujours et rigoureusement pratiquée, et elles sont résolues à punir sévèrement toute infraction à leurs ordres dans cette partie du service. J'ai également
fait appeler l'attention des agents du contrôle des chemins
de fer sur la nécessité d'une surveillance active de ces opérations de désinfection : mais quelles que soient la surveillance exercée et la sévérité des ordres donnés, des négligen-
ces peuvent toujours se commettre de la part du personnel
inférieur des compagnies, et je vous serai obligé de m'informer immédiatement de tous les faits précis parvenant à votre
connaissance qui établiraient que cette désinfection n'a pas
été pratiquée.

Enfin, je vous recommanderai de tenir les vétérinaires du
service départemental exactement au courant de la marche
de l'épizootie dans la région, et même de faire publier dans
les journaux du département les cas constatés dès qu'ils vous
auront été signalés. Pour que les informations qui seront
ainsi données soient aussi complètes que possible, je désire

que toute apparition de fièvre aphteuse qui se produira dans un département, soit immédiatement portée à la connaissance des préfets des départements limitrophes, et je vous prie de vouloir bien donner des ordres à cet effet.

Je sais quel est le dévouement des vétérinaires pour les intérêts de l'agriculture et pour ceux du pays tout entier ; je compte donc particulièrement sur leurs conseils aux cultivateurs, sur leur surveillance active de l'état sanitaire du bétail, dans leur clientèle ou dans leur circonscription, pour prévenir les progrès de l'épizootie ; et c'est pour faciliter leur action, que je vous prie de les tenir ainsi informés de la situation. Mais je compte aussi, Monsieur le Préfet, sur toute votre énergie pour faire respecter les prescriptions de la loi et des règlements sur la matière et pour les faire appliquer dans chaque circonstance avec la promptitude tout exceptionnelle que nécessitent la subtilité de contagion et la rapidité de la dispersion de la fièvre aphteuse.

Le Ministre de l'Agriculture,
VIGER.

Instruction du comité consultatif des épizooties du 15 septembre 1894 sur l'emploi de la malléine pour le diagnostic des cas douteux de morve.

Les injections de malléine peuvent au même titre que les inoculations de produits suspects (jetage ou pus) rendre de grands services pour le diagnostic des cas douteux de morve.

Dans tous les cas où l'on peut recourir à l'inoculation révélatrice (âne, cobaye ou chien) on pourrait, à la rigueur, ne pas faire d'injection de malléine ; il vaudrait mieux en faire

cependant : si la malléine provoque la réaction complète
(hyperthermie, œdème volumineux et sensible, prostration,
etc.), le diagnostic qu'entraîne le résultat positif des inoculations en acquiert un plus haut degré de certitude ; d'autre
part, il n'est pas rare de rencontrer certaines lésions simulant
la morve, dont les produits, inoculés dans le péritoine des
cobayes mâles, provoquent le développement d'une orchite
ayant beaucoup d'analogies avec l'orchite morveuse ; le vétérinaire pourrait être tenté de conclure à l'abatage du malade ; l'absence de toute réaction à l'injection de malléine le
mettra en garde contre cette erreur de diagnostic.

Enfin, il est des cas douteux de morve où l'on ne peut recourir à l'emploi de l'inoculation révélatrice, la matière
inoculable, jetage ou pus, faisant entièrement défaut.

C'est surtout alors qu'il faut recourir aux injections de
malléine : quand elle entraîne une élévation de température
avoisinant, ou dépassant 2 degrés ; quand elle provoque en
même temps un œdème volumineux, chaud, sensible et per-
sistant, la perte de l'appétit, des tremblements, de la prostration, etc., on peut affirmer que le cheval suspect est bien
réellement morveux et en demander l'abatage (aux termes de
l'article 8 de la loi).

L'animal suspect étant reconnu morveux et abattu, quelle
conduite faut-il tenir à l'égard de ses compagnons d'écurie ?

Dans l'état actuel, l'écurie contaminée est frappée d'un
arrêté d'infection ; tous les animaux qu'elle renferme sont
soumis à la surveillance du service sanitaire ; le propriétaire
ne peut s'en dessaisir que pour l'équarrissage ; il ne peut les
faire travailler qu'autant qu'ils ne présentent aucun signe de
suspicion et seulement sous les conditions prescrites par

l'arrêté préfectoral : la déclaration d'infection n'est levée que lorsque deux mois se sont écoulés, sans qu'aucun cas de morve ait été constaté dans l'écurie ; les animaux qui ont présenté quelque symptôme douteux restent soumis à la surveillance du service sanitaire pendant un an.

Il est bien rare qu'un cas de morve reste isolé dans une écurie qui renferme un certain nombre de chevaux ; la règle, c'est que d'autres animaux, voisins du premier, deviennent morveux à leur tour. Mais, avant qu'ils présentent des signes apparents permettant de se mettre en garde contre eux, ils ont pu déjà répandre autour d'eux, les germes de la maladie et contaminer leurs voisins ; c'est ainsi que la morve se propage et parfois se perpétue dans les écuries importantes, frappant une fraction plus ou moins grande de l'effectif.

L'injection de malléine, en désignant ceux des animaux contaminés qui sont actuellement dangereux ou qui peuvent le devenir, permet de parer à ce danger. Il y a donc lieu de soumettre à l'épreuve de la malléine tous les compagnons d'écurie du cheval reconnu morveux :

1° Ceux qui manifesteront la réaction ordinaire (hyperthermie, œdème, prostration, etc.) seront déclarés *suspects* ; ils seront rigoureusement isolés des autres, marqués et soumis à la surveillance du service sanitaire pendant un an, au même titre que ceux qui ont présenté quelque symptôme pouvant se rattacher à la morve (article 46 du règlement) ; au cours de cette surveillance, l'injection de malléine sera répétée (tous les deux mois) : ceux qui, en outre de la réaction à la malléine, viendraient à présenter l'un quelconque des signes cliniques de la morve (glande indurée, jetage, lymphangite suppurée, sarcocèle, ulcération nasale ou cutanée, etc.) seront considérés comme morveux et abattus ; au contraire, ceux qui auront subi sans réaction deux injections successives de malléine seront déclarés sains ; ils pourront être remis dans le rang ; le propriétaire en disposera librement.

En tous cas, les sujets déclarés suspects à la suite de l'injection de malléine resteront en surveillance tant qu'ils n'auront pas subi sans réagir deux injections successives de malléine ; ils pourront être utilisés tant qu'ils ne présenteront aucun symptôme clinique pouvant les faire considérer comme dangereux et seulement sous la condition de ne jamais boire aux abreuvoirs communs et de ne jamais entrer dans une écurie autre que la leur.

2° Quant à ceux des chevaux contaminés qui n'auront pas réagi à la malléine, le propriétaire en aura le libre usage, à la condition de les maintenir isolés rigoureusement des suspects, et de désinfecter à fond l'écurie et tous les objets à leur usage ; toutefois ces chevaux ne pourront être vendus pendant les deux mois qui suivront l'épreuve de la malléine (article 44 du règlement).

Loi du 31 juillet 1895 portant modification aux lois du 21 juillet 1881 et du 2 août 1884, relatives aux ventes et échanges d'animaux domestiques.

Art. 1er. — L'article 13 de la loi du 21 juillet 1881 est complété par les quatre paragraphes suivants :

« Et si la vente a eu lieu, elle est nulle de droit, que le vendeur ait connu ou ignoré l'existence de la maladie dont son animal était atteint ou suspect.

23.

Néanmoins, aucune réclamation de la part de l'acheteur, pour raison de ladite nullité, ne sera recevable lorsqu'il se sera écoulé plus de quarante-cinq jours depuis le jour de la livraison, s'il n'y a poursuite du ministère public.

Si l'animal a été abattu, le délai est réduit à dix jours à partir du jour de l'abatage, sans que toutefois l'action puisse jamais être introduite après l'expiration du délai de quarante-cinq jours. En cas de poursuite du ministère public, la prescription ne sera opposable à l'action civile, comme au paragraphe précédent, que conformément aux règles du droit commun.

Toutefois, en ce qui concerne la *tuberculose* dans l'espèce bovine, la vente ne sera nulle, que lorsqu'il s'agira d'un animal soumis à la séquestration ordonnée par les autorités compétentes. »

Art. 2. — L'article 2 de la loi du 2 août 1884 est modifié ainsi qu'il suit :

« Sont réputés vices rédhibitoires et donneront seuls ouverture aux actions résultant des articles 1644 et suivants du Code civil, sans distinction des localités où les ventes et échanges auront lieu, les maladies ou défauts ci-après, savoir :

Pour le cheval, l'âne et le mulet :

L'immobilité, l'emphysème pulmonaire, le cornage chronique, le tic proprement dit, avec ou sans usure des dents, les boiteries intermittentes, la fluxion périodique des yeux.

Pour l'espèce porcine : la ladrerie. »

Décret du 14 mars 1896 pour rendre la tuberculine obligatoire pour les animaux venant de l étranger.

ART. 1er. — Les animaux de l'espèce bovine venant de l'étranger présentés à l'importation en France, sont soumis à l'épreuve de la tuberculine et, à cet effet, ils sont placés en observation à la frontière aux frais des importateurs, pendant quarante-huit heures au moins.

Ceux qui présentent à cette épreuve les réactions caractéristiques de la tuberculose sont refoulés après avoir été marqués, à moins que l'importateur ne consente à ce qu'ils soient immédiatement abattus. Dans ce cas, l'abatage a lieu sur place sous la surveillance du vétérinaire inspecteur attaché au bureau de douane d'introduction.

ART. 2. — Sont exemptés de l'épreuve de la tuberculine les animaux de l'espèce bovine qui sont déclarés pour la boucherie. Ces animaux ne sont admis qu'à destination des marchés de localités où il existe un abattoir public. Ils sont marqués, et le laissez-passer est renvoyé, dans les quinze jours de sa date, au vétérinaire inspecteur qui l'a délivré avec un certificat d'abatage, émanant du vétérinaire préposé à la surveillance de l'abattoir où les animaux ont été sacrifiés.

Dans le cas où les animaux ne seraient pas tous abattus dans la localité déclarée au moment de l'entrée en France, la réexpédition ne pourra avoir lieu qu'avec un laissez-passer délivré par le maire de la dite localité, et à destination d'autres localités également pourvues d'un abattoir public. La justification de l'abatage de ces animaux devra être fournie dans la forme et le délai indiqués au paragraphe précédent.

Art. 3. — Le Ministre de l'Agriculture est chargé de l'exécution du présent décret, qui aura son effet à partir du 15 avril 1896.

Circulaire ministérielle du 13 avril 1896 sur la tuberculine.

Monsieur le Préfet,

Un décret en date du 14 mars dernier, inséré au *Journal officiel* du 15 dudit mois, a décidé, pour prévenir l'introduction *de la tuberculose* dans nos étables par des bêtes tuberculeuses venant de l'étranger, que tous ceux des animaux de l'espèce bovine importés en France qui ne doivent pas être immédiatement livrés à la boucherie seraient, à partir du 15 avril courant, soumis à l'épreuve de la tuberculine au moment de leur passage à la frontière,

Quant aux bêtes bovines déclarées pour la boucherie qui sont exemptées de cette épreuve, l'article 2 du décret précité soumet leur admission à certaines conditions spéciales dont l'objet est d'empêcher qu'elles ne soient détournées de leur destination et d'assurer l'inspection sanitaire de leurs viandes avant la livraison à la consommation.

Cet article est ainsi conçu :

« Sont exemptés de l'épreuve de la tuberculine les ani« maux de l'espèce bovine qui sont déclarés pour la boucherie.
« Ces animaux ne sont admis qu'à destination des marchés de
« localités où existe un abattoir public. Ils sont marqués et le
« laissez-passer mentionne la localité de destination. Ce lais« sez-passer est renvoyé dans les quinze jours de sa date au

« vétérinaire-inspecteur qui l'a délivré avec un certificat
« d'abatage émanant du vétérinaire préposé à la surveillance
« de l'abattoir où les animaux ont été sacrifiés.

« Dans le cas où les animaux ne seraient pas tous abattus
« dans la localité déclarée au moment de l'entrée en France,
« la réexpédition ne pourra avoir lieu qu'avec un laissez-pas-
« ser délivré par le maire de cette localité et à destination d'au-
« tres localités également pourvues d'un abattoir public. La
« justification de l'abatage de ces animaux devra être faite dans
« la forme et les délais indiqués au paragraphe précédent. »

La marque dont il s'agit consistera dans l'apposition au feu,
à l'encolure gauche, des lettres initiales des deux mots « animaux étrangers » accolées l'une à l'autre sous cette forme .E.

Quant au laissez-passer mentionné au § 1er dudit article
et qui sera délivré au bureau de douane d'introduction, il
portera le nom ou le timbre de ce bureau et indiquera, avec
le nom du marché de destination, la date d'entrée en France
le nom et le domicile de l'importateur ainsi que le nombre
exact et le signalement des animaux auxquels il s'appliquera.

Je vous prie de vouloir bien inviter les maires de votre
département à exiger, pour toute bête bovine ainsi marquée
qui circulerait ou se trouverait dans leur commune, la production de ce laissez-passer ou du laissez-passer de réexpédition prévu au § 2 de cet article. Si cette pièce ne pouvait
leur être présentée, ou s'il n'était produit qu'un laissez-passer périmé, c'est-à-dire dont la teneur démontrerait que
l'importation remonte à plus de 15 jours, ils auraient à procéder à une enquête dont ils vous communiqueraient d'urgence les résultats. Si cette enquête établissait qu'il s'agit
bien de bêtes bovines de provenance étrangère qui ont été

importées en France en les déclarant pour la boucherie, mais qu'on a détournées ou tenté de détourner de leur destination, ou qu'on n'a pas fait sacrifier dans les délais prescrits, vous les feriez conduire à l'abattoir public le plus voisin pour y être immédiatement abattues et vous feriez dresser procès-verbal contre les auteurs de la contravention commise.

Je vous serai obligé de faire connaître aussi aux maires des communes, pourvues d'un marché aux bestiaux et d'un abattoir public, que l'envoi des bêtes bovines importées en France en les déclarant pour la boucherie, qui seront expédiées sur le marché de ladite localité, leur sera annoncé par lettres du vétérinaire inspecteur attaché au bureau de douane d'introduction, avec indication de l'heure probable d'arrivée, et qu'ils auront à vous aviser si l'expédition annoncée n'était pas effectuée, afin que vous puissiez faire rechercher la direction que les animaux auraient reçue. Vous voudrez bien les inviter en outre à donner les ordres nécessaires, pour que les bêtes bovines de provenance étrangère, portant la marque ci-dessus désignée qui seront mises en vente sur le marché de la localité, et ne seraient pas immédiatement conduites à l'abattoir de cette localité pour y être sacrifiées, ne puissent sortir du marché que sur production du laissez-passer de réexpédition.

Vous leur ferez remarquer, que ce laissez-passer de réexpédition ne doit être délivré qu'à destination de localités également pourvues d'un abattoir public, et vous appellerez leur attention sur la nécessité d'inscrire non seulement dans cette pièce le nombre exact et le signalement des animaux auxquels elle s'appliquera et le nom de la nouvelle localité de desti-

nation, mais encore d'y reproduire les indications du laissez-
passer primitif, relatives au nom du bureau de douane d'introduction en France, à la date de cette introduction et aux
nom et domicile de l'importateur.

Le ou les laissez-passer devront être remis au vétérinaire-
inspecteur de l'abattoir dans lequel les animaux seront abattus ; ces pièces devant être retournées au bureau de douane
d'introduction le vétérinaire-inspecteur de l'abattoir aura à
me les transmettre avec l'attestation d'abatage qu'il est tenu
de délivrer, et dans laquelle il devra toujours indiquer le
nombre d'animaux auxquels elle s'appliquera. Il fera cet envoi sans affranchir, à l'adresse :

Monsieur le ministre de l'agriculture,
Service vétérinaire,
Paris.

Instruction ministérielle du 31 avril 1896 pour l'emploi de la tuberculine.

1° La tuberculine provoque chez les bovidés tuberculeux
une action spécifique très remarquable se traduisant surtout
par une élévation de la température comprise entre 1,5 et
3 degrés ; chez les animaux non tuberculeux, cette réaction
fébrile fait complètement défaut ;

2° Le plus souvent, le fièvre consécutive à l'injection de
tuberculine atteint son maximum vers la quinzième heure
après l'injection, parfois, c'est dès la douzième heure, rarement c'est vers la dix-huitième ou la vingtième ; elle dure
toujours plusieurs heures ;

3° Toute lésion tuberculeuse, si récente et si limitée qu'on la suppose, est donnée par la tuberculine avec la même sûreté, la même précision que les plus graves ; mais la tuberculine ne donne aucune indication utile sur l'âge, l'étendue et la gravité de ces lésions ; pourtant il semble qu'en général, la réactionest d'autant plus intense que les lésions sont moins étendues ;

4° Quand la tuberculose est très avancée, la réaction à la tuberculine peut manquer, mais chez les sujets très tuberculeux, les signes cliniques suffisent à faire le diagnostic ;

5° L'injection de tuberculine n'apporte aucun trouble à la gestation, si avancée qu'elle soit ; elle ne modifie en rien la quantité ni la qualité du lait produit.

Les données qui précèdent dictent la marche à suivre pour procéder à l'épreuve de la tuberculine.

a Il faut tout d'abord prendre la température des animaux, dans le rectum pour les mâles, dans le vagin pour les femelles. Si quelques sujets sont fiévreux, il faut, pour eux, ajourner l'opération jusqu'à ce que leur température soit redevenue normale. Doivent être considérés comme fiévreux ceux dont la température dépasse 39°5 s'il s'agit d'animaux adultes, 40 degrés s'il s'agit de veaux.

b) La température prise, il faut procéder à l'injection ; on emploie la tuberculine diluée au dixième, telle que l'expédie l'Institut Pasteur ; cette tuberculine se conserve plusieurs mois, en flacons bouchés, à l'abri de la lumière et de la chaleur.

L'injection se fait, à l'aide d'une seringue Pravaz, dans le tissu cellulaire sous-cutané, à l'encolure ou en arrière de l'épaule.

Il faut injecter d'un seul coup :

4 centimètres cubes de la dilution. s'il s'agit de vaches de grande taille ou de taureaux ;

3 centimètres cubes pour les vaches de taille moyenne ;

2 centimètres cubes pour les génisses ;

1 centimètre cube pour les veaux.

c) L'injection sera faite après avoir pris une première fois la température des animaux (température initiale) et s'être assuré qu'aucun n'est fiévreux : on prendra de nouveau la température de tous les animaux injectés. douze heures. puis quinze, dix-huit et vingt et une heures après l'injection.

d) La *réaction* est mesurée par la différence qui existe entre la température initiale et la plus haute température observée après l'injection. Si la différence est supérieure à 1°5, l'animal doit être considéré comme tuberculeux. Si elle est inférieure à 1 degré. l'animal doit être considéré comme sain. Si elle est comprise entre 1 degré et 1°5. il est impossible de se prononcer, l'animal doit être considéré comme suspect : il faut renouveler l'épreuve à huit jours d'intervalle.

e) Il ne faut pas oublier que le jour où la vache demande le taureau, sa température peut s'élever d'un degré et plus. Si quelque vache devenait en chaleur le lendemain de l'injection on ne pourrait donc pas se prononcer à son sujet : il faudrait, pour elle. renouveler l'épreuve à huit jours d'intervalle.

Circulaire ministérielle du 20 juillet 1896, sur la rage.

Monsieur le Préfet,

Mon attention a été appelée sur les inconvénients résultant du retard apporté dans l'envoi à l'Institut Pasteu. rdes personnes mordues par des animaux atteints de rage.

Ce retard paraît avoir pour cause la lenteur avec laquelle les pièces administratives nécessaires sont délivrées aux intéressés. Parfois, aussi, ceux-ci ignorent qu'ils peuvent trouver à l'Institut Pasteur, les secours les plus efficaces.

Il est donc nécessaire, Monsieur le Préfet, de rappeler aux autorités locales, que les personnes mordues peuvent être traitées à l'Institut Pasteur et que pour être efficace, le *traitement anti-rabique* doit être appliqué aussitôt que possible après l'accident, chaque jour qui s'écoule diminuant les chances de guérison des malades. Aussi faut-il réduire au minimum les formalités nécessaires pour leur envoi à Paris et en hâter autant que possible l'accomplissement. Il est indispensable en outre de ne pas négliger la cautérisation et les lavages antiseptiques, auxquels il est toujours utile de recourir immédiatement.

Arrêté ministériel du 28 septembre 1896 sur les viandes tuberculeuses.

ART. 1er. — L'article XI de l'arrêté ministériel du 28 juillet 1888 est modifié ainsi qu'il suit :

« Les viandes provenant d'animaux tuberculeux sont saisies et exclues en totalité ou en partie de la consommation suivant la nature et l'étendue des lésions constatées, ainsi qu'il est ci-dessous déterminé.

Elles sont saisies et exclues en totalité de la consommation :

1° Quand les lésions tuberculeuses, quelle que soit l'importance, sont accompagnées de maigreur ;

2° Quand il existe des tubercules dans les muscles ou dans les ganglions intra-musculaires ;

3° Quand la généralisation de la tuberculose se traduit par des éruptions miliaires de tous les parenchymes et notamment de la rate ;

4° Quand il existe des lésions tuberculeuses importantes à la fois sur les organes de la cavité thoracique et sur ceux de la cavité abdominale

Elles ne sont saisies et exclues qu'en partie de la consommation :

1° Quand la tuberculose est localisée soit à la cavité thoracique, soit à la cavité abdominale ;

2° Quand les lésions tuberculeuses, bien qu'existant à la fois dans la cavité thoracique et la cavité abdominale, sont peu étendues.

La saisie et l'exclusion de la consommation ne portent dans ce cas que sur les portions de viande (parois costales ou abdominales) qui sont directement en contact avec les parties malades de la plèvre ou du péritoine.

Dans tous les cas, les organes tuberculeux sont saisis et détruits, quelle que soit l'étendue de la lésion.

Toutefois les viandes suffisamment grasses peuvent être remises au propriétaire après stérilisation prolongée pendant une heure au moins soit dans l'eau bouillante, soit dans la vapeur sous pression : mais la stérilisation ne pourra avoir lieu qu'à l'abattoir sous le contrôle du vétérinaire inspecteur. »

ART. 2. — Les préfets des départements sont chargés, chacun en ce qui les concerne, de l'exécution du présent arrêté.

MÉLINE.

Circulaire ministérielle du 28 septembre 1896 sur les viandes tuberculeuses.

Monsieur le Préfet,

J'ai l'honneur de vous transmettre ci-joint un certain nombre d'exemplaires d'un arrêté que je viens de prendre pour modifier l'article 11 de l'arrêté ministériel du 28 juillet 1888, qui détermine les cas dans lesquels les viandes provenant d'animaux tuberculeux doivent être exclues de la consommation.

Cette modification a été provoquée par l'enquête à laquelle le Comité des épizooties a procédé sur l'application dudit article dans les abattoirs de chaque région de la France. Il a été établi qu'il existait entre les vétérinaires inspecteurs les plus grandes divergences sur la manière d'entendre les conditions qui doivent entrainer la saisie totale de ces viandes, et que certains d'entre eux agissaient sur ce point avec trop de rigueur.

L'ancienne rédaction était en effet trop brève dans sa forme et se maintenait dans des termes généraux laissant trop de place à la liberté des appréciations individuelles. La rédaction nouvelle dans laquelle le Comité des épizooties s'est inspiré des résolutions votées à Berne, par le récent congrès international de médecine vétérinaire, précise dans la mesure du possible les conditions qui doivent entrainer la saisie totale ou la saisie partielle des viandes.

Des divergences d'opinion pourront encore se produire, car en pareille matière les résolutions à prendre dépendent à la fois de la constatation matérielle des lésions tuberculeuses et de l'appréciation de leur degré de gravité : mais les nouvelles énumérations de l'article **2** permettront une entente plus facile et rendront plus certaine l'uniformité de décision dans tous les cas identiques. Elles faciliteront aussi la tâche du vétérinaire d'abattoir et lui donneront les moyens de l'accomplir au mieux des intérêt de tous, ceux des consommateurs et ceux des producteurs de viande.

Les vétérinaires inspecteurs réussiront d'autant mieux dans cette tâche qu'ils auront plus présents à l'esprit, avec les prescriptions réglementaires, les principes scientifiques qui les ont inspirées.

Dès le premier moment de la démonstration de l'identité de la tuberculose bovine et de la tuberculose humaine, les conditions de la nocuité possible des viandes tuberculeuses avaient été presque toutes déterminées avec précision. On savait que, hors le cas absolument exceptionnel où les muscles présentent des lésions tuberculeuses, ces organes ne sont exposés que dans des circonstances rares à recéler les agents infectants que les poussées aiguës de la maladie font quelquefois passer dans le torrent circulatoire. On savait aussi que c'est surtout quand ces agents se sont arrêtés et développés dans les ganglions lymphatiques juxta et inter-musculaires que la viande de boucherie fournie par les animaux tuberculeux est exposée à être malfaisante. Cette viande ne contient donc pas nécessairement les germes capables de communiquer la tuberculose à l'homme. Dans un grand nombre de cas les viandes qui proviennent de sujets en puissance de tuberculose sont exemptes de ces germes. De là, la tolérance qui a été admise par l'usage, de ces viandes dans l'arrêté pris à l'occasion de l'inscription de la tuberculose parmi les maladies contagieuses soumises à la loi de police sanitaire.

La nouvelle rédaction de l'article 2 a pour but de diriger l'exercice de cette tolérance. En s'éclairant des données que nous devons à l'étude expérimentale de la virulence des lésions et de la viande tuberculeuse, les vétérinaires inspecteurs comprendront mieux l'esprit qui a présidé à la rédaction des prescriptions nouvelles. Ils en distingueront bien la portée et sauront ainsi, dans l'application, se garder des saisies qui porteraient préjudice aux éleveurs sans aucun profit pour l'hygiène alimentaire.

Je vous prie, à la demande du Comité des épizooties, de vouloir bien appeler sur ces considérations l'attention des vétérinaires sanitaires et des vétérinaires-inspecteurs d'abattoirs.

MÉLINE.

Circulaire ministérielle du 27 juillet 1897 sur les viandes tuberculeuses.

Monsieur le Préfet,

J'ai été avisé que, dans certains abattoirs, les prescriptions contenues dans mon arrêté du 28 septembre 1896 n'étaient pas observées et que, par suite, des mesures trop rigoureuses étaient encore prises en ce qui concerne la saisie des viandes provenant d'animaux tuberculeux.

Je vous prierai de rappeler aux vétérinaires sanitaires ainsi qu'aux vétérinaires inspecteurs des abattoirs, les dispositions de l'arrêté précité en insistant plus particulièrement sur celles qui ne prescrivent, dans certains cas, que la saisie partielle des viandes, et vous voudrez bien inviter ces vétérinaires à s'y conformer avec la plus scrupuleuse exactitude.

D'autre part, je serais désireux de voir adopter par les abattoirs de province les mesures suivantes, qui sont appliquées depuis longtemps à l'abattoir de la Villette et qui y ont donné d'excellents résultats :

1° En cas de saisie totale ou partielle de viande provenant d'animaux tuberculeux, le certificat délivré par l'inspecteur vétérinaire mentionne exactement, avec le signalement complet du sujet, la marque du propriétaire que cet animal porte ordinairement sur la corne ou sur le côté droit de l'encolure, de l'épaule, de la croupe ou du tronc ;

2° A défaut de plombage, l'inspecteur est tenu d'appliquer lui-même sur le cuir de la bête saisie telle marque qu'il jugera suffisante pour éviter toute substitution d'un cuir à un autre ; mention de cette marque sera faite sur le certificat de saisie délivré par le vétérinaire ;

3° En cas de saisie totale ou partielle, le cuir est laissé adhérent à la tête pendant un délai de trois jours de façon à permettre au propriétaire, qui peut se trouver dans une localité éloignée privée du télégraphe, de venir reconnaître son animal ou de le faire reconnaître ;

4° Le certificat de saisie totale ou partielle porte le cachet de l'administration.

Je vous prie, Monsieur le Préfet, de vouloir bien donner les instructions nécessaires pour que ces prescriptions soient suivies très exactement par le service sanitaire de votre département.

Ces mesures sont de la plus grande utilité, car elles éviteront les contestations entre les producteurs et les acheteurs. Pour s'en rendre compte, il suffit de remarquer que l'acquéreur ne peut obtenir l'annulation de la vente de l'animal saisi qu'à la condition de prouver tout d'abord l'identité de l'animal et que cette preuve est tout entière à sa charge.

J. MÉLINE.

Circulaire ministérielle du 4 août 1897, sur la tuberculose.

Monsieur le Préfet,

A diverses reprises mon Administration a été consultée sur la question de savoir quelles mesures sanitaires il convenait d'appliquer :

1° Aux animaux de l'espèce bovine qui ont cohabité avec un animal tuberculeux ;

2° A ceux qui, sans présenter aucun symptôme de tuberculose, ont simplement « réagi » à l'épreuve de la tuberculine.

Avec le Comité des Epizooties que j'ai saisi de la question, j'estime qu'en l'état actuel de la législation, aucun texte ne donne à l'autorité administrative le droit de prescrire une mesure quelconque à l'égard de l'une ou l'autre des catégories d'animaux dont il s'agit.

En effet, l'arrêté du 28 juillet 1888 qui prescrit les mesures à prendre en cas de tuberculose ne renferme aucune disposition applicable aux animaux ayant cohabité avec les malades. Les mesures rigoureuses qu'il édicte visent les seuls « animaux reconnus tuberculeux » et, par cette expression, il faut entendre uniquement ceux chez lesquels la maladie se traduit par des signes cliniques, c'est-à-dire par des signes extérieurs suffisants pour que le vétérinaire puisse affirmer son existence. Il faut remarquer qu'en 1888, les vétérinaires n'avaient pas d'autre moyen de faire le diagnostic de la tuberculose, la tuberculine étant encore inconnue. Les prescriptions de l'arrêté du **28 juillet 1888** ne sauraient donc être appliquées aux animaux qui ne présentent aucun des signes cliniques de la tuberculose, et chez lesquels la maladie n'a pu être reconnue, que par la réaction de la tuberculine.

Vous voudrez bien rappeler aux agents du service vétérinaire que l'épreuve de la tuberculine ne peut être appliquée : même dans une étable où la tuberculose a été constatée, *qu'avec le consentement du propriétaire*.

J'ajouterai que chaque fois que la tuberculose aura été constatée sur un animal de l'espèce bovine, que cet animal soit encore vivant, ou qu'il ait été livré à la boucherie ou à l'équarrissage, il y aura lieu de faire visiter, par le vétérinaire sanitaire de la circonscription, les animaux qui ont cohabité avec le malade. Si l'examen clinique permet d'affirmer que certains de ces animaux sont tuberculeux, il leur sera fait application des dispositions de l'arrêté du **28 juillet 1888**. Aucune mesure sanitaire ne pourra être prescrite contre les autres bovidés habitant la même étable, alors même que le propriétaire aurait consenti à l'emploi de la tuberculine et que certains d'entre eux auraient éprouvé la réaction caractéristique ; enfin je le répète en aucun cas, l'injection ne pourra être pratiquée *sans l'assentiment du propriétaire*.

J'attire, Monsieur le Préfet, toute votre attention sur ces instructions et je vous prie de les porter, dans le plus bref délai possible, à la connaissance du service vétérinaire. Je tiendrais également à ce que les inspecteurs de tous les abattoirs qui existent dans votre département en reçoivent communication.

J. MÉLINE.

24

Circulaire ministérielle du 12 février 1898 sur la vaccination préventive du rouget du porc.

Monsieur le Préfet,

En attirant votre attention, par ma circulaire du 20 avril 1891, sur les pertes considérables occasionnées dans plusieurs régions par le rouget du porc, je vous signalais le grand intérêt qu'il y avait à vulgariser la pratique de la vaccination préventive afin d'enrayer les ravages causés par cette maladie. Pour répandre cette pratique le plus rapidement possible, je vous conseillais de démontrer l'immunité que confère la vaccination par des expériences publiques dans les principaux centres d'élevage de votre département.

L'idée de la vaccination, grâce aux efforts qui ont été tentés de tous côtés, paraît faire de notables progrès et c'est un désir généralement exprimé de voir donner les plus grandes facilités à l'inoculation préventive. Un obstacle cependant s'oppose au développement de la pratique de la vaccination, c'est l'obligation d'avoir recours dans chaque cas au vétérinaire. Des agriculteurs et quelques Conseils généraux se sont élevés contre cette obligation et ont demandé pour les propriétaires la faculté de procéder eux-mêmes aux opérations de la vaccination. La commission du budget, de son côté, par l'organe du rapporteur désigné pour le ministère de l'agriculture, a émis un vœu dans le même sens.

Ces réclamations sont justifiées dans une certaine mesure.

Comme vous le savez, les cultivateurs qui désirent faire vacciner leurs porcs sont obligés actuellement de faire venir un vétérinaire pour effectuer l'opération de la vaccination, attendu que l'Institut Pasteur n'envoie le vaccin du rouget qu'à ses praticiens ; or beaucoup de villages se trouvent totalement dépourvus de vétérinaires et sont trop éloignés des centres où résident ces praticiens pour que les propriétaires puissent les faire venir aussi souvent qu'il est nécessaire et en temps opportun. Les honoraires et les frais de déplacements qu'il faut payer aux vétérinaires, sont dans ce cas trop considérables et les petits propriétaires préfèrent courir la chance de la maladie plutôt que de faire appel à leur concours.

Le Comité consultatif des épizooties auquel j'ai soumis la question a pensé qu'il était possible, sans abandonner les règles de prudence qui ont dicté l'article 19 de l'arrêté ministériel du 28 juillet 1888, d'apporter des tempéraments aux prescriptions qu'il renferme.

D'accord avec lui, j'estime que les mesures suivantes me paraissent de nature à remédier à l'état de chose actuel.

Il conviendrait tout d'abord d'engager les propriétaires à se grouper, à former des syndicats dans le but de faciliter la pratique de la vaccination préventive du rouget. Dans les localités dépourvues de vétérinaires, ces groupements seraient très précieux, car ils permettraient aux cultivateurs de faire venir à frais communs, un vétérinaire pour procéder à la vaccination des porcs de la localité, la dépense répartie sur un grand nombre de personnes serait très minime.

En second lieu, il serait nécessaire que vous organisiez des tournées de vétérinaires dans les principaux centres d'élevage. Ces praticiens, qui seraient choisis autant que possible parmi les agents du service sanitaire et dont les frais de déplacements seraient payés sur les fonds du département, auraient pour mission de se rendre à époques fixées et annoncées à l'avance dans les villages dépourvus de vétérinaires et de se mettre à la disposition des cultivateurs qui voudraient faire vacciner leurs animaux. Les dépenses de vaccination seraient à la charge des propriétaires de porcs.

J'attache la plus grande importance à l'organisation de ce service et je suis tout disposé à aider les départements, dans la mesure des crédits dont je pourrai disposer.

Je reconnais que ces tournées, à cause des frais de déplacements qu'elles entraineront, ne pourront avoir lieu qu'à de rares intervalles, trois fois par an probablement. Comme la naissance des porcs a lieu pendant tout le cours de l'année, cette mesure ne sera pas suffisante pour satisfaire les éleveurs. Aussi dans l'intervalle des tournées, je suis d'avis d'autoriser les propriétaires à pratiquer eux-mêmes la vaccination sous leur responsabilité personnelle. Ces propriétaires pourraient donc recevoir le vaccin du rouget directement sans passer par l'intermédiaire du vétérinaire ; mais ils devraient se soumettre aux formalités suivantes :

La demande du vaccin ne pourra être envoyée directement par l'intéressé à l'Institut Pasteur ; elle devra être remise à la mairie de la commune où habite l'éleveur. Le maire joindra à la demande un certificat attestant qu'elle émane d'un propriétaire de porcs et qu'il n'existe pas de vétérinaire dans le village ni dans un rayon de 12 kilomètres pour les pays de plaine et de 8 kilomètres pour les pays de montagne : il adressera ces pièces au préfet du département qui les fera parvenir à l'Institut Pasteur après que le vétérinaire délégué aura donné son approbation.

Conformément aux dispositions du dernier paragraphe de l'article 19 de l'arrêté du 28 juillet 1888, les porcs vaccinés par les soins des propriétaires devront rester pendant 15 jours, à partir de la date de la dernière vaccination, sous la surveillance du vétérinaire sanitaire ; il leur est interdit de se dessaisir de ces animaux pendant cette période si ce n'est pour les faire immédiatement abattre.

Je fais connaître à l'Institut Pasteur les conditions dans lesquelles les demandes devront lui parvenir et je le prie, afin de faciliter l'opération de la vaccination aux propriétaires, de vouloir bien joindre une notice explicative aux tubes de vaccin qui seront envoyés.

Le Président du Conseil, Ministre de l'Agriculture,
J. MÉLINE.

Arrêté ministériel du 1ᵉʳ avril 1898, relatif à la désinfection dans le cas de maladies contagieuses des animaux.

ART. 1ᵉʳ. — Les opérations de désinfection prescrites par la loi du 21 juillet 1881 sur la police sanitaire des animaux et le décret du 22 juin 1882 rendu pour son exécution ont lieu sous la direction et la surveillance du vétérinaire sanitaire, conformément aux règles ci-après :

CHAPITRE PREMIER

PRESCRIPTIONS GÉNÉRALES.

A. — *Objets à désinfecter.*

ART. 2. — La désinfection doit s'appliquer à tout ce qui

24.

peut recéler les germes des maladies contagieuses et notamment :

1° Aux locaux qui ont été habités par les animaux malades et à tout ce qui peut en provenir : fumiers, purins, litières, pailles et fourrages ;

2° Aux abreuvoirs, mangeoires, auges et aux ustensiles divers qui ont pu être souillés par les animaux ;

3° Aux ruisseaux, rigoles et conduits servant à l'écoulement des déjections liquides ; aux fosses à purin et au lieu de dépôt de fumiers ;

4° Aux cours, enclos, herbages et pâtures où ont stationné les animaux malades ;

5° Aux rues, routes et chemins qui ont été parcourus par les animaux malades ou par les véhicules chargés de leurs cadavres ou de leurs fumiers ;

6° Aux véhicules qui ont servi au transport des animaux atteints ou soupçonnés d'être atteints de maladies contagieuses ou de leurs cadavres, et des fumiers provenant des locaux, cours, enclos ou herbages déclarés infectés. Ces véhicules doivent être disposés de façon à ne laisser tomber ni écouler sur le sol aucune matière solide ou liquide ;

7° Aux cadavres et à leurs débris ;

8° Aux fosses d'enfouissement ;

9° Aux personnes qui, par suite de leurs rapports avec les animaux malades, avec leurs cadavres ou débris de cadavres, leurs fumiers, peuvent devenir les agents de la transmission des maladies contagieuses.

B. — Agents désinfectants.

ART. 3. — La désinfection est faite au moyen de l'un des désinfectants suivants :

Le bichlorure de mercure en solution à un pour mille, additionné d'acide chlorhydrique à cinq pour mille ;

L'hypochlorite de soude commercial au dixième, c'est-à-dire un litre d'hypochlorite avec neuf litres d'eau ;

Le lait de chaux préparé au moment de l'emploi avec de la chaux vive, dans la proportion de 10 0/0.

L'eau bouillante projetée à l'aide de la vapeur sous pression.

CHAPITRE II

PRESCRIPTIONS SPÉCIALES A CHACUNE DES MALADIES CONTAGIEUSES

Section I. — *Peste bovine.*

Art. 4. — La désinfection dans le cas de peste bovine s'effectue de la manière suivante :

1º Arrosage avec l'une des solutions désinfectantes indiquées à l'article 3, et enlèvement des fumiers, litières, pailles, fourrages et autres substances alimentaires qui ont été exposées aux émanations des animaux ;

2º Grattage, raclage et lavage du sol des étables à plusieurs reprises avec l'une des solutions désinfectantes ou à l'eau bouillante, dans les conditions indiquées à l'article 3. Mêmes opérations pour les murs, plafonds, cloisons, portes, fenêtres, mangeoires, râteliers, seaux, barbottoirs, etc. ;

3º Fumigations à l'acide sulfureux des locaux qui seront maintenus hermétiquement clos pendant les 8 jours qui suivront cette opération ;

4º Arrosages réitérés avec l'une des solutions désinfectantes des ruisseaux, rigoles, conduits d'écoulement des purins, aussi bien à l'extérieur qu'à l'intérieur des bâtiments de ferme ;

5° Interdiction de vider les fosses à purin avant un délai de trois mois, si ce n'est après désinfection opérée par l'addition de lait de chaux dans la proportion de quarante litres par mètre cube de purin ;

6° Avant le chargement pour le transport à la fosse d'emfouissement ou à l'atelier d'équarrissage, les cadavres sont désinfectés par le lavage, avec l'une des solutions désinfectantes, de toutes les parties du corps souillées par les matières excrémentitielles.

Les cavités nasales, la bouche, l'anus et les organes génitaux sont en outre tamponnés avec de l'étoupe imprégnée de la même solution.

Les animaux, quelle qu'en soit l'espèce, qui ont été employés au transport sont désinfectés par le lavage de la partie inférieure des membres et de leurs sabots avec l'une de ces solutions désinfectantes.

Les voitures qui ont servi au transport sont lavées avec la même solution ;

7° Destruction par le feu des éponges, licols, cordes d'attache, balais, fourches et tous objets en bois ayant été en contact avec les animaux ou avec leurs déjections ; nettoyage et flambage des chaînes d'attache, étrilles, pelles, fourches et autres objets en fer, démontage et nettoyage des harnais avec l'eau de savon, puis lavage avec l'une des deux premières solutions désinfectantes indiquées à l'article 3 ;

8° Toute personne qui a été en contact avec les animaux, les cadavres ou les fumiers, est tenue de se soumettre aux mesures de désinfection suivantes :

a) Lavage et savonnage des mains, des bras immédiatement après chaque contact avec les animaux malades, leurs cadavres ou débris, leurs fumiers, etc.

Les eaux de lavage sont versées dans la fosse à purin ou désinfectées par le mélange à parties égales avec l'une des solutions désinfectantes indiquées à l'article 3.

b) Les chaussures et les vêtements sont immergés dans la même solution, puis lavés à plusieurs eaux.

Section II. — *Péripneumonie contagieuse.*

Art 5. — Dans le cas de péripneumonie contagieuse, la désinfection à lieu conformément aux prescriptions contenues dans les alinéas 1, 2, 3, 4 et 7 de l'article 4, ainsi que dans le paragraphe *a*), du 8e alinéa de ce même article.

Art. 6. — Les peaux des animaux morts de la péripneumonie contagieuse ou abattues comme étant atteints de cette maladie, et dont la vente est permise après désinfection, sont immergées pendant un temps prolongé dans l'une des solutions désinfectantes indiquées à l'article 3.

Section III. — *Fièvre aphteuse.*

Art. 7. — Dans le cas de fièvre aphteuse, la désinfection a lieu conformément aux prescriptions contenues dans les alinéas, 1, 2, 3 et 4 de l'article 4.

En outre, tous les objets visés à l'alinéa 7 du dit article 4 devront être nettoyés et désinfectés avec l'une des solutions désinfectantes indiquées à l'article 3.

Art. 8. — Toute personne qui a été en contact avec des animaux malades ou avec leurs cadavres, débris, fumiers est tenue de se soumettre aux mesures de désinfection indiquées au 8e alinéa dudit article 4.

Art. 9. — Avant d'être livrés au commerce, les peaux, cornes, onglons provenant d'animaux atteints de fièvre aphteuse sont désinfectés comme il est dit à l'article 6.

Section IV. — *Clavelée.*

Art. 10. — Dans le cas de clavelée, appliquer les dispositions des alinéas 1, 2 et 3 de l'article 4.

Art. 11. — Avant d'être livrés au commerce, les peaux, les pieds et les cornes des animaux atteints de clavelée sont désinfectés comme il est dit à l'article 6.

Art. 12. — Les toisons des moutons tondus après guérison sont lavées dans une eau de savon mélangée avec partie égale d'une solution d'hypochlorite de soude.

Que les animaux soient ou non tondus, il est procédé à un lavage à dos, dans un baquet, avec l'eau de savon. Dans ce cas, les eaux de lavage sont désinfectées en les mélangeant avec une quantité égale de l'une des solutions désinfectantes indiquées à l'article 3.

Section V. — *Gale.*

Art. 13. — Dans le cas de gale, les fumiers et le sol des bergeries sont abondamment arrosés avec l'un des désinfectants indiqués à l'article 3.

Les crèches, mangeoires, ainsi que toutes les parties en élévation, jusqu'à une hauteur de 1 m. 50, sont fortement frottées avec un balai dur trempé dans l'une des solutions désinfectantes indiquées à l'article 3, puis lavées à grande eau.

Section VI. — *Morve et farcin.*

Art. 14. — Dans le cas de morve et farcin, la désinfection a lieu ainsi qu'il suit :

1° Arrosage des litières, fumiers et restes de fourrages, avec l'un des désinfectants indiqués à l'article 3.

2° Nettoyage, puis lavage ou badigeonnage, avec l'un de ces désinfectants, du sol, des murs, boiseries, mangeoires, râteliers, bas-flancs, barbottoirs, seaux et de toutes les surfaces sur lesquelles les matières virulentes ont pu être déposées ; les objets à l'usage des animaux sont lavés à l'eau chaude et au savon noir, avant leur remise en service ;

3° Destruction par le feu des objets de peu de valeur tels que : éponges, brosses, longes, licols de corde, cordes d'attache, etc., qui ont servi aux animaux malades ;

4° Flambage des objets en fer, tels que mors, chaînes d'attache, étrilles, etc., etc. ;

5° Démontage et nettoyage des harnais avec l'eau de savon, puis lavage avec l'une des deux premières solutions désinfectantes indiquées à l'article 3 ;

6° Nettoyage des couvertures avec l'eau de savon, puis lavage avec l'une des deux premières solutions désinfectantes indiquées à l'article 3 ;

7° Vidange des auges servant d'abreuvoir commun et lavage à la brosse dure avec l'un des désinfectants indiqués à l'article 3 ; même opération pour les réservoirs destinés aux bains communs ; nettoyage, lavage et désinfection de tous objets à l'usage des chevaux, ânes et mulets faisant partie de l'exploitation où la morve et le farcin ont été constatés.

ART. 15. — Toute personne qui a été en contact avec les animaux malades, leurs cadavres ou les fumiers, est tenue de se soumettre aux mesures de désinfection indiquées au paragraphe a) du 8° alinéa de l'article 4.

Section VII. — *Dourine.*

Art. 16. — Dans le cas de dourine, la désinfection comporte les opérations suivantes :

1° Arrosage des litières et fumiers avec l'un des désinfectants indiqués à l'article 3 ;

2° Destruction par le feu des éponges qui ont servi aux malades ;

3° Lavage, avec l'un des désinfectants des harnais et des places occupées par les malades, des murs, boiseries, bas-flancs, etc., autour d'eux, jusqu'à une hauteur de **2** mètres.

Section VIII. — *Rage.*

Art. 17. — Dans le cas de rage, la désinfection a lieu de la manière suivante :

1° Lavage, avec l'un des désinfectants indiqués à l'article 3, des surfaces et des objets sur lesquels les animaux enragés ont pu répandre leur bave, et particulièrement de l'intérieur des niches et des chenils, des colliers, licols et harnais, ainsi que du sol, des murs et des bas-flancs, mangeoires, râteliers, seaux, barbottoirs, etc. ;

2° Arrosage, avec l'un de ces désinfectants, des litières, fumiers, restes d'aliments et de fourrages ;

3° Immersion prolongée dans l'une des solutions désinfectantes indiquées à l'article 3, des éponges, brosses, couvertures, etc.

Section IX. — *Fièvre charbonneuse.*

Art. 18. — Dans le cas de fièvre charbonneuse, la désinfection des locaux et des emplacements qui ont été occupés par les animaux malades comporte les opérations suivantes :

1° Arrosage des litières, fumiers et déjections avec l'une des deux premières solutions désinfectantes indiquées à l'article 3 ;

2° Lavage, avec l'un des désinfectants indiqués à l'article 3, du sol, des murs et de tous objets ayant pu être souillés par les animaux malades ;

3° Avant le chargement des cadavres pour le transport à la fosse d'enfouissement, ou à l'atelier d'équarrissage, la bouche, les cavités nasales, les yeux, l'anus, les organes génitaux, ainsi que les parties du corps souillées par les matières excrémentitielles sont lavés avec l'une des solutions désinfectantes indiquées à l'article 3.

Les cavités nasales, la bouche et l'anus sont en outre tamponnés avec de l'étoupe imprégnée de la même solution.

4° Dans le cas d'enfouissement, les cadavres doivent être enterrés entre deux couches de chaux vive et suivant les prescriptions de l'article 4 du décret du 22 juin 1882.

Section X. — *Charbon symptomatique.*

Art. 19. — Dans le cas de charbon symptomatique, la désinfection des locaux et des emplacements qui ont été occupés par les animaux a lieu de la manière suivante :

1° Arrosage des litières, fumiers et déjections avec l'une des deux premières solutions désinfectantes indiquées à l'article 3 ;

2° Lavage, avec l'un des désinfectants indiqués à l'article 3, du sol, des murs et de tous objets ayant pu être souillés par les animaux malades.

Section XI. — *Tuberculose.*

Art. **20**. — Dans le cas de tuberculose, la désinfection des locaux qui ont été occupés par les animaux malades s'effectue de la manière suivante :

1° Arrosage des litières, fumiers et restes de fourrages avec l'une des deux premières solutions désinfectantes indiquées à l'article 3 ;

2° Lavage, avec l'un des désinfectants indiqués à l'article 3, du sol, des mangeoires, râteliers et des boiseries, ainsi que de tous objets ayant pu être souillés par les animaux malades.

Art. **21**. — Avant d'être livrés au commerce, les peaux, cornes et onglons provenant d'animaux atteints de tuberculose sont désinfectés comme il est dit à l'article 6.

Section XII. — *Rouget et pneumo-entérite du porc.*

Art. **22**. — Dans le cas de rouget ou de pneumo-entérite du porc, la désinfection des locaux qui ont été occupés par les animaux malades s'effectue de la manière suivante :

1° Arrosage, avec l'un des désinfectants indiqués à l'article 3, des litières, des déjections et des restes d'aliments ;

2° Lavage, avec l'un des désinfectants, des locaux occupés par les porcs, des cours, de leurs clôtures, des ruisseaux, rigoles et conduits d'écoulement du purin, ainsi que des bacs, auges et tous autres objets qu'ils ont pu souiller.

Art. **23**. — L'arrêté du 12 mai 1883 est et demeure rapporté.

Art. **24**. — Les préfets des départements sont chargés, chacun en ce qui le concerne, de l'exécution du présent arrêté.

Méline.

Arrêté ministériel du 1er avril 1898 relatif à la désinfection du matériel employé aux transports des animaux par terre et par eau.

CHAPITRE PREMIER

TRANSPORTS PAR TERRE.

ART. 1er. — Tout entrepreneur de transports par terre est tenu de désinfecter immédiatement après le déchargement les véhicules ayant servi à transporter des bêtes bovines, et autres espèces de ruminants (moutons, chèvres, etc.), des chevaux, ânes, mulets et porcs.

ART. 2. — La désinfection est faite, au choix de l'entrepreneur, *au moyen de l'un* des désinfectants suivants :

Le bichlorure de mercure en solution à un pour mille additionné d'acide chlorhydrique à cinq pour mille ;

L'hypochlorite de soude commercial au dixième, c'est-à-dire un litre d'hypochlorite avec neuf litres d'eau ;

Le lait de chaux préparé au moment de l'emploi avec de la chaux vive dans la proportion de 10 0/0 ;

L'eau bouillante projetée à l'aide de la vapeur sous pression.

La désinfection comprend les opérations ci-après :

1° Retirer des véhicules la litière et les déjections abondamment arrosées au préalable avec l'une des trois solutions désinfectantes désignées ci-dessus ;

2° Détacher du plancher et des parois à l'aide d'un racloir et d'un crochet approprié les matières adhérentes à leur surface ou qui remplissent les joints des planchers et balayer ces immondices ;

3° Après ces opérations, procéder au lavage à grande eau du plancher et des parois de manière à ne laisser subsister aucune trace de déjection. Le lavage doit s'étendre à l'intérieur et à l'extérieur du véhicule ;

4° Lorsque le véhicule sera suffisamment ressuyé, badigeonner le plancher et les parois avec l'une des trois solutions désinfectantes indiquées ci-dessus ou les soumettre à l'action de l'eau bouillante projetée comme il est dit ci-dessus.

ART. 3. — Tout véhicule dans lequel, au moment de la visite à l'entrée en France, est constatée la présence d'un ou de plusieurs animaux atteints de maladie contagieuse ne peut pénétrer plus avant sur le territoire français qu'après avoir été soumis à une désinfection complète. Cette opération a lieu sous la direction du vétérinaire préposé à la visite.

Quant aux animaux, il leur est fait application des dispositions du décret du 22 juin 1882 et de l'arrêté du 28 juillet 1888.

CHAPITRE II

TRANSPORTS PAR EAU.

ART. 4. — Tout bateau ou navire ayant servi à transporter des bêtes bovines et autres espèces de ruminants (moutons, chèvres, etc.), des chevaux, ânes, mulets et porcs, est désinfecté immédiatement après le débarquement des animaux.

ART. 5. — La désinfection s'applique aux places occupées ou parcourues par les animaux et aux objets à leur usage. Elle a lieu conformément aux prescriptions de l'article 2.

Art. 6. — Les pontons, passerelles et tous appareils ayant servi au débarquement sont désinfectés d'après les mêmes procédés.

Art. 7. — Après chaque arrivée et chaque départ, les quais et les emplacements destinés à recevoir les animaux sont désinfectés par l'enlèvement des déjections, le lavage à grande eau suivi d'un balayage à fond, puis par l'arrosage avec l'une des trois solutions désinfectantes indiquées à l'article 2.

Art. 8. — Dans les ports de mer, les opérations de désinfection ont lieu sous la direction des vétérinaires chargés de la visite des animaux.

Art. 9. — L'arrêté du 12 mai 1883 est et demeure rapporté.

Art. 10. — Les préfets des départements sont chargés, chacun en ce qui le concerne, de l'exécution du présent arrêté qui sera publié et affiché.

MÉLINE.

Loi de finances du 13 avril 1898 sur les indemnités pour tuberculose, art. 81.

L'article 81 est ainsi conçu : « Dans le cas de saisie de viande pour cause de *tuberculose*, des indemnités seront accordées aux propriétaires qui se seront conformés aux prescriptions des lois et règlements sur la police sanitaire.

Le montant de cette indemnité sera égal à la moitié de la valeur de la viande saisie, en cas de tuberculose généralisée ; aux trois quarts de cette valeur dans le cas de tuberculose localisée.

L'indemnité sera égale à la totalité de la valeur de l'ani-

mal abattu par mesure administrative, s'il résulte de l'abatage que cet animal n'était pas atteint de tuberculose. Dans
ce dernier cas, la valeur de la viande vendue, par les soins
du propriétaire, sous le contrôle du maire, sera déduite de
l'indemnité prévue. »

Circulaire ministérielle du 28 mai 1898, sur le rouget du porc.

Monsieur le Préfet,

Dans la circulaire que je vous ai adressée, le 12 février
1898, au sujet de la vaccination préventive du rouget, je
vous faisais connaître les nouvelles dispositions adoptées
pour permettre aux propriétaires de porcs de recevoir directement le vaccin du rouget et je vous signalais différents
moyens à employer pour faciliter la pratique de la vaccination.

J'attire d'une façon toute particulière, votre attention sur
un procédé qui pourra développer dans de grandes proportions la vulgarisation de cette vaccination. Il s'agit du marquage des animaux qui auraient subi cette opération.

D'après les renseignements qui me sont fournis et dont
l'exactitude a été constatée par le Comité des épizooties, les
porcs, lorsqu'ils sont vaccinés, se vendent plus facilement et
plus cher sur les marchés.

Dans quelques régions, les vétérinaires ont délivré des
certificats de vaccination aux propriétaires qui ont fait vacciner leurs animaux ; mais cette pratique n'a pu se développer parce qu'elle donnait lieu à des fraudes. Le certificat, en
effet, malgré le détail du signalement, ne peut présenter la

plupart du temps de garanties d'identité suffisantes ; cette pièce délivrée à un propriétaire pour un porc vacciné peut être utilisée pour la vente d'un autre animal qui n'aurait pas subi cette opération.

Pour que la mesure pût donner des résultats, il fallait arriver à trouver un procédé permettant de désigner facilement et d'une façon précise et certaine les animaux vaccinés. J'estime que la solution de la question se trouve dans le marquage des porcs vaccinés.

Pour être pratique, la marque doit être simple, légère et facilement applicable, sans le secours d'un appareil encombrant et difficile à manier ; elle doit en outre être unique et à l'abri des contrefaçons.

Je vous adresse ci-joint un type de bouton qui remplit ces conditions et dont la marque est déposée. Ce bouton se compose de deux parties destinées à être réunies à travers l'oreille de l'animal. Après une légère perforation de l'oreille, il peut être placé sous la pression seule des doigts et les deux parties une fois réunies, ne peuvent être séparées. Sur l'une des faces du bouton se trouvent les mentions : « *Ministère de l'Agriculture* et « *vacciné* » ; sur l'autre serait placée, avec un numéro indiquant le département, une marque de fabrique destinée à déjouer les fraudes.

Ces boutons, dont le prix est d'environ 30 francs le mille seraient fournis par le département et délivrés aux vétérinaires qui, seuls, pourraient en faire usage sous le contrôle de votre administration.

Je ne saurais trop vous engager, Monsieur le Préfet, à adopter ce procédé qui ne peut que donner de bons résultats, attendu que les propriétaires trouveront un intérêt à faire marquer leurs animaux qui, par ce fait, auront acquis une plus-value.

Je vous prie de me faire connaître la suite que vous aurez cru devoir donner à la présente communication.

MÉLINE.

Loi du 21 juin 1898, sur la police rurale.

Police sanitaire des animaux.

ART. 29. — Les maladies réputées contagieuses et qui donnent lieu à déclaration et à l'application des mesures de police sanitaire ci-après sont :

La rage dans toutes les espèces ;

La peste bovine dans toutes les espèces de ruminants ;

La péripneumonie contagieuse, le charbon emphysémateux ou symptomatique et la tuberculose dans l'espèce bovine ;

La clavelée et la gale dans les espèces ovine et caprine ;

La fièvre aphteuse dans les espèces bovine, ovine, caprine et porcine ;

La morve et le farcin, la dourine dans les espèces chevaline, asine et leurs croisements ;

La fièvre charbonneuse ou sang de rate dans les espèces chevaline, bovine, ovine et caprine ;

Le rouget, la pneumo-entérite infectieuse dans l'espèce porcine.

ART. 30. — Un décret du Président de la République, rendu sur le rapport du ministre de l'agriculture, après avis du Comité consultatif des épizooties, pourra ajouter à la nomenclature des maladies réputées contagieuses dans chacune des espèces d'animaux énoncées ci-dessus, toutes autres maladies contagieuses dénommées ou non qui prendraient un caractère dangereux.

Les mesures de police sanitaire pourront être étendues, par un décret rendu dans la même forme, aux animaux d'espèces autres que celles ci-dessus désignées.

ART. 31. — Tout propriétaire, toute personne ayant, à quelque titre que ce soit, la charge des soins ou la garde d'un animal atteint ou soupçonné d'être atteint de l'une des maladies contagieuses prévues par les articles 29 ou 30, est tenu d'en faire immédiatement la déclaration au maire de la commune où se trouve l'animal.

L'animal atteint ou soupçonné d'être atteint d'une maladie contagieuse, doit être immédiatement, et avant même que l'autorité administrative ait répondu à l'avertissement, séquestré, séparé et maintenu isolé autant que possible des autres animaux susceptibles de contracter cette maladie.

La déclaration et l'isolement sont obligatoires pour tout animal mort d'une maladie contagieuse ou soupçonnée contagieuse, ainsi que pour tout animal abattu, en dehors des cas prévus par le présent livre, qui, à l'ouverture du cadavre, est reconnu atteint ou suspect d'une maladie contagieuse.

Sont également tenus de faire la déclaration, tous vétérinaires appelés à visiter l'animal vivant ou mort.

Il est interdit de transporter l'animal ou le cadavre avant que le vétérinaire sanitaire l'ait examiné. La même interdiction est applicable à l'enfouissement, à moins que le maire, en cas d'urgence, n'en ait donné l'autorisation spéciale.

ART. 32. — Le maire doit, dès qu'il a été prévenu, s'assurer de l'accomplissement des prescriptions contenues dans l'article précédent et y pourvoir d'office, s'il y a lieu.

Aussitôt que la déclaration prescrite par l'article précédent a été faite, ou, à défaut de déclaration, dès qu'il a connaissance de la maladie, le maire fait procéder sans retard par le vétérinaire sanitaire à la visite de l'animal ou à l'autopsie du cadavre.

Ce vétérinaire constate et au besoin prescrit la complète exécution des dispositions de l'article 31 et les mesures de désinfection immédiatement nécessaires.

Il donne d'urgence communication au maire des mesures qu'il a prescrites et, dans le plus bref délai, il adresse son rapport au préfet.

Art. 33. — Après la constatation de la maladie, le préfet statue sur les mesures à mettre à exécution dans le cas particulier.

Il prend, s'il est nécessaire, un arrêté portant déclaration d'infection.

Cette déclaration peut entraîner, dans le périmètre qu'elle détermine, l'application des mesures suivantes :

1° L'isolement, la séquestration, la visite, le recensement et la marque des animaux et troupeaux dans ce périmètre ;

2° La mise en interdit de ce même périmètre ;

3° L'interdiction momentanée ou la réglementation des foires et marchés, du transport et de la circulation du bétail ;

4° La désinfection des écuries, étables, voitures ou autres moyens de transport, la désinfection ou même la destruction des objets à l'usage des animaux malades ou qui ont été souillés par eux, et généralement des objets quelconques pouvant servir de véhicules à la contagion.

Un règlement d'administration publique détermine celles de ces mesures qui sont applicables suivant la nature des maladies.

ART. 34. — Lorsqu'un arrêté du préfet a constaté l'existance de la peste bovine dans une commune, les animaux qui en sont atteints et ceux de l'espèce bovine qui auraient été contaminés, alors même qu'ils ne présenteraient aucun signe apparent de maladie, sont abattus par ordre du maire conformément à la proposition du vétérinaire sanitaire, et après évaluation.

Il est interdit de suspendre l'exécution desdites mesures pour traiter les animaux malades, sauf dans les cas et sous les conditions qui seraient spécialement déterminées par le ministre de l'agriculture, sur l'avis du Comité consultatif des épizooties.

ART. 35. — Dans le cas prévu par l'article précédent, les animaux malades sont abattus sur place, ou sur le lieu d'enfouissement si le transport du cadavre est déclaré par le vétérinaire plus dangereux que celui de l'animal vivant; le transport en vue de l'abatage peut être autorisé par le maire, conformément à l'avis du vétérinaire sanitaire, pour ceux qui ont été seulement contaminés.

Les animaux des espèces ovine et caprine qui ont été exposés à la contagion sont isolés et soumis aux mesures sanitaires déterminées par le règlement d'administration publique rendu pour l'exécution de la loi.

ART. 36. — Dans les cas de morve et de farcin, de tuberculose dûment constatés, les animaux doivent être abattus sur ordre du maire.

Quand il y a contestation sur la nature de la maladie, entre le vétérinaire sanitaire et le vétérinaire que le propriétaire aurait fait appeler, le préfet désigne un troisième vétérinaire, conformément au rapport duquel il est statué.

ART. 37. — Dans le cas de péripneumonie contagieuse, le préfet ordonne, dans le délai de deux jours après la constatation de la maladie par le vétérinaire délégué, l'abatage des animaux malades et l'inoculation des animaux d'espèce bovine dans le périmètre déclaré infecté.

L'inoculation n'est pas obligatoire pour les animaux que le propriétaire prend l'engagement de livrer à la boucherie dans un délai maximum de vingt et un jours à partir de la date de l'arrêté de déclaration d'infection.

Le ministre de l'agriculture a le droit d'ordonner l'abatage des animaux d'espèce bovine ayant été dans la même étable, ou dans le même troupeau, ou en contact avec des animaux atteints de péripneumonie contagieuse.

ART. 38. — La rage, lorsqu'elle est constatée chez des animaux de quelque espèce qu'ils soient, entraîne l'abatage qui ne peut être différé sous aucun prétexte.

Les chiens et les chats suspects de rage doivent être immédiatement abattus. Le propriétaire de l'animal suspect est tenu, même en l'absence d'un ordre des agents de l'administration, de pourvoir à l'accomplissement de cette prescription.

ART. 39. — Dans les épizooties de clavelée, lorsque le propriétaire d'un troupeau infecté ne fera pas claveliser les animaux de ce troupeau, le préfet pourra, par arrêté pris sur l'avis du vétérinaire délégué, ordonner l'exécution de cette mesure.

En dehors des cas d'épizootie, la clavelisation des troupeaux sains ne doit pas être exécutée sans autorisation du préfet, qui prend alors un arrêté de déclaration d'infection.

ART. 40. — L'exercice de la médecine vétérinaire dans les maladies contagieuses des animaux est interdit à quiconque n'est pas pourvu du diplôme de vétérinaire.

ART. 41. — L'exposition, la vente ou la mise en vente des animaux atteints ou soupçonnés d'être atteints de maladie contagieuse sont interdites.

Le propriétaire ne peut s'en dessaisir que dans les conditions déterminées par le règlement d'administration publique prévu à l'article 33.

Ce règlement fixera, pour chaque espèce d'animaux et de maladies, le temps pendant lequel l'interdiction de vente s'appliquera aux animaux qui ont été exposés à la contagion.

ART. 42. — La chair des animaux morts de maladies contagieuses quelles qu'elles soient, ou abattus comme atteints de la peste bovine, de la morve ou farcin, des maladies charbonneuses, du rouget et de la rage. ne peut être livrée à la consommation.

Les cadavres des animaux morts ou abattus comme atteints de maladies contagieuses doivent, au plus tard dans les vingt-quatre heures, être détruits par un procédé chimique ou par combustion, ou enfouis préalablement recouverts de chaux vive, et de telle sorte que la couche de terre au-dessus du cadavre ait au moins 1 mètre d'épaisseur.

Les cadavres des animaux morts de maladies charbonneuses, ceux des animaux morts ou ayant été abattus comme atteints de peste bovine, ne peuvent être enfouis qu'avec la peau tailladée.

Les conditions dans lesquelles devront être exécutés le transport, la destruction ou l'enfouissement des cadavres sont déterminées par le règlement d'administration publique prévu à l'article 33.

ART. 43. — Lorsque des animaux ont dû être abattus comme atteints de péripneumonie contagieuse, de tuberculose ou de pneumo-entérite infectieuse, la chair ne pourra être livrée à la consommation qu'en vertu d'une autorisation spéciale du maire, sur l'avis conforme, écrit et motivé, délivré par le vétérinaire sanitaire.

Toutefois, les poumons et autres viscères de ces animaux devront être détruits ou enfouis, en observant les précautions ordonnées par l'article précédent.

Le maire adresse immédiatement au préfet copie de l'autorisation qu'il a accordée ; il y joint un duplicata de l'avis formulé par le vétérinaire sanitaire et l'attestation que les poumons et autres viscères ont été détruits ou enfouis en sa présence ou en présence de son délégué.

Le règlement prévu par l'article 33 spécifiera les cas dans lesquels la chair des animaux atteints des maladies ci-dessus pourra être livrée à la consommation.

ART. 44. — La chair des animaux abattus comme ayant été en contact avec des animaux atteints de la peste bovine ne peut être livrée à la consommation que sur l'avis du vétérinaire sanitaire ; dans tous les cas, leurs peaux, abats et issues ne peuvent être enlevés du lieu de l'abatage qu'après avoir été désinfectés dans les conditions prescrites par le règlement d'administration publique.

ART. 45. — Tout entrepreneur de transport par terre ou par eau qui aura transporté des animaux est tenu, en tout temps, de désinfecter, dans les conditions prescrites par le règlement d'administration publique, les véhicules qui auront servi à cet usage, ainsi que les étables, les écuries, quais et cours où les animaux ont séjourné.

Art. 46. — Il est alloué aux propriétaires des animaux abattus pour cause de peste bovine, en vertu de l'article 34, une indemnité des trois quarts de leur valeur avant la maladie.

Il est alloué aux propriétaires des animaux abattus pour cause de péripneumonie contagieuse, ou morts par suite de l'inoculation, dans les conditions prévues par l'article 37, une indemnité ainsi réglée :

La moitié de leur valeur avant la maladie, s'ils en sont reconnus atteints ;

Les trois quarts, s'ils ont seulement été contaminés ;

La totalité, s'ils sont morts des suites de l'inoculation.

L'indemnité à accorder ne peut dépasser la somme de 400 francs pour la moitié de la valeur de l'animal, celle de 600 francs pour les trois quarts, et celle de 800 francs pour la totalité de sa valeur.

Art. 47. — Il n'est alloué aucune indemnité aux propriétaires d'animaux importés des pays étrangers, abattus pour cause de péripneumonie contagieuse dans les trois mois qui ont suivi leur introduction en France.

Art. 48. — Lorsque l'emploi des débris d'un animal abattu pour cause de peste bovine ou de péripneumonie contagieuse a été, conformément à l'article 43 ou à l'article 44, autorisé pour la consommation ou un usage industriel, le propriétaire est tenu de déclarer le produit de la vente de ces débris.

Ce produit appartient au propriétaire ; s'il est supérieur

à la portion de la valeur laissée à sa charge, l'indemnité due par l'Etat est réduite de l'excédent.

Art. 49. — Avant l'exécution de l'ordre d'abatage, il est procédé à une évaluation des animaux par le vétérinaire délégué et un expert désigné par la partie.

A défaut, par la partie, de désigner un expert, le vétérinaire délégué opère seul.

Il est dressé un procès-verbal de l'expertise ; le maire le contresigne et donne son avis.

Art. 50. — La demande d'indemnité doit être adressée au ministre de l'agriculture, dans le délai de trois mois à dater du jour de l'abatage, sous peine de déchéance.

Le ministre peut ordonner la revision des évaluations faites en vertu des articles 46 et 49, par une commission dont il désigne les membres.

L'indemnité est fixée par le ministre, sauf recours au Conseil d'Etat.

Art. 51. — Toute infraction aux dispositions relatives à la police sanitaire prescrites par le présent titre et aux règlements rendus pour leur exécution peut entraîner la perte de l'indemnité prévue par l'article 46.

La décision appartient au ministre, sauf recours au Conseil d'Etat.

Art. 52. — Il n'est alloué aucune indemnité aux propriétaires d'animaux abattus par suite de maladie contagieuse autre que la peste bovine ou la péripneumonie contagieuse, dans les conditions spéciales visées aux articles 34 et 37, et la tuberculose bovine dans les conditions ci-dessous ;

Dans le cas de saisie de viande pour cause de tuberculose, des indemnités seront accordées aux propriétaires qui se seront conformés aux prescriptions des lois et règlements sur la police sanitaire.

Le montant de cette indemnité sera réglé conformément aux proportionnalités établies dans la loi de finances de l'exercice 1898.

Art. 53. — En cas d'épizooties, et à défaut des propriétaires, le maire désigne un enclos dans lequel devront être portés et enfouis, dans les conditions prescrites par les deuxième et troisième paragraphes de l'article 42, tous les cadavres des animaux contaminés.

Art. 54. — Il est défendu de faire paître aucun animal sur le terrain d'enfouissement affecté aux cadavres des animaux morts de maladie contagieuse ou de livrer à la consommation les fourrages qui pourraient y être récoltés.

Importation et exportation des animaux.

Art. 55. — Les animaux des espèces chevaline, asine, bovine, ovine, caprine et porcine sont soumis, en tout temps, aux frais des importateurs, à une visite sanitaire au moment de leur entrée en France, soit par terre, soit par mer.

La même mesure peut être appliquée aux animaux des autres espèces lorsqu'il y a lieu de craindre, par suite de leur introduction, l'invasion d'une maladie contagieuse.

Art. 56. — Les bureaux de douane et ports de mer ouverts à l'importation des animaux soumis à la visite sont déterminés par décret.

Art. 57. — Le gouvernement peut prohiber l'entrée en France, ou ordonner la mise en quarantaine des animaux susceptibles de communiquer une maladie contagieuse, ou tous les objets pouvant présenter le même danger.

Il peut, à la frontière, prescrire l'abatage, sans indemnité, des animaux malades ou ayant été exposés à la contagion, et enfin prendre toutes les mesures que la crainte de l'invasion d'une maladie rendrait nécessaires.

Art. 58. — Les mesures sanitaires à prendre à la frontière sont ordonnées par les maires dans les communes rurales, par les commissaires de police dans les gares frontières et dans les ports de mer, conformément à l'avis du vétérinaire désigné par l'administration pour la visite du bétail.

En attendant l'intervention de ces autorités, les agents des douanes peuvent être requis de prêter main-forte.

Art. 59. — Dans les ports de mer ouverts à l'importation du bétail, il sera établi des quais spéciaux de débarquement, munis des agrès nécessaires, ainsi que des locaux destinés à recevoir les animaux mis en quarantaine par mesure sanitaire.

Les installations prévues au paragraphe précédent seront préalablement soumises à l'agrément du ministre de l'agriculture.

Pour couvrir les dépenses de ces installations, il pourra être perçu des taxes spéciales sur les animaux importés.

Art. 60. — Le gouvernement est autorisé à prescrire à la sortie les mesures nécessaires pour empêcher l'exportation des animaux atteints de maladies contagieuses.

Art. 61. — Les frais d'abatage, d'enfouissement, de transport, de quarantaine, de désinfection ainsi que tous autres frais auxquels peut donner lieu l'exécution des mesures sanitaires prescrites, sont à la charge des propriétaires ou conducteurs d'animaux.

En cas de refus des propriétaires ou conducteurs d'animaux

de se conformer aux injonctions de l'autorité administrative, il y est pourvu d'office à leur compte.

Les frais de ces opérations seront recouvrés sur un état dressé par le maire et rendu exécutoire par le préfet. Les oppositions seront portées devant le juge de paix.

La désinfection des wagons de chemins de fer, prescrite par l'article 45, a lieu par les soins des compagnies ; les frais de cette désinfection sont fixés par le ministre des travaux publics, les compagnies entendues.

Art. 62. — Un service des épizooties est établi dans chacun des départements, en vue d'assurer l'exécution de toutes les prescriptions de police sanitaire des animaux.

Les frais de ce service seront compris parmi les dépenses obligatoires à la charge des budgets départementaux et assimilés aux dépenses classées sous les paragraphes 1 à 4 de l'article 60 de la loi du 10 août 1871.

Art. 63. — Les communes dans lesquelles il existe des foires et marchés aux chevaux ou aux bestiaux, des abattoirs ou des clos d'équarrissage, seront tenues de préposer, à leurs frais, et sauf à se rembourser par l'établissement d'une taxe sur les animaux amenés, un ou plusieurs vétérinaires pour l'inspection sanitaire des animaux qui y sont conduits.

Cette dépense est obligatoire pour la commune.

Art. 64. — Un règlement d'administration publique détermine l'organisation du Comité consultatif des épizooties institué auprès du ministre de l'agriculture.

Les renseignements recueillis par le ministre, au sujet des épizooties, sont communiqués au Comité qui donne son avis sur les mesures que peuvent exiger ces maladies

Circulaire ministérielle du 31 octobre 1898, pour l'exécution de l'article 36 du Code rural relatif à la morve, au farcin et à la tuberculose (1).

Monsieur le Préfet,

La loi du 21 juin 1898 sur le Code rural établit en son article 36 que :

« Dans les cas de morve et de farcin, de tuberculose dû-
« ment constatés, les animaux doivent être abattus sur ordre
« du maire.

« Quand il y a contestation sur la nature de la maladie
« entre le vétérinaire sanitaire et le vétérinaire que le pro-
« priétaire aurait fait appeler, le préfet désigne un troisième
« vétérinaire, conformément au rapport duquel il est statué. »

D'autre part, il résulte de l'article 52 du Code rural et de l'article 81 de la loi de finances du 13 avril 1898, qu'au cas où l'autopsie de l'animal abattu par ordre démontrerait que cet animal n'était pas atteint de tuberculose, le propriétaire aurait droit à une indemnité égale à la totalité de la valeur de l'animal abattu, diminuée du produit de la vente de la viande.

En attendant le règlement d'administration publique qui doit intervenir pour l'exécution du Code rural, dès que toutes ses dispositions auront été votées par le Parlement, il m'a paru qu'il y avait lieu de fixer, dès à présent, les conditions dans lesquelles devront être effectués les abatages d'animaux prescrits par l'article 36.

Cet article assimile complètement la tuberculose à la morve et au farcin et n'établit aucune différence entre ces maladies quant à la procédure à suivre en matière d'abatage.

(1) *Modifiée en partie par la circulaire du 3 août 1899, page 465.*

Il s'ensuit que, pour la tuberculose comme pour la morve, l'abatage ne devra être prescrit que dans le cas seulement où la maladie sera dûment constatée, c'est-à-dire quand elle s'accusera par des symptômes, par des signes cliniques résultant sans aucun doute, des lésions organiques de nature tuberculeuse.

Quant aux bovidés, qui auront réagi à la tuberculine sans présenter de signe clinique de la maladie, ils ne pourront en aucun cas faire l'objet d'un ordre d'abatage.

Le diagnostic de la tuberculose est difficile à établir, même dans une période avancée de la maladie. Avant de demander l'abatage d'un animal suspect, le vétérinaire devra donc s'assurer par tous les moyens dont il peut disposer, que cet animal est réellement tuberculeux.

Dans la grande majorité des cas, l'injection de tuberculine lui permettra d'attribuer aux signes cliniques la signification qui leur appartient. Si, dans ces conditions, l'animal réagit nettement à la tuberculine, il peut affirmer l'existence de la tuberculose.

Mais il arrive parfois que certains animaux tuberculeux ne donnent à l'épreuve de la tuberculine qu'une réaction douteuse, ébauchée en quelque sorte, ne permettant pas une conclusion ferme. Ce sont le plus souvent des animaux gravement tuberculeux arrivés à la dernière période de la maladie, phtisiques au sens propre du terme ; alors les symptômes de la maladie sont manifestes et le diagnostic peut être établi sans recourir à la tuberculine.

C'est dans ce cas surtout que le propriétaire et son vétérinaire pourront contester la nature de la maladie et s'opposer à l'abatage en se basant sur ce que l'animal n'aura pas réagi à la tuberculine. Vous devrez alors, conformément aux dispositions du deuxième paragraphe de l'article 36, faire trancher le différend par un troisième vétérinaire, qui me paraît, dans la circonstance, devoir être le vétérinaire délégué, chef du service sanitaire du département.

On évitera ainsi toute chance d'erreur de diagnostic et l'on sauvegardera tout à la fois les intérêts du propriétaire et ceux du Trésor public.

Néanmoins, il faut prévoir le cas où cette erreur, en se produisant, donnerait lieu à l'application du troisième paragraphe de l'article 81 de la loi de finances du 13 avril 1898.

A cet effet, l'exécution de l'ordre d'abatage devra être précédée de l'évaluation de l'animal faite par le vétérinaire sanitaire et un expert désigné par la partie : à défaut d'expert le vétérinaire opérera seul.

Il sera dressé un procès-verbal de l'expertise et le maire ainsi que le juge de paix contresigneront en donnant leur avis.

Dans le cas où l'autopsie démontrerait que l'animal abattu n'était pas atteint de tuberculose, le procès-verbal d'expertise devra être adressé dans un délai de trois mois à mon administration qui effectuera le règlement des indemnités.

Ce procès-verbal sera accompagné des pièces suivantes :

1° La demande d'indemnité formée par le propriétaire ;

2° Une copie, certifiée conforme par le maire, de l'ordre d'abatage ;

3° Un certificat constatant que l'ordre d'abatage a reçu son exécution ;

4° Une déclaration du propriétaire faisant connaître, pour chaque tête de bétail abattue, le produit de la vente des animaux ou de leurs chairs et débris ; cette pièce doit être certifiée par le maire ou le vétérinaire inspecteur de l'abatoir dans lequel l'animal a été sacrifié.

Je vous prie de vouloir bien assurer dans votre département l'application des dispositions qui précèdent et je vous serai obligé de m'accuser réception de la présente circulaire qui devra être communiquée, ainsi que l'instruction qui l'accompagne, à tous les agents du service sanitaire de votre département.

Cette circulaire est suivie d'une : « Instruction sur les moyens d'assurer le diagnostic, dans les cas douteux de tuberculose. »

Circulaire ministérielle du 13 mars 1899, pour l'abatage des animaux suspects de péripneumonie contagieuse.

Monsieur le Préfet,

Notre législation sanitaire, qui prescrit l'abatage des animaux reconnus atteints de péripneumonie contagieuse, n'a pas prévu cette mesure pour les sujets simplement suspects dans une étable non encore déclarée infectée de cette maladie.

Il en résulte qu'un certain nombre de vétérinaires sanitaires hésitent à demander l'abatage d'un malade tant qu'ils n'ont pas la certitude absolue qu'il est bien péripneumonique. Ils reculent devant la crainte d'une erreur, au cas où l'autopsie démontrerait que la bête n'était pas atteinte de cette affection contagieuse.

En matière de péripneumonie, on ne doit pas attendre, pour faire sacrifier l'animal suspect, que les symptômes se soient accusés au point de permettre un diagnostic certain, car on donne ainsi à la maladie le temps de se propager ; tout symptôme pouvant se rattacher à la péripneumonie suffit à justifier l'abatage immédiat. En opérant ainsi, un certain nombre d'animaux non péripneumoniques pourront sans doute être sacrifiés, mais l'infection et l'abatage ultérieur d'un grand nombre des compagnons d'étable de l'animal suspect seront souvent évités et on sauvegardera ainsi et les intérêts du Trésor, et ceux de l'agriculture.

Je vous serai obligé de donner des instructions dans ce sens aux vétérinaires du service sanitaire de votre département, et vous voudrez bien les inviter à ne pas hésiter à demander l'abatage de ces animaux suspects pour lesquels, d'ailleurs, des indemnités seront accordées, même dans le cas où l'autopsie démontrerait qu'ils n'étaient pas atteints de péripneumonie contagieuse. De votre côté, Monsieur le Préfet, je vous serai obligé de vouloir bien donner sans retard l'ordre d'abatage.

Loi de finances du 30 mai 1899 (article 44).

L'article 81 de la loi de finances du 13 avril 1898 accordant des indemnités dans le cas de saisie de viande ; et d'abatage d'animaux pour cause de *tuberculose*, est remplacé par les dispositions suivantes :

Dans le cas de saisie de viande *et d'abatage d'animaux* pour cause de tuberculose, des indemnités sont accordées aux propriétaires qui se sont conformés aux lois et règlements sur la police sanitaire.

Ces indemnités seront réglées ainsi qu'il suit :

1° Au tiers de la valeur qu'avait l'animal au moment de l'abatage lorsque la tuberculose est généralisée ;

2° Aux trois quarts de cette valeur lorsque la maladie est localisée ;

3° A la totalité de la valeur de l'animal abattu par mesure administrative, s'il résulte de l'abatage que cet animal n'était pas atteint de tuberculose.

Dans tous les cas, la valeur de la viande et des dépouilles vendues par les soins du propriétaire, sous le contrôle du maire, sera déduite de l'indemnité prévue :

Cette indemnité ne pourra être supérieure à 200 francs pour le tiers de la valeur, à 450 francs pour les trois quarts.

Instruction de M. le ministre de l'agriculture du 14 juin 1899 sur la vaccination contre le charbon symptomatique.

La vaccination contre le charbon symptomatique peut causer des tumeurs charbonneuses mortelles ou bien se montrer insuffisante.

a) Les tumeurs charbonneuses se développent sur des sujets doués d'une très grande réceptivité et pour lesquels les vaccins ordinaires ont encore beaucoup d'activité. Cet état se présente particulièrement chez les animaux perfectionnés où le tissu conjectif est lâche, délicat et infiltré de graisse. Il est permanent dans certains pays ou bien il apparaît et disparaît dans une contrée, voire même dans quelques exploitations, sans cause connue.

Le vaccinateur se mettra en garde contre cette prédisposition, qui peut le surprendre à tout instant, en insérant exclusivement les vaccins à l'extrémité de la région coccygienne, car il est absolument établi, aujourd'hui, que ce mode d'inoculation est celui qui expose le moins aux accidents immédiats. A la rigueur, il emploiera des vaccins plus atténués que les vaccins ordinaires.

b) La vaccination n'est pas toujours préservatrice. En principe, il est impossible qu'il en soit autrement, attendu que l'on désire qu'elle se fasse en un petit nombre d'inoculations et avec des vaccins assez atténués pour ne pas provoquer des accidents mortels.

On échappera à ce genre de mécompte dans une large mesure, si l'on veut bien s'inspirer de ces causes :

1° Souvent, la vaccination est inefficace parce qu'elle est faite sur des sujets qui n'ont pas encore de réceptivité. C'est le cas pour les jeunes veaux. Habituellement, ils ne bénéficient de l'inoculation qu'à dater du huitième mois, âge où ils deviennent aptes à contracter le charbon. Il faut donc s'abstenir de vacciner les jeunes avant l'âge de huit mois.

Cependant on rencontre certaines régions ou certaines fermes où les veaux contractent le charbon avant cet âge. Là, on peut recourir de bonne heure à la vaccination ; mais, on aura soin de la renouveler une ou deux fois pendant la première année, afin de multiplier les chances de faire coïncider une vaccination avec l'apparition de la réceptivité.

2° La vaccination ordinaire est encore inefficace parce que les animaux trouvent autour d'eux les germes de la maladie sous une virulence hors de proportion avec le degré d'immunisation qu'elle a produit. Dans ce cas, il faut renforcer l'immunité par des vaccinations successives et rapprochées.

Cette pratique est généralement suivie de succès.

c) Enfin quelques vétérinaires ont recours à une seule inoculation avec le vaccin le plus fort. La vaccination unique doit être réservée à des cas exceptionnels, lorsque le bétail appartient à une race grossière, douée d'une faible réceptivité et lorsqu'on rencontre des difficultés réelles, d'ordre économique ou technique, à l'usage de deux inoculations graduées et successives.

Circulaire aux préfets du 3 août 1899, relativement aux indemnités en matière de tuberculose.

Monsieur le Préfet,

La loi de finances du 30 mai 1899 contient en son article 44 les dispositions suivantes :

L'article 81 de la loi de finances du 13 avril 1898, accordant des indemnités dans le cas de saisie de viande et d'abatage d'animaux pour cause de tuberculose, est remplacé par les dispositions suivantes :

Dans le cas de saisie de viande et d'abatage d'animaux pour cause de tuberculose, des indemnités sont accordées aux propriétaires qui se sont conformés aux lois et règlements sur la police sanitaire.

Ces indemnités seront réglées ainsi qu'il suit :

1° Au tiers de la valeur qu'avait l'animal au moment de l'abatage, lorsque la tuberculose est généralisée ;

2° Aux trois quarts de cette valeur, lorsque cette maladie est localisée ;

3° A la totalité de la valeur de l'animal abattu par mesure

administrative, s'il résulte de l'abatage que cet animal n'était pas atteint de tuberculose ;

Dans tous les cas, la valeur de la viande et des dépouilles vendues par les soins du propriétaire, sous le contrôle du maire, sera déduite de l'indemnité prévue ;

Cette indemnité ne pourra être supérieure à **200** francs pour le tiers de la valeur et à **450** francs pour les trois quarts.

Il résulte de cette nouvelle disposition législative que l'indemnité accordée pour saisie de viande provenant d'un animal tuberculeux livré volontairement à la boucherie par son propriétaire ou abattu par mesure administrative, n'est plus basée sur la valeur des parties saisies comme l'indiquait la précédente loi du 13 avril 1898, mais sur la valeur qu'avait l'animal au moment de l'abatage.

C'est une modification complète de la base d'évaluation adoptée précédemment pour les viandes saisies, et par suite les dispositions de la circulaire en date du **23** mai **1898**, qui vous avait été adressée par l'un de mes prédécesseurs pour déterminer les conditions dans lesquelles devaient être accordées les indemnités prévues par l'article **81** de la loi de finances du **13** avril **1898**, ne sont plus applicables. J'ai dû, en conséquence, établir pour l'attribution de ces indemnités une nouvelle réglementation qui fait l'objet de la présente circulaire.

Ces indemnités ne peuvent être accordées que sur la demande des intéressés et c'est auprès de vous, Monsieur le Préfet, que ceux-ci auront à se pourvoir dans le délai maximum de trois mois. Vous voudrez bien constituer pour chaque affaire un dossier comprenant les pièces suivantes :

Indemnités pour saisies de viandes.

1° La demande de l'intéressé rédigée sur papier timbré et visée par le maire de sa commune ;

Pièces à produire.

2° Une copie certifiée de la déclaration de la maladie faite à la mairie. Cette pièce indiquera la date exacte à laquelle cette formalité a été remplie ;

3° Le laissez-passer délivré par le maire pour l'envoi de l'animal à l'abattoir, lorsque cet animal aura été déplacé pour être sacrifié ;

4° Le procès-verbal d'expertise dressé ainsi qu'il est indiqué ci-après ;

5° Le procès-verbal de saisie établi par le vétérinaire inspecteur de l'abattoir dans lequel l'animal aura été sacrifié. Lorsque l'animal aura été abattu sur place, cette pièce sera établie par le vétérinaire sanitaire qui doit assister à l'abatage et qui certifiera que cet abatage a été effectué en sa présence ;

6° Une déclaration du propriétaire faisant connaître pour chaque tête de bétail abattu le produit de la vente des animaux ou de leurs chair et débris. Cette pièce devra être certifiée par le maire ou le vétérinaire inspecteur de l'abattoir dans lequel l'animal aura été sacrifié ;

7° Un certificat du vétérinaire sanitaire attestant que l'étable qui renfermait l'animal malade a été désinfectée conformément aux prescriptions de l'arrêté du 1ᵉʳ avril 1898.

Procès-verbal d'expertise.

Le procès-verbal d'expertise devra être dressé au moment

de l'abatage. L'évaluation sera effectuée par le vétérinaire sanitaire ou par le vétérinaire chargé de l'inspection de l'abattoir dans lequel l'animal sera conduit et un expert désigné par le propriétaire ; à défaut d'expert, l'un de ces vétérinaires opérera seul. Le procès-verbal ainsi dressé devra nécessairement contenir, indépendamment du nom et de l'adresse du propriétaire et des appréciations des signataires, l'indication du poids de l'animal sur pied, et il devra être approuvé par le propriétaire ; si ce dernier était absent, ou refusait d'accepter l'évaluation, il en serait fait mention.

Procès-verbal de saisie.

Le procès-verbal de saisie sera établi séparément du procès-verbal d'expertise. Il sera dressé, soit par le vétérinaire sanitaire, soit par le vétérinaire-inspecteur de l'abattoir ; il devra porter le nom et le domicile du propriétaire, la date du laissez-passer du maire de la commune où l'animal était séquestré lorsque cet animal aura été déplacé pour être abattu ; l'étendue de la maladie, c'est-à-dire si elle était localisée ou généralisée, la nature des morceaux saisis et leur poids.

Les deux procès-verbaux d'expertise et de saisie devront être établis en deux exemplaires originaux. L'un des exemplaires sera remis à l'intéressé ; l'autre, après avoir été visé par le maire de la commune où l'animal a été abattu, vous sera adressé par ses soins dans les cinq jours qui suivront la saisie.

Dans le cas où le propriétaire qui a livré l'animal à l'abattoir résiderait dans un département autre que celui où aura lieu la saisie, vous devrez transmettre le procès-verbal à votre collègue de ce département.

Ces dispositions, qui concernent les indemnités accordées pour saisies de viandes provenant d'animaux tuberculeux livrés volontairement à la boucherie par leurs propriétaires, après avoir effectué la déclaration prescrite par la loi, sont également applicables aux indemnités accordées dans le cas où les animaux ont été abattus par mesure administrative. Les mêmes pièces doivent être fournies par le propriétaire, notamment la copie de la déclaration de la maladie faite à la mairie.

Obligation de la déclaration de la maladie.

Je vous signalerai tout particulièrement l'importance de cette formalité et je vous rappellerai que le législateur, en allouant des indemnités pour saisies de viandes provenant d'animaux tuberculeux, a voulu inciter les propriétaires à faire connaître leurs animaux malades, et, à cet effet, il les dédommage du préjudice que peut leur causer l'application des mesures prescrites par la loi et qui ne permettent dans ce cas de ne vendre ces animaux pour une autre destination que la boucherie. Les intéressés ne peuvent donc prétendre à ces indemnités que s'ils se sont conformés aux prescriptions de notre législation sanitaire, dont la plus importante, celle qui est fondamentale, est la déclaration à la mairie de toute bête atteinte ou soupçonnée d'être atteinte d'une des maladies contagieuses énumérées dans la loi. Il est bien évident que si l'autorité municipale ou les agents du service sanitaire, en faisant prescrire la séquestration d'un animal tuberculeux, ont agi d'office, c'est-à-dire sans que le propriétaire, son représentant ou son vétérinaire, ait fait de déclaration, ce propriétaire ne peut prétendre à indemnité si la viande provenant de l'animal dont il s'agit est l'objet d'une saisie totale ou partielle. Il en est de même lorsque la tuberculose est constatée après l'abatage sur un animal qui n'a été l'objet d'aucune déclaration. Dans le premier cas, le propriétaire a contrevenu aux prescriptions de la loi en ne faisant pas connaître qu'il possédait un animal manifestement atteint de tuberculose, qui devait lui paraître tout au moins suspect ; il doit, par ce fait, être déchu de tout droit à indemnité. Dans le second cas, il ne lui a été causé aucun préjudice, puisqu'il a toujours conservé la libre disposition de son animal et il ne peut par suite prétendre au bénéfice de la loi du 30 mai 1899.

L'allocation de l'indemnité prévue par cette loi pour saisie de viande provenant d'un animal tuberculeux est donc subordonnée à la déclaration préalable. Ce n'est seulement que lorsqu'un animal abattu par mesure administrative, c'est-à-dire par ordre de l'autorité, ne serait pas reconnu tuberculeux à l'abatage que la formalité de la déclaration ne doit pas être exigée.

Abatage d'animaux par mesure administrative.

Dans une circulaire du 31 octobre 1898, des instructions très précises vous ont déjà été adressées par mon prédécesseur au sujet de ces abatages par ordre de l'autorité, qui ont été autorisés par l'article 36 de la loi du 21 juin 1898 sur le Code rural.

Vous trouverez dans cette circulaire, à laquelle je vous prie de vous reporter, toutes les indications relatives aux conditions dans lesquelles l'abatage doit être prescrit, ainsi que les précautions à prendre pour éviter toute chance d'erreur de diagnostic.

Elle prévoit néanmoins la possibilité d'une erreur de ce genre qui donnerait lieu à l'application du § 3 de l'article 41 de la loi de finances du 30 mai 1899, et elle fixe en conséquence les pièces à fournir à l'appui de la demande d'indemnité. Sur ce point, quelques modifications sont à apporter par suite des dispositions de la nouvelle loi et des difficultés qui se sont présentées dans la pratique.

Cette partie de la circulaire ne doit donc pas être appliquée et vous devrez vous conformer aux indications suivantes :

Procès-verbal d'expertise et procès-verbal d'autopsie.

L'évaluation de la valeur de l'animal devra avoir lieu au moment de l'abatage et être effectuée dans les mêmes conditions que celles qui sont indiquées dans la présente circulaire pour les animaux livrés volontairement à la boucherie. En outre du procès-verbal d'expertise établi à la suite de cette évaluation, il devra être dressé par le vétérinaire-inspecteur de l'abattoir dans lequel l'animal aura été sacrifié, ou par le vétérinaire sanitaire qui aura assisté à l'abatage, lorsque cet abatage aura lieu sur place, un procès-verbal d'autopsie.

Indemnité pour abatage par ordre, d'animaux non reconnus tuberculeux.

Les pièces à fournir à l'appui des demandes d'indemnités pour les animaux abattus par mesure administrative et reconnus non tuberculeux après l'abatage sont donc les suivantes :

Pièces à fournir.

1° Demande du propriétaire ;

2° Rapport du vétérinaire sanitaire à la suite duquel l'abatage aura été ordonné ;

3° Copie certifiée conforme par le maire de l'ordre d'abatage ;

4° Certificat constatant que l'ordre d'abatage a été exécuté ;

5° Procès-verbal d'expertise ;

6° Procès-verbal d'autopsie :

7° Déclaration du propriétaire faisant connaître par chaque tête de bétail abattue le produit de la vente des animaux ou de leurs chairs et débris ; cette pièce doit être certifiée par le maire ou le vétérinaire-inspecteur de l'abattoir dans lequel l'animal a été sacrifié.

Règlement des indemnités.

Le règlement des indemnités sera effectué par mon administration en ce qui concerne les saisies de viande pour cause de tuberculose généralisée et les abatages par mesure administrative. Vous devrez, en conséquence, constituer, ainsi qu'il est prescrit, les dossiers de ces deux catégories de demandes et me les faire parvenir dans le plus bref délai.

Quant aux indemnités à accorder pour les saisies de viandes pour cause de tuberculose localisée, je vous laisse le soin de les régler. Vous aurez à prendre un arrêté à cet effet et à m'adresser pour chaque mois un état conforme au modèle L ci-joint, qui ne devra pas indiquer toutes les saisies opérées pendant le mois par suite de tuberculose localisée, mais seulement celles qui auront donné lieu à une indemnité et dont vous aurez effectué le règlement. Le montant de cet état sera ordonnancé sans retard à votre nom, afin que vous puissiez dans le plus bref délai faire remettre aux intéressés les sommes qui leur seront dues. A l'appui des mandats que vous aurez à délivrer pour chacun d'eux, vous devrez joindre les pièces énumérées dans la présente circulaire.

Rappel aux intéressés des prescriptions de la loi.

Les dispositions de l'article 41 de la loi de finances n'étant applicables qu'aux propriétaires qui se sont conformés aux lois et règlements sur la police sanitaire, je vous serai obligé de vouloir bien inviter les maires à faire connaître à leurs administrés les obligations que la loi leur impose.

Aux termes de notre législation sanitaire, tout propriétaire qui soupçonne un de ces animaux d'être atteint de tuberculose doit en faire sur le champ le déclaration au maire de sa commune, et tenir cet animal isolé jusqu'à ce que l'autorité soit intervenue.

Après visite du vétérinaire sanitaire, cet animal est placé, s'il y a lieu, sous la surveillance de ce vétérinaire. Dans ce cas, il est maintenu isolé et séquestré, c'est-à-dire séparé dans l'étable de ceux qui sont restés indemnes, et il ne peut être vendu que pour la boucherie.

Lorsqu'un propriétaire veut faire sacrifier un animal ainsi placé sous la surveillance du vétérinaire sanitaire, il doit en prévenir le maire qui délègue ce vétérinaire pour assister à l'abatage, lorsque cette opération est effectuée sur place, ou qui délivre un laissez-passer lorsque l'animal doit être sacrifié dans un abattoir.

Un animal placé en surveillance peut être utilisé pour la

reproduction et le travail ; mais son propriétaire ne doit, comme il est dit plus haut, ne s'en défaire que pour le livrer à la boucherie. S'il s'agit d'une vache laitière, le lait ne devra pas être vendu ; mais après avoir été bouilli, il pourra être utilisé sur place pour l'alimentation des animaux.

Enfin, les veaux nés de vaches en surveillance devront, dès leur naissance être séparés de leur mère.

Je vous serai obligé de m'accuser réception de la présente circulaire, à laquelle je vous prie de donner la plus grande publicité possible, notamment en l'insérant dans le *Recueil des actes administratifs* de votre département.

Le Ministre de l'Agriculture,
Dupuy.

Circulaire ministérielle du 8 août 1899.

M. Dupuy, ministre de l'agriculture, vient d'adresser aux préfets la circulaire suivante :

L'épizootie de *fièrre aphteuse* qui sévit depuis un certain temps dans quelques départements, vient de prendre, avec une nouvelle extension, un caractère exceptionnel de gravité. Les cas de mort déterminée soit par une acuité exagérée du mal, soit par des complications septiques, sont nombreux et ont déjà causé des pertes considérables à notre agriculture. Si la maladie a pu ainsi se propager au lieu d'être circonscrite dans ses premiers foyers, il faut en attribuer surtout la cause à l'absence d'organisation du service des épizooties, dans la plus grande partie des départements.

Bien que l'article 38 de la loi du 21 juillet 1881 et l'article **62** du Code rural prescrivent d'établir, dans chaque département, un service des épizooties, en vue d'assurer l'exécution de toutes les prescriptions de la police sanitaire des animaux, et classent les frais de ce service, parmi les dépenses obligatoires, à la charge des budgets départementaux, un grand nombre de Conseils généraux, n'ont pas encore voté les crédits indispensables à cet effet. Le vétérinaire délégué qui, aux termes de l'article 96 du décret du **22** juin **1882**, doit avoir la direction effective du service, existe bien dans chaque département, mais il est en général insuffisamment rétribué ; il se trouve par suite dans la nécessité de continuer l'exercice de sa profession, et ne peut ainsi remplir toutes les charges que comporte son importante fonction.

A notre époque où, par suite de la facilité des communications, les transports et les migrations d'animaux se multipliant, sont une des principales causes de propagation des maladies contagieuses, il est de toute nécessité de se défendre contre ce danger en organisant, dans chaque département, le service sanitaire, comme l'avait conçu le législateur de **1881**, c'est-à-dire, ayant comme chef le vétérinaire délégué pouvant se consacrer entièrement à ses fonctions, afin d'exercer un contrôle permanent sur les opérations du service, pouvant se déplacer pour vérifier lui-même que les prescriptions de la loi sont toujours rigoureusement observées, et profiter de ses tournées pour visiter les foires et marchés, les abattoirs, ainsi que les clos d'équarrissage et s'assurer que la surveillance dont ces réunions commerciales et ces établissements doivent être l'objet, est réellement effectuée.

Le vétérinaire délégué doit en outre, par des conférences aussi fréquentes que possible, renseigner les maires sur les obligations qui leur sont imposées en matière de maladies contagieuses et faire connaître aux cultivateurs les principales mesures prescrites par notre législation sanitaire, en en faisant ressortir l'utilité et en leur démontrant que presque toujours l'application rigoureuse de ces mesures au début d'une épizootie suffira pour empêcher la maladie de se propager.

Le service sanitaire ainsi constitué fonctionne déjà dans un certain nombre de départements, où il a donné les meilleurs résultats. Mais pour que les efforts que font ces départements dans le but de restreindre les ravages que causent les épizooties ne soient pas stériles, il faut que la mesure soit généralisée, et si votre département n'est pas au nombre de ceux qui n'ont pas hésité à s'imposer quelques sacrifices afin de pouvoir lutter contre les maladies contagieuses du bétail et sauvegarder ainsi les intérêts de l'agriculture en organisant, sur des bases sérieuses, le service sanitaire, je vous serai obligé de vouloir bien insister tout particulièrement auprès du Conseil général pour qu'il mette à votre disposition les crédits nécessaires pour assurer ce service ainsi que le prescrivent la loi de 1881 et le Code rural.

**Circulaire ministérielle du 20 septembre 1899
sur la fièvre aphteuse.**

Monsieur le Préfet,

À l'occasion de la fièvre aphteuse qui sévit actuellement dans notre pays, j'ai déjà appelé votre attention sur la nécessité d'appliquer rigoureusement les prescriptions de notre législation sanitaire, en ce qui concerne cette affection contagieuse qui a pris cette année un caractère de gravité exceptionnelle. Je signalais notamment la nécessité d'assurer, dans les exploitations ou les étables déclarées infectées, la séquestration des animaux, afin qu'ils ne puissent avoir contact avec les animaux encore sains et propager ainsi la maladie.

Or, cette prescription ne paraît pas avoir été partout suivie, car je suis informé que la présence d'animaux atteints de fièvre aphteuse a été constatée sur un grand nombre de marchés.

Je vous rappelle qu'aux termes de l'article 30 du décret du 22 juin 1882, rendu pour l'exécution de la loi du 21 juillet 1881, sur la police sanitaire des animaux, l'arrêté de déclaration d'infection, que vous devrez prendre en cas de fièvre aphteuse, entraîne l'application d'un certain nombre de mesures, entre autres le dénombrement, et la marque des animaux qui se trouvent dans les exploitations ou étables déclarées infectées.

Je n'insisterai pas sur l'importance de ces mesures que, dans les circonstances actuelles, il devient indispensable d'appliquer avec la plus grande rigueur. Le dénombrement permet de s'assurer à tout instant que les animaux qui se trouvaient dans les étables, locaux, enclos, herbages ou pâtures, au moment de la déclaration d'infection, n'en sont pas sortis pour être envoyés sur les marchés, comme le fait a été constaté ; la marque donne toute garantie contre la substitution d'animaux.

Vous voudrez bien donner des instructions dans ce sens aux agents du service vétérinaire de votre département, en les invitant à toujours joindre au rapport qu'ils doivent vous adresser sur les cas de fièvre aphteuse qu'ils sont appelés à constater, l'état signalétique des animaux malades et contaminés, animaux qu'ils devront marquer soit aux ciseaux, soit en apposant une marque quelconque, mais qui devra rester apparente pendant un certain temps. *Il serait en outre nécessaire de faire vérifier de temps en temps ces effectifs par le garde champêtre ou par la gendarmerie, afin d'avoir la certitude qu'en dehors des bêtes livrées à la boucherie sur laissez-passer du maire et dans les conditions prescrites, il n'a été sorti aucun autre animal.*

Dans le cas où des infractions de cette nature seraient constatées, vous devrez demander contre les délinquants, l'application des pénalités édictées par les articles 30 et suivants de la loi du 21 juillet 1881 et assurer ainsi, par l'exemple d'une répression sévère, la stricte observation des prescriptions de notre législation sanitaire.

Le Ministre de l'Agriculture,

DUPUY.

Circulaire ministérielle du 11 décembre 1899 sur la rage.

Monsieur le Préfet,

Les informations des agents du service sanitaire qui sont parvenues à mon administration établissent que le nombre des cas de rage humaine et de rage canine s'est accru en France pendant l'année 1898 dans de fortes proportions.

Cette recrudescence nouvelle de la rage aurait pu être évitée si les instructions contenues dans une circulaire qu'un de mes prédécesseurs vous a adressée sur ce même sujet le 5 janvier 1886 avaient été rigoureusement suivies. Les cir-

constances actuelles étant malheureusement les mêmes qu'à
cette époque, je vous prierai de vouloir bien vous reporter à
cette circulaire très complète et très documentée pour assurer
dans votre département la stricte exécution des prescriptions
des articles 3 et 10 de la loi du 21 juillet 1881 et des articles 51, 52 et suivants du décret du 22 juin 1882.

J'appellerai tout spécialement votre attention sur la nécessité de prescrire les mesures les plus sévères à l'égard des
chiens errants qui constituent le danger le plus grand de contamination rabique.

Je vous demanderai en outre de vouloir bien informer
les agents de l'autorité : 1° que le résultat négatif de l'autopsie d'un chien mordeur abattu sur la voie publique ne permet pas d'affirmer que le chien n'était pas enragé ; 2° qu'ils
doivent en aviser les personnes mordues et les engager à se
rendre à l'Institut Pasteur pour y suivre le traitement préventif.

J'estime qu'il serait utile également de faire afficher à nouveau, dans toutes les communes de votre département, le
texte des parties de notre législation sanitaire se rapportant
à la rage.

Je vous serai enfin obligé de représenter aux magistrats du
parquet qu'une répression sévère contre les propriétaires
d'animaux causes d'accidents est indispensable pour enrayer
les progrès de cette terrible maladie.

Le Ministre de l'Agriculture,
DUPUY.

Décret du 22 juin 1882 portant règlement d'administration publique pour l'exécution de la loi du 21 juillet 1881.

TITRE I

Police sanitaire à l'intérieur.

CHAPITRE PREMIER. — MESURES COMMUNES A TOUTES LES MALADIES CONTAGIEUSES.

ART. 1ᵉʳ. — Lorsqu'une maladie contagieuse est signalée dans une commune, le maire en informe, dans les vingt-quatre heures, le préfet du département. Il lui fait connaître les mesures et les arrêtés qu'il a pris, conformément à la loi sur la police sanitaire des animaux et au présent règlement d'administration publique, pour empêcher l'extension de la contagion.

Le préfet accuse réception au maire dans le même délai et prend un arrêté pour prescrire les mesures à mettre à exécution.

Les arrêtés des maires et des préfets sont transmis sans délai au ministre de l'agriculture, qui peut prendre par un arrêté spécial, des mesures applicables à plusieurs départements.

ART. 2. — Les arrêtés pris par le maire sont exécutoires même avant l'approbation du préfet.

ART. 3. — Dans le cas où un animal atteint ou soupçonné d'être atteint d'une maladie contagieuse meurt ou est abattu avant la déclaration prescrite par l'article 3 de la loi sur la police sanitaire, le maire commet un vétérinaire à l'effet de constater la nature de la maladie. Le procès-verbal de constatation est remis au maire, qui en transmet sans retard une copie au préfet.

Le vétérinaire délégué chef du service sanitaire du département, est envoyé sur place, s'il y a lieu, pour vérifier les constatations de son collègue.

Art. 4. — Les cadavres ou parties de cadavres des animaux morts de maladies contagieuses ou abattus comme atteints de ces maladies doivent être conduits à l'atelier d'équarrissage, s'il s'en trouve un dans la commune.

S'il n'y a pas d'atelier d'équarrissage, le maire prescrit l'enfouissement dans le terrain du propriétaire. L'emplacement doit être agréé par le maire.

A défaut de terrain appartenant au propriétaire, l'enfouissement a lieu dans un terrain communal spécialement affecté à cet effet. Ce terrain est entouré d'une clôture et il est interdit d'y faire paître les animaux.

Enfin, si la commune elle-même ne possède pas d'emplacement susceptible d'être approprié comme il est dit au paragraphe précédent, les cadavres ou débris de cadavres sont détruits sur place au moyen de procédés approuvés par le Comité consultatif des épizooties, ou transportés à l'atelier d'équarrissage le plus voisin. Le transport sera effectué conformément aux indications données par le maire.

Dans les cas d'enfouissement, les fosses ont une profondeur suffisante pour qu'il y ait au-dessus du corps une couche de terre de 1 mètre 50 au moins. Les cadavres sont recouverts de toute la terre extraite pour ouvrir les fosses et ne peuvent être déterrés, en tout ou en partie, sans une autorisation du préfet.

Art. 5. — Les locaux, cours, enclos, herbages et pâturages

où ont séjourné les animaux atteints de maladies contagieuses doivent être désinfectés.

Les mesures de désinfection sont déterminées, sur l'avis du Comité consultatif des épizooties, par des instructions ministérielles,

Art. 6. — Il est interdit, sous aucun prétexte, de conduire même pendant la nuit, aux abreuvoirs communs, les animaux atteints de maladies contagieuses et ceux qui ont été exposés à la contagion. Cette interdiction s'applique même aux animaux dont la circulation a été permise exceptionnellement.

Art. 7. — Dans tous les cas où il est ordonné de marquer les animaux, la marque est faite sur la joue gauche.

Il est interdit d'apposer sur cette joue aucune autre marque.

Chapitre II. — Mesures spéciales a chacune des maladies contagieuses.

Section Ire. — *Peste bovine.*

Art. 8. — Lorsque la peste bovine est constatée dans une commune, le préfet prend un arrêté portant déclaration d'infection, soit d'une partie seulement de la commune, dont l'arrêté détermine exactement le périmètre, soit de la commune tout entière, soit même, s'il y a lieu, des communes voisines.

Art. 9. — L'arrêté est affiché et publié dans les communes où la déclaration d'infection a été prononcée et dans les communes comprises dans un rayon de 20 kilomètres autour d'elles.

En outre, des écriteaux portant les mots : Peste bovine,

sont apposés sur des poteaux plantés à l'entrée des chemins conduisant aux communes infectées et des locaux où la maladie a été constatée.

Art. 10. — Le préfet qui a pris l'arrêté portant déclaration d'infection doit, dans les vingt-quatre heures, l'envoyer aux préfets des départements limitrophes. Il tient journellement le ministre au courant de la marche de la maladie et des mesures prises pour la combattre.

Des bulletins sont publiés au *Journal officiel*.

Art. 11. — La déclaration d'infection entraîne l'application des dispositions suivantes :

1º Mise en quarantaine des locaux, cours, enclos, herbages et pâtures où ont séjourné des animaux malades ou ayant été exposés à la contagion de la peste bovine, impliquant défense d'y introduire des animaux sains de l'ordre des ruminants ;

2º Dénombrement et marque des animaux des espèces bovine, ovine et caprine compris dans tout le territoire infecté ;

3º Visite et surveillance, par le vétérinaire délégué, de tous locaux, cours, enclos, herbages et pâtures où se trouvent des animaux desdites espèces ;

4º Défense absolue de faire sortir lesdits animaux hors du territoire déclaré infecté, si ce n'est pour la boucherie et dans les conditions précisées à l'article suivant ;

5º Interdiction de la circulation des animaux des espèces bovine, ovine, caprine et porcine ;

Toutefois, le transit des animaux desdites espèces à travers le territoire déclaré infecté demeurera libre par les voies ferrées, sous la condition que ces animaux resteront enfermés dans les wagons ;

27.

6° Obligation de tenir les chiens à l'attache ou en laisse ; les chats et les volailles enfermés ;

7° Détermination des routes, chemins et sentiers où les personnes ne pourront circuler qu'en se soumettant aux mesures de désinfection jugées nécessaires par l'administration ;

8° Dans l'étendue du territoire déclaré infecté, obligation d'informer le maire de tout cas de maladie quelconque et de tous changements qui viendraient à se produire dans l'effectif des animaux des espèces bovine, ovine et caprine ;

9° Défense à toute personne étrangère aux fermes d'entrer dans un local, cour, enclos, herbage ou pâture infectés, sans autorisation du maire de la commune, accordée sur l'avis du vétérinaire délégué ;

10° Interdiction aux hommes chargés de la garde des animaux et des soins à leur donner de tout contact avec d'autres animaux, et défense pour eux d'entrer dans les lieux renfermant des animaux autres que ceux confiés à leurs soins ;

11° Obligation pour toute personne sortant d'un local infecté, de se soumettre, notamment en ce qui concerne les chaussures, aux mesures de désinfection jugées nécessaires ;

12° Défense de faire sortir du territoire déclaré infecté des objets ou matières pouvant servir de véhicules à la contagion tels que fourrages, pailles, litières, fumiers, harnais, couvertures, laines, peaux, poils, cornes, onglons, os, etc. ;

13° Défense de déposer les fumiers sur la voie publique et d'y laisser écouler les parties liquides des déjections ; obligation de traiter ces matières conformément aux prescriptions des arrêtés administratifs ;

14° Obligation de se munir d'un laissez-passer délivré par le maire sur l'avis du vétérinaire délégué pour le transport dans l'intérieur du territoire infecté, des fourrages et fumiers provenant des fermes où il n'y a pas eu d'animaux malades.

Le laissez-passer indique la provenance et la destination de ces objets.

Art. 12. — Par exception aux dispositions de l'article précédent et sous réserve de l'autorisation du ministre de l'agriculture ou de son délégué, le maire peut permettre :

1° La sortie hors du territoire déclaré infecté des animaux qui n'ont pas été exposés à la contagion, sous la condition qu'ils seront conduits directement à l'abattoir. Avant leur départ, les animaux sont marqués.

Il est délivré un laissez-passer indiquant la provenance et la destination des animaux. Ce laissez-passer est rapporté au maire dans le délai de cinq jours, avec certificat attestant que les animaux ont été abattus. Le certificat d'abatage est délivré par l'agent préposé à la police de l'abattoir, ou par l'autorité locale dans les communes, où il n'existe pas d'abattoir ;

2° La sortie, dans les conditions qui seront déterminées par le ministre, des viandes provenant de l'abatage des animaux qui ont été seulement exposés à la contagion.

Les véhicules doivent être disposés de façon à ne laisser tomber aucune partie ni liquide, ni solide : ils sont désinfectés après le transport ; les personnes employées au transport, chargement et déchargement doivent se soumettre aux mesures de désinfection jugées nécessaires pour éviter de propager la contagion. En outre, les maires doivent prescrire toute mesure qu'ils croient utile pour éviter le danger de la contagion.

3° La sortie des peaux, laines, poils, cornes, onglons, os,

etc., après constatation de la désinfection par le vétérinaire délégué.

Art. 13. — La personne préposée à la conduite des animaux, dont la sortie hors d'un territoire déclaré infecté a été autorisée conformément à l'article précédent, est tenue de représenter à toute réquisition le laissez-passer qui a autorisé la circulation ; faute par elle de représenter ledit laissez-passer, ou si le délai dans lequel l'abatage devait être exécuté est expiré, il est dressé procès-verbal et les animaux sont abattus sur le champ, par ordre du maire de la localité sur le territoire de laquelle ils sont saisis.

Art. 14. — Si la peste bovine vient à se déclarer dans un troupeau de bêtes ovines ou caprines, les animaux malades sont abattus.

Les animaux des mêmes espèces qui ont été exposés à la contagion sont divisés par lots et isolés pendant quinze jours dans des locaux, cours, enclos, herbages ou pâturages éloignés de ceux qui sont habités, par des bêtes bovines. A l'expiration de ce délai, la mesure peut être levée par le maire sur l'avis du vétérinaire délégué, si aucun cas de peste ne s'est déclaré parmi eux.

Art. 15. — Les cadavres des animaux morts de la peste bovine ou abattus comme atteints de cette maladie, et ceux des animaux abattus comme suspects, dont les chairs et les débris n'ont pas été utilisés, sont transportés soit aux ateliers d'équarrissage, soit aux fosses d'enfouissement, dans les conditions suivantes :

1° Les cadavres sont désinfectés avant leur chargement sur les voitures destinées à les transporter ;

2° Ces voitures sont disposées de manière à ce qu'aucune

matière solide ou liquide ne puisse s'en échapper dans le trajet et il est interdit de les faire traîner par des bêtes bovines ; elles sont accompagnées par un gardien désigné par le maire et porteur d'un laissez-passer ;

3° Les voitures ayant servi au transport et les objets ayant été en contact avec les animaux sont nettoyés et désinfectés ;

4° Les conducteurs et autres personnes employés aux chargement, déchargement et à l'enfouissement des cadavres sont soumis aux mesures de désinfection jugées nécessaires.

Art. 16. — Lorsqu'il y a nécessité de conduire les animaux vivants à l'endroit où ils doivent être enfoui ils sont menés à la corde sous la surveillance d'un agent désigné par le maire. Les déjections qu'ils peuvent abandonner en route sont immédiatement ramassées pour être jetées dans la fosse avec la corde ayant servi à les conduire.

Art. 17. — Immédiatement après l'abatage des animaux atteints de la peste bovine ou ayant été exposés à la contagion, les locaux, cours, enclos. herbages et pâtures où se trouvaient ces animaux sont soumis à une désinfection générale.

Les pailles, fourrages, litières, fumiers ou autres objets pouvant servir de véhicules à la contagion, sont détruits sur place ou désinfectés.

Art. 18. — Pendant toute la durée de l'épizootie, les ateliers d'équarrissage où les cadavres sont conduits, sont placés sous la surveillance d'un gardien sanitaire. Ce gardien inscrit l'arrivée des cadavres sur un registre, avec l'indication de leur provenance, et en donne un récépissé que les propriétaires doivent remettre immédiatement au maire de leur commune.

Art. 19. — Les foires et marchés, les concours agricoles, les réunions et rassemblements sur la voie publique ou dans les cours d'auberge, ayant pour but l'exposition ou la mise en vente des animaux des espèces bovine, ovine et caprine, sont interdits dans le territoire déclaré infecté, et autour dudit territoire, dans un rayon qui est déterminé par arrêté préfectoral.

Toutefois, les marchés intérieurs des villes ayant des abattoirs se tiennent comme à l'ordinaire ; mais les animaux qui y sont conduits ne peuvent en sortir que pour être abattus dans la ville même, et le certificat de leur abatage est renvoyé, dans le délai de trois jours, à l'agent chargé de la police du marché où ces animaux ont été vendus. Les peaux, poils, laines, cornes, onglons, os, fumiers, etc., ne peuvent être enlevés de l'abattoir avant d'avoir été désinfectés.

Art. 20. — La déclaration d'infection ne peut être levée par le préfet que lorsqu'il s'est écoulé trente jours au moins sans qu'il se soit produit un nouveau cas de peste bovine et après constatation de l'accomplissement de toutes les prescriptions relatives à la désinfection.

Section II. — *Péripneumonie contagieuse.*

Art. 21. — Lorsque la péripneumonie contagieuse est constatée dans une commune, le préfet prend un arrêté portant déclaration d'infection du local, de la cour, de l'enclos, de l'herbage ou de la pâture, dans lequel se trouve l'animal malade, et déterminant le périmètre dans lequel l'arrêté sera applicable.

Cet arrêté est publié et affiché dans la commune ainsi que dans les communes contiguës. En outre, des écriteaux

portant les mots : *Péripneumonie contagieuse*, sont apposés sur des poteaux plantés à l'entrée des chemins conduisant à la ferme et sur les portes des locaux où la maladie a été constatée.

ART. 22. — La déclaration d'infection entraine l'application des dispositions suivantes :

1° Mise en quarantaine des locaux, cours, enclos, herbages et pâtures déclarés infectés, impliquant défense d'y introduire des bêtes bovines saines, sauf ce qui sera dit à l'article 27 suivant :

2° Immédiatement après l'abatage des animaux malades, évacuation complète et désinfection de l'étable où a existé la maladie ;

Isolement et séquestration dans un autre local ou une autre pâture, des animaux qui ont été exposés à la contagion ; marque de ces animaux :

3° Dénombrement de tous les autres animaux de l'espèce bovine qui se trouvent dans les locaux, cours, enclos, herbages et pâtures compris dans la déclaration d'infection ;

4° Visite et surveillance, par le vétérinaire délégué, des locaux, cours, enclos, herbages et pâtures de la ferme ou de l'établissement où la maladie a été constatée :

5° Interdiction de vendre les animaux qui ont été exposés à la contagion :

6° Interdiction, aux hommes chargés de la garde des animaux et des soins à leur donner de tout contact avec d'autres animaux de l'espèce bovine et défense pour eux d'entrer dans des lieux renfermant des animaux de cette espèce ;

7° Obligation, pour toute personne sortant d'un local infecté de se soumettre, notamment en ce qui concerne les chaussures, aux mesures de désinfection jugées nécessaires ;

8° Défense de faire sortir des locaux, cours, enclos, herbages et pâtures infectés, des objets ou matières pouvant servir de véhicules à la contagion, tels que fourrages, pailles, litières, fumiers, harnais, couvertures, laines, peaux, poils, cornes, onglons, os, etc. ;

9° Défense de déposer les fumiers sur la voie publique et d'y laisser écouler les parties liquides des déjections ; obligation de traiter ces matières conformément aux prescriptions des arrêtés administratifs.

Art. 23. — Par exception aux dispositions de l'article précédent, le préfet peut, sur l'avis du vétérinaire délégué, qui indiquera les précautions à prendre :

1° Autoriser la circulation, dans le territoire de la commune où se trouve le périmètre déclaré infecté, des animaux de travail qui ont été exposés à la contagion, quand ceux-ci sont jugés indispensables pour la culture du sol et les transports ;

2° La même autorisation peut être accordée pour la conduite dans un pâturage désigné des animaux qui ont été exposés à la contagion :

3° Le préfet peut également autoriser la vente pour la boucherie et le transport, pour cette destination, des animaux qui ont été exposés à la contagion.

Dans le cas de vente pour la boucherie, il est délivré un laissez-passer qui est rapporté au maire dans le délai de cinq jours, avec un certificat attestant que les animaux ont été abattus.

Ce certificat est délivré par l'agent préposé à la police de l'abattoir, ou par l'autorité locale dans les communes où il n'existe pas d'abattoir.

Art. 24. — La personne préposée à la conduite des animaux dont la sortie ou la vente a été autorisée conformément à l'article précédent, doit représenter à toute réquisition le laissez-passer prévu audit article, ou si le délai dans lequel les animaux devaient être abattus est expiré, il est dressé procès-verbal, et les animaux sont mis en fourrière par l'ordre du maire de la localité sur le territoire de laquelle ils sont saisis. Si ces animaux sont reconnus atteints de la péripneumonie, ils sont abattus sur place par ordre du préfet. S'ils ont été dans la même étable ou dans le même troupeau, ou en contact avec des animaux atteints de péripneumonie contagieuse, le ministre de l'agriculture en prescrit, s'il y a lieu, l'abatage, sans qu'il y ait droit à indemnité conformément aux articles 9 et 22 de la loi sur la police sanitaire des animaux. Après examen, par un vétérinaire, de l'animal abattu, le propriétaire peut être autorisé à en disposer.

Art. 25.— Lorsque la péripneumonie prend un caractère envahissant un arrêté du préfet enjoint à tous les propriétaires, détenteurs ou gardiens d'animaux de l'espèce bovine, de déclarer à la mairie tout cas de maladie quelconque qui viendrait à se manifester sur ces animaux.

Le même arrêté interdit la tenue des foires et marchés, les concours agricoles, les réunions et rassemblements sur la voie publique ou dans les cours d'auberge, ayant pour but l'exposition ou la mise en vente des animaux de l'espèce bovine. Toutefois, les marchés intérieurs de villes ayant des abattoirs se tiennent comme à l'ordinaire ; mais les animaux qui y sont conduits et qui, à leur sortie ne sont pas menés à l'abattoir, ne peuvent circuler qu'avec un laissez-passer indiquant leur destination et qui sera remis au maire de la commune où ils doivent séjourner.

Ce maire est prévenu directement par le service du marché, de façon à placer les animaux qui en proviennent sous l'application des mesures édictées par la loi et par le présent réglement pour les animaux suspects.

Le transport des animaux sera effectué conformément aux instructions données par le vétérinaire sanitaire du marché.

Art. 26. — La chair des animaux abattus pour cause de péripneumonie, ne peut être livrée à la consommation publique qu'en vertu d'une autorisation du maire, sur l'avis conforme du vétérinaire délégué.

Les poumons sont détruis ou enfouis, l'utilisation des peaux demeure permise après désinfection.

Art. 27. — Après l'évacuation des animaux survivants, et l'achèvement complet des travaux de désinfection, le repeuplement des locaux peut avoir lieu avec les animaux inoculés depuis vingt et un jours au moins.

Art. 28. — La déclaration d'infection ne peut être levée par le préfet, que lorsqu'il s'est écoulé un délai de trois mois au moins, sans qu'il se soit produit un nouveau cas de péripneumonie, et après constatation de l'accomplissement de toutes les prescriptions relatives à l'inoculation, et à la désinfection. Elle peut être levée après la désinfection, si tous les animaux qui se trouvaient dans les locaux, cours, enclos, herbage et pâtures déclarés infectés ont été abattus.

Section III. — *Fièvre aphteuse.*

Art. 29. — Lorsque la fièvre aphteuse est constatée dans

une commune, le préfet prend un arrêté portant déclaration d'infection des locaux, cours, enclos, herbages et pâtures dans lesquels se trouvent les animaux malades, et déterminant le périmètre dans lequel l'arrêté sera applicable. Cet arrêté est notifié aux maires de la commune et des communes limitrophes. Il est publié et affiché.

ART. 30. — La déclaration d'infection entraîne l'application des dispositions suivantes :

1° Mise en quarantaine des locaux, cours, enclos, herbages et pâtures déclarés infectés, impliquant défense d'y introduire des animaux sains des espèces bovine, ovine, caprine et porcine. *dénombrement et marque de ceux qui s'y trouvent.*

Par exception, s'il est nécessaire de conduire les animaux malades ou suspects au pâturage. la route qu'ils doivent suivre est déterminée par un arrêté du maire ; cette route est marquée par des poteaux indicateurs, ainsi que les limites du pâturage dans lequel les animaux doivent être cantonnés ; après la marque, les animaux de travail qui ont été exposés à la contagion peuvent être utilisés sous les conditions déterminées par le maire, après avis du vétérinaire sanitaire de la circonscription. Il est délivré par le maire un laissez-passer indiquant les limites dans lesquelles la circulation desdits animaux est autorisée ;

2° Avertissement de l'existence de la fièvre aphteuse par un écriteau placé à l'entrée principale de la ferme et des locaux, cours, enclos, herbages et pâtures infectés.

3° Visite et surveillance par le vétérinaire sanitaire, des locaux, cours, enclos, herbages et pâtures de la ferme ou de l'établissement où la maladie a été constatée ;

4° Détermination des routes, chemins et sentiers fermés à

la circulation des animaux susceptibles de contracter la fièvre aphteuse ;

5° Défense de faire sortir des locaux infectés des objets ou matières pouvant servir de véhicules à la contagion, tels que pailles, fourrages, litières, fumiers, couvertures, harnais, etc. ;

6° Interdiction de déposer les fumiers sur la voie publique et d'y laisser écouler les parties liquides des déjections ; obligation de traiter ces matières conformément aux prescriptions des arrêtés administratifs ;

7° Interdiction de laisser pénétrer dans les locaux infectés, les bouchers, marchands de bestiaux et toute personne non préposée aux soins à donner aux animaux ;

8° Obligation pour toute personne sortant d'un local infecté, de se soumettre, notamment en ce qui concerne les chaussures, aux mesures de désinfection jugées nécessaires ;

9° Interdiction de vendre les animaux malades si ce n'est pour la boucherie, auquel cas ils doivent être conduits directement à l'abattoir, par les voies indiquées à l'avance.

La même interdiction s'applique, pendant un délai de quinze jours, à ceux qui ont été exposés à la contagion.

Dans le cas de vente pour la boucherie, il est délivré un laissez-passer qui est rapporté au maire dans le délai de cinq jours, avec un certificat attestant que les animaux ont été abattus.

Ce certificat est délivré par l'agent préposé à la police de l'abattoir ou par l'autorité locale dans les communes où il n'existe pas d'abattoir.

Les animaux transportés en vue de la boucherie doivent avoir les pieds tamponnés ; ils ne peuvent être transportés qu'en voiture ou par chemin de fer.

Art. 31. — Lorsque la fièvre aphteuse prend un caractère envahissant, un arrêté du préfet interdit la tenue des foires et marchés, les réunions ou rassemblements sur la voie publique ou dans les cours d'auberge, ayant pour but l'exposition ou la mise en vente des animaux des espèces bovine, ovine, caprine et porcine.

Toutefois, il est fait exception pour les marchés intérieurs des villes ayant des abattoirs.

Art. 32. — La déclaration d'infection ne peut être levée, par le préfet, que lorsqu'il s'est écoulé quinze jours sans qu'il se soit produit un nouveau cas de fièvre aphteuse, et après constatation, par le vétérinaire délégué, de l'accomplissement de toutes les prescriptions relatives à la désinfection.

Section IV. — *Clavelée.*

Art. 33. — Lorsque la clavelée est constatée dans une commune, le préfet prend un arrêté, portant déclaration d'infection des locaux, cours, enclos, herbages et pâtures dans lesquels se trouvent les animaux malades.

Cet arrêté est notifié aux maires de la commune et des communes limitrophes ; il est publié et affiché.

Art. 34. — La déclaration d'infection entraîne l'application des dispositions suivantes :

1° Mise en quarantaine des locaux, cours, enclos, herbages et pâtures déclarés infectés, impliquant la défense d'y introduire des moutons et des chèvres en état de santé ; dénombrement et marque des bêtes ovines et caprines qui s'y trouvent ; marque de celles qui ne sont pas soumises immédiatement à la clavelisation.

Par exception, s'il est nécessaire de conduire les animaux

au pâturage, la route qu'ils doivent suivre est déterminée par un arrêté du maire ; cette route est marquée par des poteaux indicateurs, ainsi que les limites du pâturage dans lequel les animaux doivent être cantonnés ;

2° Avertissement de l'existence de la clavelée, par un écriteau placé à l'entrée principale de la ferme et sur les locaux infectés :

3° Détermination des routes, chemins et sentiers fermés à la circulation des bêtes ovines et caprines ;

4° Visite et surveillance, par le vétérinaire sanitaire, des locaux, enclos, herbages et pâtures de la ferme où la maladie a été constatée ;

5° Interdiction de vendre des animaux malades. Si les animaux guéris ont été séparés du reste du troupeau, les effets de l'interdiction qui pèse sur eux cessent vingt jours après leur guérison ;

6° Interdiction de vendre, si ce n'est pour la boucherie, les animaux qui ont été exposés à la contagion.

Dans le cas de vente pour la boucherie, il est délivré un laissez-passer qui est rapporté au maire dans le délai de cinq jours, avec un certificat attestant que les animaux ont été abattus. Ce certificat est délivré par l'agent préposé à la police de l'abattoir, ou par l'autorité locale dans les communes où il n'existe pas d'abattoir ;

7° Les peaux provenant des animaux claveleux, morts ou abattus, peuvent être livrées au commerce, sous la condition d'avoir été lavées et séchées.

ART. 35. — Après la clavelisation du troupeau infecté, et l'achèvement complet des travaux de désinfection des locaux où ont séjourné les animaux malades, le repeuplement peut avoir lieu avec des animaux clavelisés depuis trente jours au moins.

Art. 36. — Toutes les mesures prescrites par l'article 34, sont applicables aux troupeaux pour lesquels la clavelisation a été autorisée, conformément au paragraphe 2 de l'article 11 de la loi sur la police sanitaire des animaux.

Art. 37. — Lorsque la clavelée prend un caractère envahissant, un arrêté du préfet interdit, pendant toute la durée de la maladie, de conduire les moutons et chèvres aux foires et marchés qui se tiennent dans la localité infectée.

Cette interdiction ne s'applique pas aux marchés intérieurs des villes ayant des abattoirs ; mais les animaux qui y sont conduits et qui, à leur sortie, ne sont pas menés à l'abattoir, ne peuvent circuler qu'avec un laissez-passer indiquant leur destination et qui sera remis au maire de la commune où ils doivent séjourner.

Le maire est prévenu directement, par le service du marché, de façon à placer les animaux qui en proviennent sous l'application des mesures édictées par la loi et le présent règlement pour les animaux suspects.

Le transport des animaux sera effectué conformément aux instructions données par le vétérinaire sanitaire du marché.

Art. 38. — La déclaration d'infection ne peut être levée par le préfet, que lorsqu'il s'est écoulé un délai de trente jours au moins, sans qu'il se soit produit un nouveau cas de clavelée, et après l'accomplissement de toutes les prescriptions relatives à la désinfection. Elle peut être levée immédiatement après la désinfection, si tous les animaux qui se trouvaient dans les locaux, cours, enclos, herbages et pâtures déclarés infectés, ont été abattus.

En cas de clavelisation, la déclaration d'infection est levée trente jours au moins après l'inoculation constatée.

SECTION V. — *Gale.*

ART. 39. — Lorsque la gale est constatée sur des animaux des espèces ovine et caprine ou dans un troupeau d'animaux de ces espèces, le préfet prend un arrêté par lequel, ces animaux ou ce troupeau sont placés sous la surveillance du vétérinaire sanitaire de la circonscription.

Il n'est permis de les conduire au pâturage qu'après l'application d'un traitement curatif, et en se conformant aux mesures prescrites par l'arrêté pour éviter tout contact avec les animaux non atteints de la maladie.

ART. 40. — Il est interdit de se dessaisir des animaux atteints de la gale, pour quelque destination que ce soit.

ART. 41. — Les peaux et les laines provenant d'animaux atteints de la gale ne peuvent être livrées au commerce qu'après avoir été désinfectées.

L'obligation de désinfection s'applique à toutes les laines, provenant d'un troupeau dans lequel des cas de gale ont été constatés.

ART. 42. — Les mesures auxquelles sont soumis les animaux atteints de la gale, ou les troupeaux dans lesquels cette maladie a été constatée, sont levées par le préfet, sur l'avis du vétérinaire délégué, après la disparition de la maladie et la désinfection des locaux.

SECTION VI. — *Morve et Farcin.*

ART. 43. — Après la constatation de la morve ou du farcin, le préfet prend un arrêté portant déclaration d'infection, pour mettre en quarantaine les animaux malades et les placer sous la surveillance d'un vétérinaire délégué à cet effet.

Cette mesure entraîne l'application des dispositions suivantes :

1o Défense d'introduire dans les locaux d'autres animaux susceptibles de contracter la morve ou le farcin ;

2o Avertissement de l'existence de la morve ou du farcin, par un écriteau placé à l'entrée principale de la ferme et sur les locaux infectés.

Art. 44. — Les animaux qui ont été exposés à la contagion, restent placés sous la surveillance du vétérinaire délégué pendant un délai de deux mois.

Pendant la durée de cette surveillance, ils peuvent être utilisés, sous la condition qu'ils ne présentent aucun symptôme de maladie.

Il est interdit de les exposer dans des concours publics, de les mettre en vente, ou de les vendre ; le propriétaire ne peut s'en dessaisir que pour les livrer à l'équarrissage. Dans ce cas, ils sont préalablement marqués et il est délivré un laissez-passer, qui est rapporté au maire dans le délai de cinq jours, avec un certificat attestant que les animaux ont été abattus. Ce certificat est délivré par le vétérinaire qui a la surveillance de l'atelier d'équarrissage.

Art. 45. — Lorsque les chevaux, ânes ou mulets sont abattus conformément à l'article 8 de la loi, ou en vertu de l'article précédent, les peaux ne peuvent être livrées au commerce qu'après désinfection.

Art. 46. — Les mesures prescrites en vertu des articles 43 et 44 sont levées par le préfet, après la disparition de la maladie et après constatation, par le vétérinaire délégué, de l'accomplissement de toutes les prescriptions relatives à la désinfection.

Ceux des animaux visés par l'article 44 qui ont présenté des symptômes de maladie restent placés, pendant un délai d'un an, sous la surveillance du vétérinaire délégué, et soumis, pendant ce laps de temps, aux interdictions portées par le troisième alinéa dudit article.

Section VII. — *Dourine.*

Art. 47. — Lorsque la dourine est constatée sur des animaux des espèces chevaline et asine, le préfet prend un arrêté, pour mettre ces animaux sous la surveillance d'un vétérinaire.

Art. 48. — Les animaux atteints de la dourine sont marqués.

Il est interdit de les employer à la reproduction pendant tout le temps qu'ils sont tenus en surveillance.

Il est, en outre, défendu de les vendre ; toutefois, cette interdiction pourra être levée par le maire, pour les mâles, que l'acquéreur ou le vendeur s'engagera à faire castrer dans le délai de quinze jours.

Le vendeur ou l'acquéreur devra justifier, sous sa responsabilité, par un certificat remis au maire dans le délai ci-dessus, que l'opération a été exécutée.

Ce certificat émanera du vétérinaire opérateur et la signature en sera légalisée.

Art. 49. — Dans les communes où l'existence de la dourine a été constatée et dans les communes limitrophes, les étalons particuliers sont soumis, tous les quinze jours, à la visite du vétérinaire délégué. Ils ne peuvent être employés à la monte que sur l'exhibition d'un certificat de santé.

Il est interdit de faire saillir les juments sans que leur bon état de santé soit attesté par un certificat ne remontant pas à plus de quatre jours.

Art. 50. — Les mesures de surveillance auxquelles donne lieu la constatation de la dourine ne peuvent être levées qu'un an après la guérison, certifiée par le vétérinaire délégué, des animaux qui auront été l'objet de ces mesures.

En cas de castration, la surveillance cesse de plein droit.

Section VIII. — *Rage*.

Art. 51. — Tout chien circulant sur la voie publique, en liberté ou même tenu en laisse, doit être muni d'un collier portant, gravés sur une plaque de métal, les nom et demeure de son propriétaire.

Sont exceptés de cette prescription, les chiens courants portant la marque de leur maître.

Art. 52. — Les chiens trouvés sans collier sur la voie publique et les chiens errants, même munis de collier, sont saisis et mis en fourrière.

Ceux qui n'ont pas de collier et dont le propriétaire est inconnu dans la localité sont abattus sans délai.

Ceux qui portent le collier prescrit par l'article précédent, et les chiens sans collier dont le propriétaire est connu sont abattus s'ils n'ont pas été réclamés avant l'expiration d'un délai de trois jours francs. Ce délai est porté à cinq jours francs pour les chiens courants avec collier, ou portant la marque de leur maître.

Les chiens destinés à être abattus, peuvent être livrés à

des établissements publics d'enseignement ou de recherches scientifiques.

En cas de remise au propriétaire, ce dernier sera tenu d'acquitter les frais de conduite, de nourriture et de garde, d'après un tarif fixé par l'autorité municipale.

(Cet article paraît avoir été abrogé par l'article 16 de la loi du 21 juin 1898.)

Art. 53. — L'autorité administrative pourra, lorsqu'elle croira cette mesure utile, particulièrement dans les villes, ordonner par arrêté, que tous les chiens circulant sur la voie publique, soient muselés ou tenus en laisse.

Art. 54. — Lorsqu'un cas de rage a été constaté dans une commune, le maire prend un arrêté pour interdire pendant six semaines au moins la circulation des chiens, à moins qu'ils ne soient tenus en laisse.

La même mesure est prise pour les communes qui ont été parcourues par un chien enragé.

Pendant le même temps, il est interdit aux propriétaires de se dessaisir de leurs chiens ou de les conduire en dehors de leur résidence, si ce n'est pour les faire abattre. Toutefois, peuvent être admis à circuler librement, mais seulement pour l'usage auquel ils sont employés, les chiens de berger et de bouvier ainsi que les chiens de chasse.

Art. 55. — Lorsque des animaux herbivores ont été mordus par un animal enragé, le maire prend un arrêté pour mettre ces animaux sous la surveillance d'un vétérinaire délégué à cet effet. Cette surveillance sera de six semaines au moins.

Ces animaux sont marqués, et il est interdit au propriétaire de s'en dessaisir avant l'expiration de ce délai, si ce n'est pour les faire abattre. Dans ce cas, il est délivré un laissez-passer qui est rapporté au maire dans le délai de cinq jours, avec un certificat attestant que les animaux ont été abattus. Ce certificat est délivré par le vétérinaire délégué à la surveillance de l'atelier d'équarrissage.

L'utilisation des chevaux et des bœufs pour le travail peut être autorisée, à condition pour les chevaux, d'être muselés.

Art. 56. — L'utilisation de la peau des animaux morts de la rage, ou abattus pour cause de cette maladie, demeure permise après désinfection dûment constatée.

Section IX. — *Charbon*.

Art. 57. — Lorsque le charbon est constaté, le préfet prend un arrêté portant déclaration d'infection des locaux, cours, enclos, herbages et pâtures où se trouvent les animaux reconnus malades.

Cet arrêté est publié dans la commune, ainsi que dans les communes contiguës. En outre, des écriteaux portant le mot : *charbon*, sont apposés sur des poteaux plantés à l'entrée des chemins conduisant à la ferme, et sur les portes des locaux où la maladie a été constatée.

Art. 58. — La déclaration d'infection entraîne l'application des dispositions suivantes :

1° Mise en quarantaine des locaux, cours, enclos, herbages et pâtures déclarés infectés, impliquant défense d'y introduire de nouveaux animaux, à quelque espèce qu'ils appartiennent, à l'exception des animaux qui seront immédiatement vaccinés ; dénombrement des animaux qui s'y trouvent.

Par exception, s'il est nécessaire de conduire ces animaux

28.

au pâturage, la route qu'ils doivent suivre est déterminée par un arrêté du maire ; cette route est marquée par des poteaux indicateurs, ainsi que les limites du pâturage dans lequel les animaux doivent être cantonnés. La circulation des bêtes de travail qui ont été exposées à la contagion est permise sous les conditions déterminées par le maire, après avis du vétérinaire délégué. Ces animaux sont marqués ;

2° Défense de faire sortir des locaux infectés les litières et fumiers ;

3° Interdiction de déposer les fumiers sur la voie publique et d'y laisser couler les parties liquides des déjections ; obligation de traiter ces matières conformément aux prescriptions des arrêtés administratifs ;

4° Interdiction de laisser pénétrer dans les locaux infectés les bouchers, marchands de bestiaux et toute personne non préposée aux soins à donner aux animaux ;

5° Obligation pour toute personne sortant d'un local infecté, de se soumettre, notamment en ce qui concerne les chaussures, aux mesures de désinfection jugées nécessaires ;

6° Visite et surveillance, par le vétérinaire délégué, des locaux, cours, enclos, herbages et pâtures de la ferme ou de l'établissement où la maladie a été constatée ;

7° Détermination des routes, chemins et sentiers fermés à la circulation des animaux ;

8° Interdiction de vendre les animaux malades ;

9° Interdiction de vendre, si ce n'est pour la boucherie, les animaux de même espèce qui ont été exposés à la contagion.

Dans le cas de vente pour la boucherie, les animaux sont marqués et envoyés directement à l'abattoir : il est délivré un laissez-passer qui est rapporté au maire dans le délai de cinq jours, avec un certificat attestant que les animaux ont été abattus. Ce certificat est délivré par l'agent préposé à la police de l'abattoir, ou par l'autorité locale dans les communes où il n'existe pas d'abattoir ;

10° Les peaux provenant des animaux charbonneux, morts ou abattus, ne peuvent être livrées au commerce qu'après désinfection régulièrement constatée ;

11° Les peaux des animaux abattus pour cause de suspicion ne peuvent être livrées au commerce qu'après désinfection dûment constatée ;

12° Défense d'utiliser pour la nourriture des animaux, l'herbe ou la paille provenant des endroits, où ont été enfoui les animaux morts du charbon.

ART. 59. — Les propriétaires qui voudront faire pratiquer l'inoculation préventive du charbon, devront en faire préalablement la déclaration à la mairie de leur commune.

Un certificat du vétérinaire opérateur, indiquant la date de la vaccination, sera remis au maire immédiatement après l'opération.

Pendant les quinze jours qui suivront la vaccination, les animaux resteront sous la surveillance du vétérinaire délégué à cet effet.

Pendant la durée de cette surveillance, il sera interdit de se dessaisir des animaux inoculés.

ART. 60. — La déclaration d'infection ne peut être levée, par le préfet, que lorsqu'il s'est écoulé un délai de quatre mois, sans qu'il se soit produit un nouveau cas de charbon et après constatation, par le vétérinaire délégué, de l'accom-

plissement de toutes les prescriptions relatives à la désinfection.

Cette déclaration peut être levée pour les troupeaux inoculés, quinze jours après la vaccination, si aucun cas de charbon ne s'est déclaré dans lesdits troupeaux depuis l'inoculation.

SECTION X. — *Maladies contagieuses ajoutées par décret à la nomenclature de la loi.*

ART. 61. — Dans les cas d'urgence, un arrêté du ministre de l'agriculture, rendu après avis du comité consultatif
des épizooties, déterminera celles des dispositions contenues
au présent règlement qu'il y aurait lieu d'appliquer pour
combattre les maladies contagieuses, qui seraient ajoutées à
la nomenclature, conformément à l'article 2, de la loi sur la
police sanitaire des animaux.

CHAPITRE III. — MESURES CONCERNANT LES ANIMAUX DE L'AR-
MÉE, DE L'ADMINISTRATION DES HARAS, ET LES ANIMAUX AMENÉS
OU PLACÉS DANS LES ÉCOLES VÉTÉRINAIRES.

ART. 62. — L'autorité militaire reste chargée de toutes
les mesures à prendre, en ce qui concerne les animaux de
l'armée, pour éviter l'introduction de la propagation des maladies contagieuses.

ART. 63. — Dans l'intérieur des dépôts d'étalons et ju-
menteries de l'État, les mesures prescrites par la loi sur la
police sanitaire des animaux et par le présent règlement,
sont appliquées par les soins des directeurs ; ceux-ci sont tenus néanmoins de faire à l'autorité locale, la déclaration pré-

vue par l'article 3 de la loi sur la police sanitaire des animaux.

Art. 64. — Les écoles vétérinaires donnent avis, à l'autorité du lieu d'origine des animaux amenés à leur consultation, de tous les cas de maladies contagieuses constatés sur ces animaux.

Elles peuvent, avec l'autorisation du ministre, garder en vie, pour servir à des études scientifiques, des animaux atteints de maladies contagieuses.

Dans l'intérieur de ces établissements, les mesures de police sanitaire sont appliquées par les directeurs, qui font à l'autorité locale la déclaration prévue à l'article 3 de la loi sur la police sanitaire des animaux.

Chapitre IV. — Indemnités.

Art. 65. — Dans le cas d'abatage pour cause de peste bovine ou de péripneumonie contagieuse, prévu par les articles 7 et 9 de la loi, ou dans le cas d'inoculation de la péripneumonie, prévu par le même article 9, le procès-verbal d'estimation des animaux est immédiatement dressé et déposé à la mairie. Le maire, après l'avoir contresigné et fait contresigner par le juge de paix, le transmet au préfet dans les cinq jours de sa date.

Art. 66. — A ce procès-verbal sont jointes les pièces suivantes :

1° La demande d'indemnité formée par le propriétaire ;

2° Une copie, certifiée conforme par le maire, de l'ordre d'abatage ou d'inoculation ;

3° Un certificat du maire attestant que l'ordre d'abatage a reçu son exécution, ou, dans le cas de mort par suite de l'inoculation de la péripneumonie, un certificat du vétérinaire attestant que l'inoculation est réellement la cause de la mort, ce dernier certificat doit être visé par le maire ;

4° Une copie certifiée de la déclaration faite à la mairie, par le propriétaire, de l'apparition de la maladie dans ses étables ou bergeries ;

5° Un certificat du maire constatant que le propriétaire s'est conformé à toutes les autres prescriptions de la loi ;

6° Une déclaration du propriétaire faisant connaître, lorsqu'il y aura lieu pour chaque tête de bétail, le produit de la vente des animaux ou de leurs chairs et débris.

A ces pièces doivent être joints, dans le cas d'abatage pour cause de péripneumonie ou de mort des suites de l'inoculation de cette maladie, le procès-verbal d'autopsie des animaux pour la perte desquelles l'indemnité est réclamée et un certificat d'origine constatant qu'ils n'ont pas été introduits en France dans les trois mois qui ont précédé l'abatage.

Lorsque le ministre juge nécessaire de faire réviser l'estimation, conformément à l'article 21 de la loi, il renvoie les pièces au préfet.

La commission de revision prévue par ledit article est composée de six membres, y compris le préfet ou son délégué président, dont la voie est prépondérante en cas de partage. Les pièces lui sont transmises, elle donne son avis après avoir mis les parties intéressées en demeure de produire leurs observations.

TITRE II.
Police sanitaire à la frontière.

CHAPITRE PREMIER. — IMPORTATION DES ANIMAUX.

ART. 67. — Tous les animaux importés en France et soumis à la visite, en vertu de l'article 24 de la loi sur la police sanitaire des animaux, sont débarqués avant la visite, à moins que le vétérinaire ne puisse circuler librement entre les animaux.

Les animaux de l'espèce bovine admis à l'importation sont marqués.

Art. 68. — Lorsque la peste bovine est signalée dans une contrée d'où sa propagation en France serait à redouter, un arrêté ministériel prohibe l'entrée des ruminants de toutes les espèces provenant des pays infectés, ainsi que l'importation de tous objets et matières pouvant servir de véhicules à la contagion.

Art. 69. — Lorsque les animaux frappés de prohibition pour cause de peste bovine, sont présentés à l'importation par terre ou par mer, ces animaux sont saisis et abattus sur place, sans indemnité, malades ou non.

Sont également abattus sans indemnité, les ruminants faisant partie d'un troupeau, présenté à la frontière avant la prohibition et dans lequel l'existence de la peste bovine est constatée.

Dans tous les cas, les cadavres sont enfouis avec la peau tailladée.

Art. 70. — Les maladies contagieuses autres que la peste bovine, importées par terre ou par mer, donnent lieu aux mesures suivantes :

1° Lorsque la péripneumonie contagieuse est constatée dans un troupeau, à la frontière de terre ou dans un arrivage maritime, tout animal malade est abattu sur place ; ceux qui ont été exposés à la contagion sont repoussés hors du territoire, après avoir été marqués, à moins que le propriétaire ne consente à ce qu'ils soient livrés immédiatement à la boucherie, sous les conditions prescrites par l'agent sanitaire ;

2° La clavelée comporte, à la frontière de terre, les mêmes mesures que la maladie précédente ; à l'arrivée par mer, elle entraine l'abatage immédiat des animaux malades et laisse facultative pour les propriétaires, soit la mise en quarantaine, avec clavelisation, des animaux suspects, soit leur envoi à la boucherie ; toutefois, les animaux qui présenteront les cicatrices caractéristiques de l'inoculation, seront admis librement ;

3° En cas de fièvre aphteuse, les animaux malades et ceux qui ont été exposés à la contagion sont repoussés, après avoir été marqués. Si l'arrivage a lieu par mer, les animaux doivent être envoyés immédiatement à la boucherie. S'il s'agit d'animaux reproducteurs ou de vaches laitières, la mise en quarantaine peut être autorisée ;

4° En ce qui concerne la morve et le farcin, à la frontière de terre ou de mer, les animaux reconnus malades de la morve sont abattus, ceux qui sont atteints du farcin ou qui présentent des symptômes douteux de morve sont repoussés, après avoir été marqués. Les animaux qui ont été exposés à la contagion de l'une ou de l'autre de ces maladies peuvent être admis en France, à la condition qu'ils seront placés, en surveillance pendant un délai de deux mois.

5° Le charbon constaté dans des arrivages par terre ou par mer entraine l'abatage des animaux malades. Les animaux qui ont été exposés à la contagion sont repoussés après avoir été marqués, à moins que le propriétaire ne consente à ce qu'ils soient livrés immédiatement à la boucherie ou, ne demande leur mise en quarantaine, avec inoculation obligatoire ;

6° Pour la dourine, à l'arrivage par terre ou par mer, en cas de maladie constatée les animaux sont repoussés (1), après avoir été marqués ; en cas de doute, la mise en observation de l'animal suspect peut être autorisée. L'autorisation immédiate d'entrée peut être accordée pour les chevaux entiers, malades ou suspects, si leurs propriétaires s'engagent à les faire émasculer dans un délai de quinze jours.

7° En cas d'importation de troupeaux atteints de gale, ces troupeaux sont repoussés.

ART. 71. — La durée de la quarantaine applicable à chaque maladie est déterminée par arrêté ministériel, après avis du comité consultatif des épizooties.

ART. 72. — Lorsqu'une maladie contagieuse est signalée en pays étranger, dans le voisinage immédiat de la frontière, le préfet du département prend un arrêté pour interdire la circulation du bétail entre les localités infectées et les communes françaises limitrophes ; le même arrêté peut prescrire le dénombrement et la marque des animaux susceptibles de contracter la maladie qui sévit à l'étranger.

Pendant tout le temps qui sera fixé par l'arrêté, tout bétail nouvellement introduit devra faire l'objet d'une déclaration au maire de la commune ; il sera justifié de sa provenance.

ART. 73. — Lorsqu'une maladie contagieuse se déclare en pays étranger, dans le voisinage de la frontière, un arrêté du ministre de l'agriculture peut interdire momentanément l'introduction des animaux par les bureaux de douane de la partie de frontière menacée.

(1) Renvoyés hors du territoire français. 29

Art. 74. — Lorsqu'une commune française qui possède un bureau de douane ouvert à l'importation des animaux, sera déclarée infectée en totalité ou en partie, un arrêté ministériel pourra interdire momentanément l'introduction des animaux par ce point de la frontière, ou déterminer les routes et chemins que devront suivre les animaux pour éviter de traverser la commune infectée.

Chapitre II. — Exportation des animaux.

Art. 75. — Un décret du Président de la République détermine les ports de mer ouverts à la sortie des animaux.

Art. 76. — Les animaux exportés par mer ne peuvent être embarqués que sur la présentation d'un certificat de santé délivré par un vétérinaire délégué à cet effet par le ministre de l'agriculture.

Les frais de la visite sont à la charge de l'expéditeur ; ils sont perçus par le vétérinaire, d'après un tarif fixé par le ministre. La taxe est due pour chaque tête de bétail visité, que l'embarquement ait été autorisé ou non.

Art. 77. — Avant l'embarquement, le vétérinaire délégué s'assure que la partie du navire dans laquelle le bétail doit être placé, est dans un état de propreté et de salubrité convenables. Il peut en requérir le nettoyage et la désinfection.

Art. 78. — Les animaux reconnus malades ou suspects par le vétérinaire délégué sont traités comme il est dit au Titre 3, chapitre 1er (*Foires et marchés*).

Art. 79. — Immédiatement après chaque départ, tous les emplacements où ont stationné les animaux sont nettoyés et désinfectés, ainsi que tous apparaux, passerelles, etc., qui ont servi à l'embarquement.

TITRE III

Dispositions générales.

CHAPITRE PREMIER. — FOIRES ET MARCHÉS.

ART. 80. — Les emplacements affectés aux foires et marchés à bestiaux sont divisés en compartiments pour chaque espèce d'animaux, avec des entrées spéciales, autant que faire se peut.

Si l'emplacement le permet, il est réservé un espace libre entre les animaux appartenant à des propriétaires différents.

ART. 81. — Le vétérinaire préposé à l'inspection sanitaire des animaux conduits aux foires et marchés est tenu de porter immédiatement à la connaissance de l'autorité locale tous les cas de maladie contagieuse ou de suspicion constatés par lui. La police fait immédiatement mettre en fourrière les animaux atteints ou suspects de maladies contagieuses.

Le vétérinaire fait son enquête sans délai et propose l'adoption des mesures de précautions nécessaires.

ART. 82. — Dans le cas de constatation de maladie contagieuse, le maire de la commune d'où proviennent les animaux, en est immédiatement informé par un avis mentionnant le nom du propriétaire. Sur cet avis, le maire prend les mesures prescrites par la loi et le présent règlement.

ART. 83. — Lorsque la maladie constatée est la peste bovine, tous les animaux des espèces bovine, ovine et caprine présents sur le marché sont immédiatement séquestrés, et il est procédé conformément aux dispositions du titre 1er, chapitre 2, section 1re.

ART. 84. — Lorsque la maladie constatée est la péripneumonie, tous les animaux malades sont mis en fourrière pour être abattus, soit dans la localité même, soit à l'abattoir le plus voisin.

Toutes les bêtes bovines appartenant au propriétaire des animaux malades, et celles qui ont été en contact avec elles, sont considérées comme suspectes ; elles ne peuvent être vendues que pour la boucherie. Toutefois, si les propriétaires préfèrent les conserver, elles sont reconduites dans leur étable et soumises aux prescriptions de la loi et du présent règlement.

Dans le cas de transfert à l'abattoir, les animaux sont préalablement marqués, et il est délivré par le maire un laissez-passer, comme il est dit à l'article 23.

ART. 85. — Lorsque la maladie constatée est la fièvre aphteuse, les animaux malades sont mis en fourrière et séquestrés jusqu'à complète guérison. Pendant la durée de la séquestration, le propriétaire peut faire abattre ses animaux, soit dans la localité même, soit à l'abattoir le plus voisin.

Dans le cas de transfert à l'abattoir, les animaux sont préalablement marqués, et il est délivré un laissez-passer, comme il est dit à l'article 30.

Ceux qui ont été en contact avec les bêtes reconnues malades, sont signalés aux maires des communes où ils sont envoyés.

ART. 86. — Lorsque la maladie constatée est la clavelée, ou la gale, ou le charbon, les animaux malades sont mis en fourrière et séquestrés jusqu'à complète guérison. Le pro. priétaire peut soumettre à l'inoculation, propre à chaque maladie, les animaux qui sont sous le coup de la clavelée et du charbon. Quant aux animaux atteints de la gale, ils sont soumis au traitement curatif que comporte la maladie.

Pendant la durée de la séquestration, le propriétaire peut faire abattre ses animaux malades, qui sont enfouis ou livrés à l'atelier d'équarrissage. Le transfert à l'atelier d'équarrissage ou à l'abattoir, a lieu sous la surveillance d'un gardien spécial.

Les animaux qui ont été en contact avec les bêtes reconnues malades sont signalés aux maires des communes où ils sont envoyés. (*Cet article paraît avoir été modifié en ce qui concerne le* charbon *par l'arrêté ministériel du* 28 *juillet* 1888. *Voir aussi circulaire du* 30 *août* 1888.)

ART. 87. — Lorsque la maladie constatée est la morve, l'animal est saisi et abattu. Le transfert un à atelier d'équarrissage peut être ordonné par le maire après que l'animal a été marqué ; il a lieu sous la surveillance d'un gardien spécial. Immédiatement après l'abatage, l'animal est injecté à l'acide phénique ou à l'essence de térébenthine. Le vétérinaire s'assure que cette dernière prescription a été remplie.

ART. 88. — Après chaque tenue du marché, le sol des halles, des étables, des parcs de comptage, de tous autres emplacements, où les animaux ont stationné, et les parties en élévation qu'ils ont pu souiller, sont nettoyés et désinfectés.

CHAPITRE II. — ABATTOIRS.

ART. 89. — Les locaux qui, dans les abattoirs et les tueries particulières, ont contenu des animaux atteints de maladies contagieuses, sont nettoyés et désinfectés.

Les hommes employés dans les abattoirs doivent se soumettre aux mesures de désinfection jugées nécessaires.

ART. 90. — Les abattoirs publics et les tueries particulières sont placés d'une manière permanente sous la surveillance d'un vétérinaire délégué à cet effet. Lorsque l'ouverture d'un animal fait reconnaître les lésions propres à une maladie contagieuse, le maire de la commune d'où provient cet animal en est immédiatement avisé, afin qu'il prenne les dispositions nécessaires.

CHAPITRE III. — ATELIERS D'ÉQUARRISSAGE.

ART. 91. — Il est tenu, dans les ateliers d'équarrissage, un registre sur lequel tous les animaux sont inscrits dans l'ordre de leur arrivée ; cette inscription contient le nom du propriétaire de l'animal, avec l'indication du domicile, le signalement de l'animal et le motif pour lequel il est abattu. Ce registre est parafé par le vétérinaire délégué à chacune de ses visites.

ART. 92. — Les ateliers d'équarrissage sont placés d'une manière permanente sous la surveillance d'un vétérinaire délégué à cet effet.

CHAPITRE IV. — TRANSPORT DES ANIMAUX.

ART. 93. — En tout temps, quel que soit l'état sanitaire, les wagons qui ont servi au transport des animaux sont nettoyés et désinfectés après chaque voyage, dans les vingt-quatre heures qui suivent le déchargement.

Immédiatement après la sortie des animaux, il est apposé sur l'une des faces latérales du wagon un écriteau indiquant qu'il doit être désinfecté.

ART. 94. — Les hangars servant à recevoir les animaux, dans les gares de chemins de fer, les quais d'embarquement et de débarquement et les ponts mobiles sont nettoyés et désinfectés après chaque expédition ou chaque arrivée d'animaux.

Art. 95. — Les bateaux et navires qui ont servi au transport des animaux, doivent être nettoyés, lavés et désinfectés dans le plus court délai après le déchargement. Les pontons, passerelles, etc., sont également nettoyés, lavés et désinfectés.

CHAPITRE V. — SERVICE VÉTÉRINAIRE.

Art. 96. — Dans chaque département, le préfet nomme autant de vétérinaires sanitaires, qu'il juge nécessaires pour assurer l'exécution de la loi et des règlements sur la police sanitaire des animaux.

Le service comprend obligatoirement un vétérinaire, qui a le titre de vétérinaire délégué, chef du service sanitaire du département. Ce vétérinaire doit toujours se rendre sur les lieux en cas de peste bovine ou de péripneumonie.

Les ordres d'abatage ou d'inoculation ne peuvent être donnés sans son avis motivé. (*Pour la peste bovine, le vétérinaire délégué n'est plus appelé. Voir article 34 de la loi du 21 juin 1898.*)

Art. 97. — En cas d'invasion de la peste bovine ou de la péripneumonie sur plusieurs points à la fois, le préfet peut, avec l'autorisation du ministre de l'agriculture, déléguer à plusieurs vétérinaires les attributions et les pouvoirs conférés au vétérinaire délégué, chef du service départemental.

Art. 98. — Au cas où le vétérinaire sanitaire de la circonscription n'est pas d'accord avec le vétérinaire délégué, chef du service sanitaire du département, sur l'existence de la peste bovine ou de la péripneumonie contagieuse, avis en est donné immédiatement au ministre, qui désigne pour visiter les animaux un troisième vétérinaire.

Art. 99. — Les vétérinaires sanitaires et le vétérinaire

délégué, chef du service sanitaire, sont tenus, pour chaque
invasion de maladie contagieuse, de faire un rapport sur l'o-
rigine de la maladie et les mesures prises.

Les vétérinaires sanitaires doivent, en outre, à la fin de
chaque année, adresser au vétérinaire délégué, chef du service, un rapport général conforme aux instructions qui leur
sont données ; le vétérinaire délégué, chef du service, transmet ces rapports, en les résumant dans un travail d'ensemble, au préfet, qui les envoie au ministre, avec ses observations sur la marche du service.

Chapitre VI. — Comité consultatif des épizooties.

Art. 100. — Le comité consultatif des épizooties institué
près le ministère de l'agriculture, est chargé de l'étude et
de l'examen de toutes les questions qui lui sont renvoyées
par le ministre, spécialement en ce qui concerne :

L'application de la législation relative aux épizooties et
les modifications que l'expérience pourra démontrer nécessaires ;

L'organisation et le fonctionnement du service vétérinaire;

Les mesures à appliquer pour prévenir et combattre les
épizooties, ainsi que les mesures propres à améliorer les conditions hygiéniques des animaux.

Il rédige sur ces objets les instructions qu'il peut y avoir
lieu de publier.

Il reçoit en communication les rapports du service sanitaire des départements, ainsi que les informations sur les
maladies épizootiques à l'étranger, et indique ceux de ces
renseignements qu'il peut être utile de livrer à la publicité.

Le comité présente chaque année au ministre un rapport

général sur l'état sanitaire des animaux pendant l'année écoulée.

Art. 101. — Le comité consultatif des épizooties est composé de seize membres. Sont de plein droit membres du comité :

1° Le directeur de l'agriculture ;

2° L'inspecteur général des écoles vétérinaires ;

3° L'inspecteur général des services sanitaires ;

4° Le chef du service vétérinaire, qui fait en même temps fonctions de secrétaire ;

Le ministre de l'agriculture nomme les douze autres membres, qui sont renouvelables par tiers chaque année. Les membres sortants peuvent être renommés.

Le président est nommé par le ministre.

TABLE

DES LOIS, DÉCRETS, ARRÊTÉS ET CIRCULAIRES APPLI-
CABLES A CHAQUE MALADIE CONTAGIEUSE.

Lois, décrets et arrêtés applicables à toutes les maladies.

(1) Les circulaires non reproduites sont commentées aux numéros indiqués.

I. — La rage.

II. — La peste bovine.

III. — La péripneumonie contagieuse.

IV. — Le charbon emphysémateux, ou symptomatique.

V. — La tuberculose.

VI. — La clavelée et la gale.

. . . .

VII. — La fièvre aphteuse.

VIII. — La morve et le farcin.

IX. — La dourine.

X. — Fièvre charbonneuse ; ou sang de rate.

XI. — Le rouget. et la pneumo-entérite infectieuse.

TABLE DES MALADIES CONTAGIEUSES

AVEC LES SUJETS TRAITÉS DANS CHAQUE SECTION

LIVRE PREMIER

MESURES GÉNÉRALES APPLICABLES AUX MALADIES CONTAGIEUSES DES ANIMAUX.

Mesures sanitaires générales.

LIVRE DEUXIÈME

CHAPITRE II. — **Peste bovine ou typhus dans toutes les espèces de ruminants.**

Peste bovine.

CHAPITRE III. — **Péripneumonie contagieuse dans l'espèce bovine.**

Péripneumonie.

CHAPITRE IV. — Fièvre charbonneuse. et charbon symptomatique.

Fièvre charbonneuse.

CHAPITRE V. — La tuberculose dans l'espèce bovine.

La tuberculose.

CHAPITRE VI. — **La clavelée dans les espèces ovine et caprine**.

Clavelée.

CHAPITRE VII. — **La gale dans les espèces ovine et caprine.**

CHAPITRE VIII. — **Fièvre aphteuse dans les espèces · bovine, ovine, caprine et porcine.**

Fièvre aphteuse.

CHAPITRE IX. — **La morve et le farcin, dans les espèces chevaline. asine et leurs croisements.**

Morve et Farcin.

Pages

3e Section. — Responsabilité civile des propriétaires de chevaux
atteints de morve et de farcin. 331

CHAPITRE X. — **La dourine dans les espèces chevaline,
asine et leurs croisements.**

Dourine.

CHAPITRE XI. — **Le rouget et la pneumo-entérite
infectieuse du porc.**

Le rouget et la pneumo-entérite.

CHAPITRE XII. — **Maladies non reconnues contagieuses
par la loi** 355

CHAPITRE XIII. — **Maladies des animaux, non contagieuses, mais qui peuvent donner lieu à des demandes en nullité de vente, avec dommages et intérêts.** 356

TABLE ALPHABÉTIQUE

DE TOUTES LES MATIÈRES CONTENUES DANS
L'OUVRAGE.

Les chiffres qui suivent chaque mot dans la présente table
correspondent aux numéros de l'ouvrage.

A

ABATAGE. 6, 21.
 Animal tuberculeux, 147.
 Conditions, 22.
 Délai garanti, 33, 39,
 Frais. 19, 88, 89, 90.
 Opposition, 23.
 Peaux, 70.
 Poumon, 71.
Peste bovine, 298, 299, 302.
Péripneumonie, 3 3. 335.
Rage, 190, 191, 192, 214, 215 ;
 241, 247, 250.
 Animaux suspects, 345, 346.
 Veaux. 349.
Charbon, 381. 382, 383.
Clavelée, 553, 572, 579, 582, 583.

Fièvre aphteuse, 629, 633.
Gale. 604.
Morve, 667, 668, 669, 670, 690.
Rouget. 722, 723, 735.
Tuberculose, 444, 445, 446, 496.
 Administratif, 506.
 D'office, 505.
 Formalités, 469.
ABATTOIRS. 105.
Clavelée. 582, 583.
 Désinfection, 124.
 Fièvre aphteuse, 633, 634.
Peste bovine. 303.
Péripneumonie, 3 4.
Tuberculose.
 Saisie, 467, 468, 492.
ABREUVOIRS. 55.
 Clavelée, 554, 568.

C

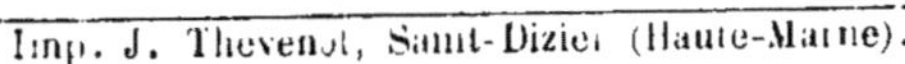

Imp. J. Thévenot, Saint-Dizier (Haute-Marne).

www.ingramcontent.com/pod-product-compliance
Lightning Source LLC
LaVergne TN
LVHW010604180726
843502LV00001B/133

9 782329 595191